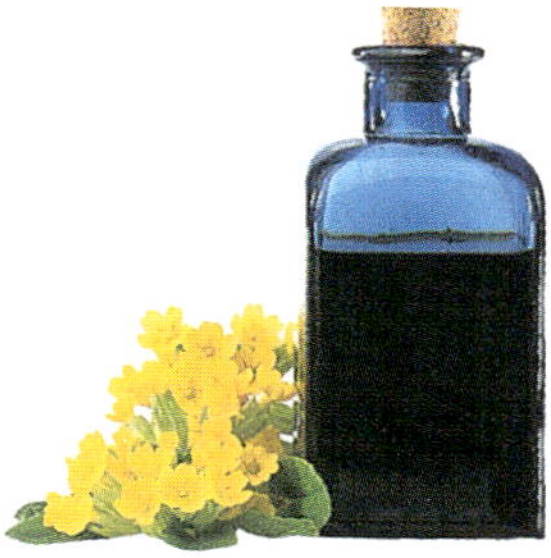

Die kleine

Kräuter-Apotheke

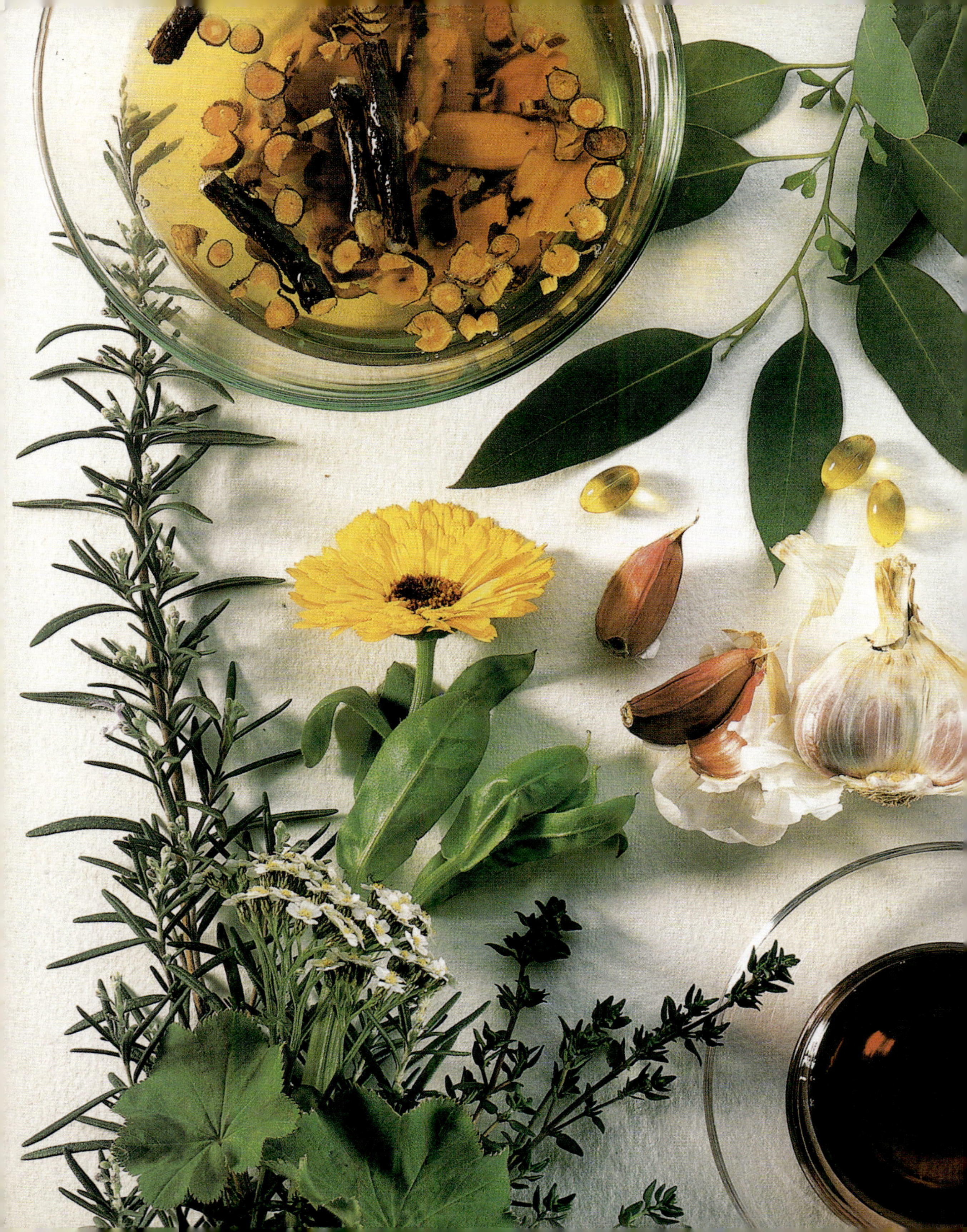

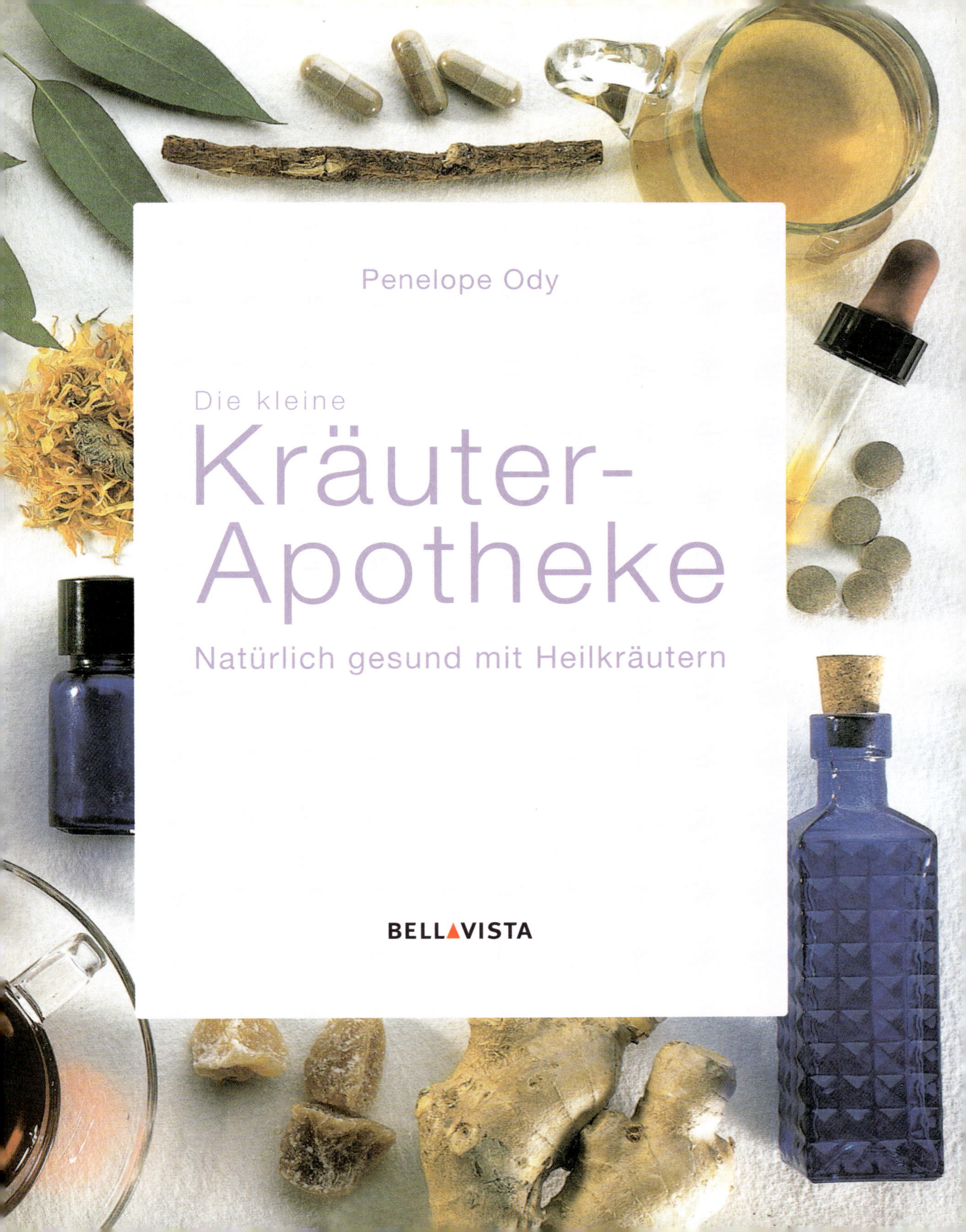

Penelope Ody

Die kleine
Kräuter-Apotheke

Natürlich gesund mit Heilkräutern

BELLAVISTA

Ein Dorling Kindersley Buch
www.dk.com

Originaltitel: The Herb Society´s Home Herbal

Redaktion: Thea Schellakowsky
Herstellung: Ulrike Vater
Umschlaggestaltung: Christian Gaiduk, Köln
Bildnachweis Umschlag © Reinhard/mauritius images
Reproduktion: Mänken Kommunikation, Köln
Druck und Bindung: Drukarnia Drogowiec, Polen

Printed in Poland
ISBN: 3-8336-0483-2
www.bellavista-verlag.de

HINWEIS

Das vorliegende Buch ist sorgfältig erarbeitet worden. Dennoch erfolgen alle Angaben ohne Gewähr. Autoren und Verlag bzw. dessen Beauftragte können für eventuelle Personen-, Sach- oder Vermögensschäden keine Haftung übernehmen.

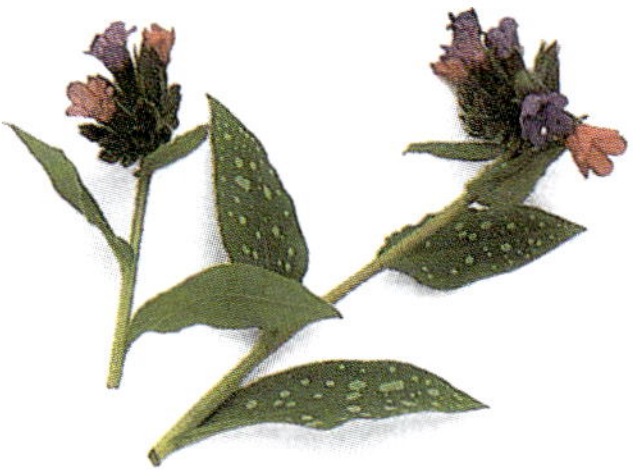

INHALT

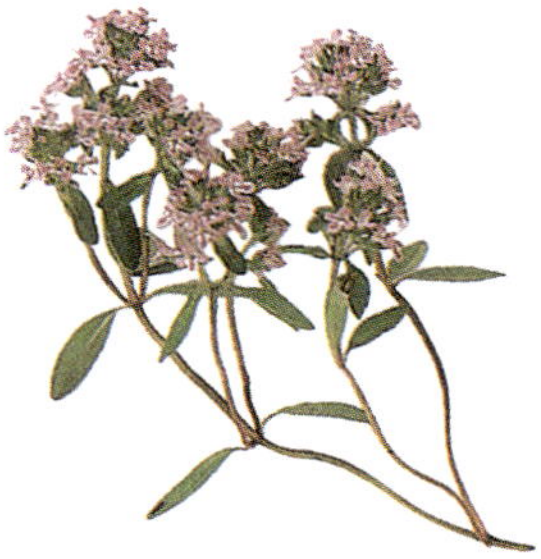

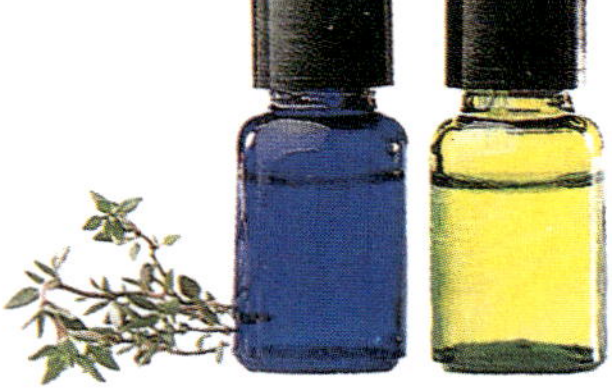

EINLEITUNG

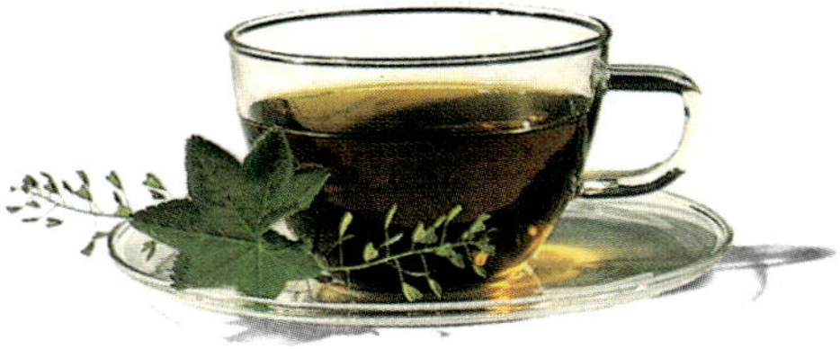

Die überwiegende Mehrheit der Weltbevölkerung verwendet bis heute Kräuterheilmittel, um Leiden zu bekämpfen. In manchen Regionen werden diese Mittel von einem Medizinmann, einer weisen Frau oder einem Schamanen verabreicht, in anderen, wie China oder Indien, kann man auf die Anweisungen einer jahrhundertealten Kräuterheilkunde zurückgreifen. In den Industrieländern verkauften die Apotheken bis in die dreißiger Jahre vor allem Heilmittel auf Kräuterbasis, und in vielen Teilen Europas sind Kräutermittel noch immer gebräuchlich.

Während man sich bei schweren Erkrankungen von jeher an einen Heilkundigen wandte, wurden leichtere Krankheiten traditionell mit Hausmitteln behandelt. Die Rezpte für diese Mittel wurden von Generation zu Generation weitergegeben, ähnlich wie die Rezepte für Weihnachtsbäckerei. Jede Hausfrau hatte ihr Repertoire an Allheilmitteln für die Gesundheitsprobleme in der Familie. Zu den bevorzugten Rezepten meiner Großmutter gehörte neben einem hochwirksamen Hustenmittel auch die Anweisung, bei Ohrenschmerzen den innersten Teil einer Zwiebel ins Ohr zu stecken und bei Halsschmerzen eine linke Socke – nach längerem Tragen – um den Hals zu binden! Gar nicht so selten basieren die traditionellen Hausmittel auf Annahmen, die heute als wissenschaftlich gesicherte Tatsachen erkannt sind, während sie in anderen Fällen mehr mit magischen Vorstellungen zu tun haben; immer aber wurden die komplexen und kostspieligen Lösungen der professionellen Medizin erst in Anspruch genommen, wenn Hausmittel versagten.

Heute ist das Leben anders. Wir rechnen mit den schnellen „Wunderheilungen" der modernen Medizin. Selbst bei Krankheiten, die von selbst vergehen, wird oft der Arzt aufgesucht, und sie werden vielfach mit starken Medikamenten mit Nebenwirkungen behandelt. Nur auf die Symptome zielende Behandlungen führen dazu, daß Beschwerden schnell wiederkommen, wenn der Patient das Medikament absetzt. Antibiotika können bei Infektionen hervorragend wirken, doch wenn die Infektion eine Folge von Erschöpfung und geschwächter Konstitution ist, sind sie keine nachhaltige Lösung.

Der modernen Einstellung zur Gesundheit fehlt das Gefühl der Eigenverantwortlichkeit. Leichtere Beschwerden haben wir oft selbst verursacht – durch einseitige Ernährung, Bewegungsmangel oder einen allzu belastenden Lebensstil.

In der Kräuterheilkunde steht das Bemühen im Mittelpunkt, die Selbstheilungskräfte des Organismus zu unterstützen. Die Zubereitung und Anwendung von Kräutermitteln ist nicht schwierig – nur sind uns die Fertigkeiten, die noch für unsere Großmütter und Urgroßmütter selbstverständlich waren, abhanden gekommen. Wir haben das Volkswissen von Generationen aufgegeben und verlassen uns statt dessen auf Medikamente.

Das vorliegende Buch präsentiert einfache Mittel für eine Reihe weitverbreiteter Gesundheitsprobleme. Es ist keine unveränderliche Handlungsanweisung, sondern bietet eine Fülle praktischer Anregungen, die mit ausreichender Erfahrung an individuelle Bedürfnisse angepaßt werden können. Der wichtigste und erste Schritt besteht in der Einsicht, daß unsere Gesundheit in unseren eigenen Händen liegt – wenn wir auf unser inneres Gleichgewicht achten, können wir kleinere Leiden oft kurieren, bevor sie sich zu großen Problemen auswachsen.

Penelope Ody

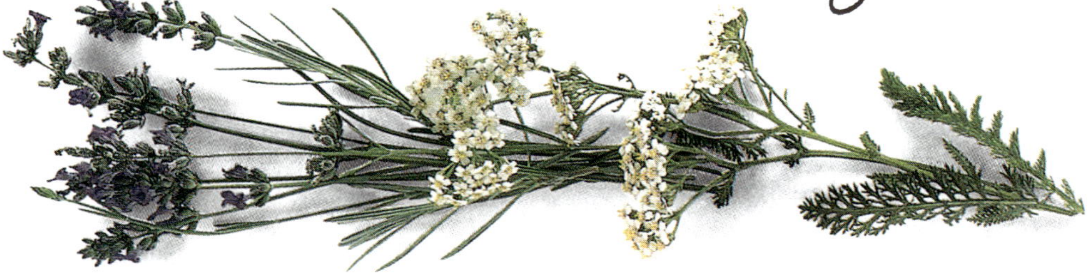

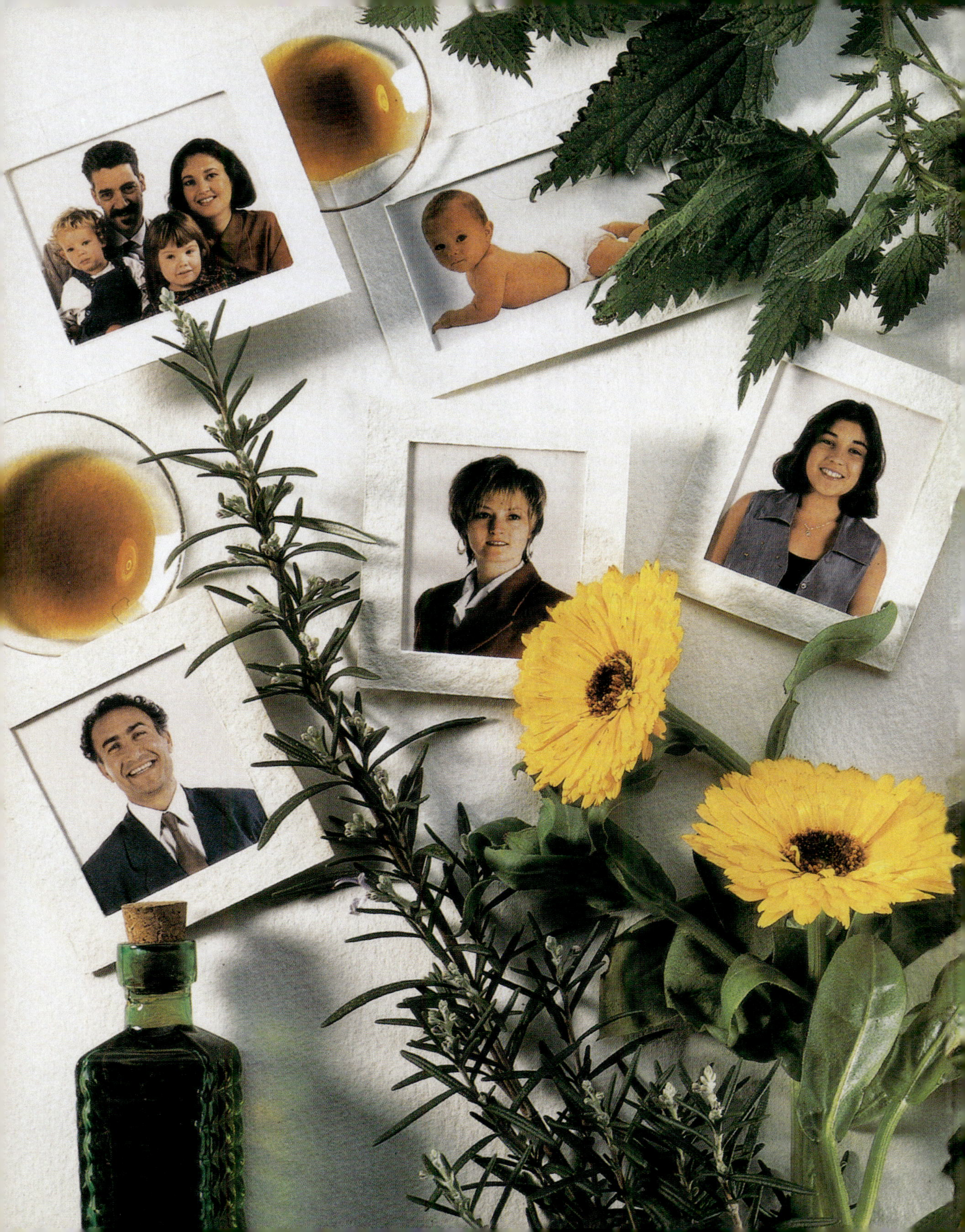

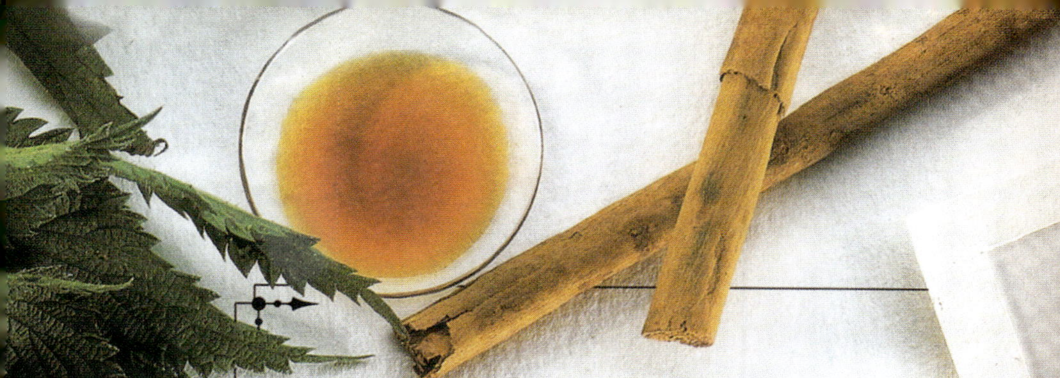

DIE SIEBEN LEBENSALTER

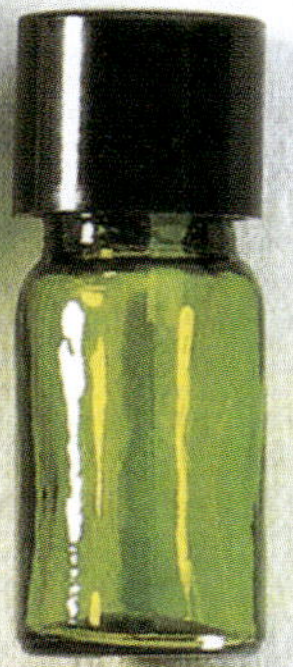

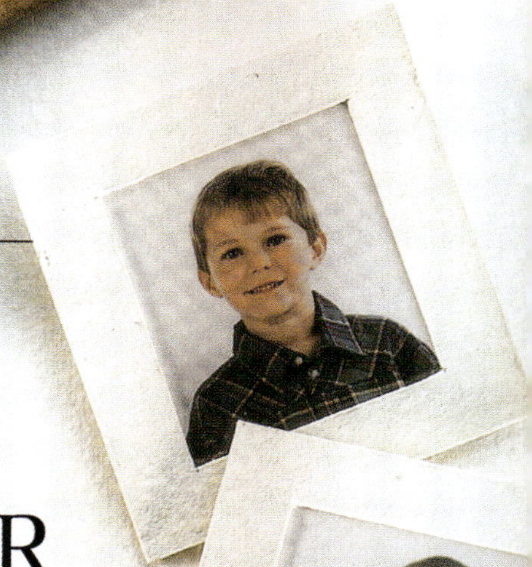

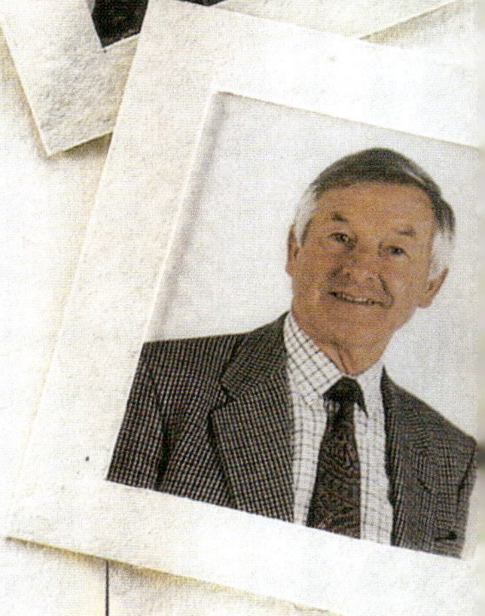

SHAKESPEARE BESCHRIEB IM 16. Jahrhundert die sieben Lebensalter des Menschen, und traditionell werden jedem dieser Abschnitte oder Stadien Stärken und Schwächen, besondere Bedürfnisse an Energie und spezielle Probleme zugeordnet. Heute verwischen sich die Grenzen zwischen den Lebensaltern mehr und mehr: „Jüngere Senioren" können Anfang der Fünfzig, aber auch einiges älter sein. Im folgenden Abschnitt werden heilende, vorbeugende und kräftigende Mittel vorgestellt, die sich besonders gut für ein bestimmtes Lebensalter eignen. (Die Mittel selbst können einzeln oder in Kombination angewendet werden.)

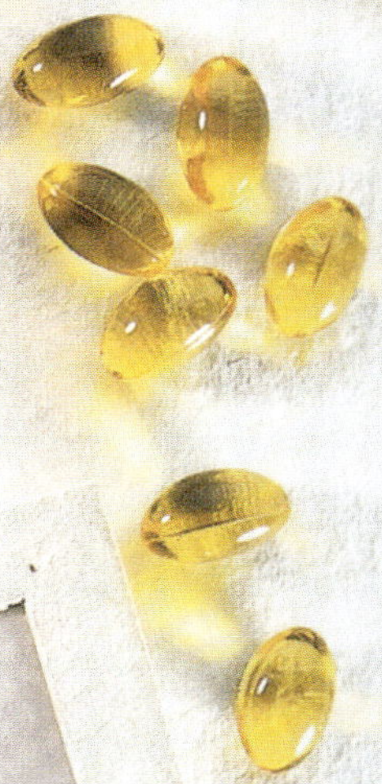

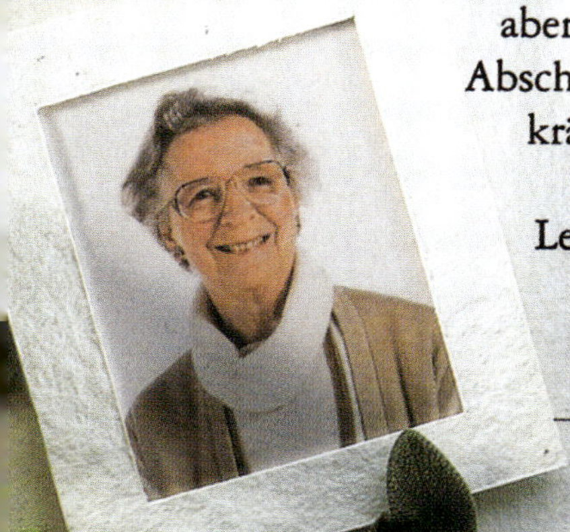

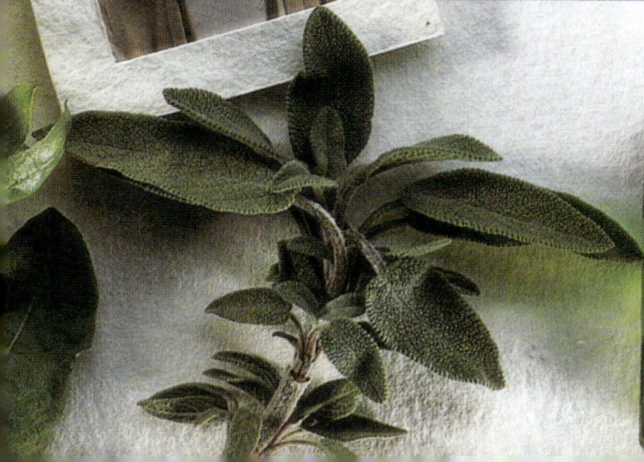

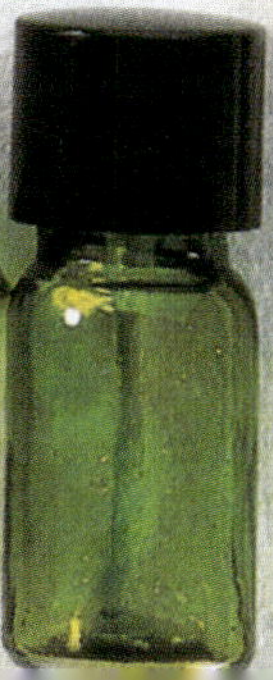

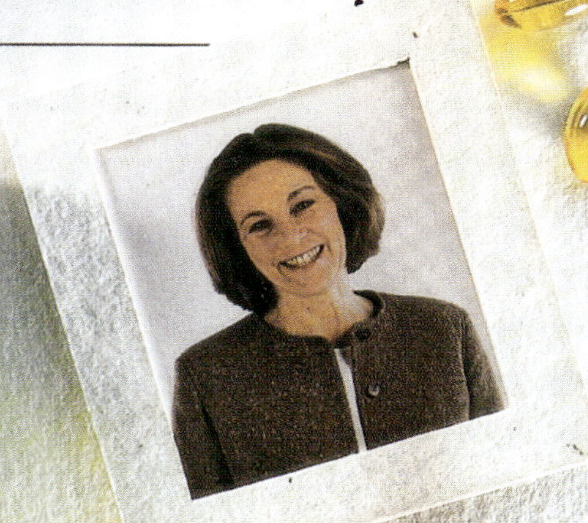

SÄUGLINGE & KLEINKINDER

DAS ERSTE LEBENSALTER

IN KEINEM ANDEREN Zeitraum unseres Lebens lernen und wachsen wir so schnell wie in den ersten zwei Lebensjahren. Kleine Kinder haben weit mehr Energie als die meisten Erwachsenen und erweisen sich oft als nimmermüde Wesen. Erkrankungen nehmen bei Babys und Kleinkindern häufig einen dramatischen Verlauf. Der kindliche Stoffwechsel läuft wesentlich schneller ab als der eines Erwachsenen. Ihr Puls geht rascher, ihre Atemfrequenz ist höher, und bei Fieber kann die Körpertemperatur sprunghaft ansteigen, bevor sie ebenso schnell wieder fällt. Kräuter können für Säuglinge und Kleinkinder sehr nützlich sein – vor allem, wenn sie sich bereits früh an den Geschmack gewöhnen können.

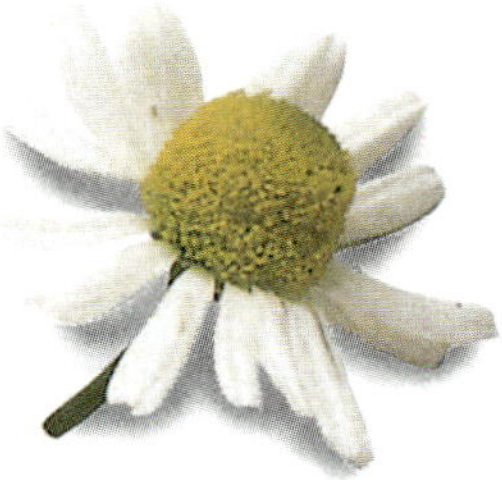

Kamillenblüte

Vorbeugende Maßnahmen

Warnhinweis: Gehen Sie zum Arzt, sobald Symptome länger als zwei bis drei Tage anhalten. Vitamine, Mineralstoffe und ähnliches sollten Sie ohne professionelle Beratung nicht länger als drei Wochen anwenden. Dosierungshinweise siehe S. 83. Herstellung von Kräutermitteln siehe S. 62–79.

KRÄUTER

KAMILLE wirkt krampflösend. Geben Sie dem Kind 25 ml Tee aus 10 g Kamille auf 500 ml Wasser zu trinken.

NACHTKERZENÖL enthält essentielle Fettsäuren – ein Mangel kann zu Hyperaktivität beitragen. Verabreichen Sie täglich 20 bis 30 Tropfen auf die Zunge. Bei Babys unter drei Monaten nicht anwenden.

YSOP hilft bei Atemwegbeschwerden. Geben Sie dem Kind zwei- bis dreimal wöchentlich eine halbe Tasse (75 ml) aus 10 g Ysop auf 500 ml Wasser. Nicht bei Babys unter drei Monaten anwenden.

VITAMINE & MINERALSTOFFE

VITAMIN C sollte das Kind in Form von frischem Obst und Gemüse bekommen. Auch Vitamin C-haltige Säfte sind geeignet.

EISENMANGEL kann zu Lernstörungen führen. Eisenhaltige Nahrungsmittel sind Vollkornbrot, grünes Gemüse, Hülsenfrüchte, Fleisch und Eier.

ZINK- UND MANGANMANGEL können Schlaflosigkeit und Hyperaktivität verursachen. Präparate zum Einnehmen sollten eine Tagesdosis von 10 mg Zink und 0,5 bis 1 mg Mangan enthalten. Nicht für Babys unter drei Monaten anwenden.

ANWENDUNG VON KRÄUTERMITTELN FÜR BABYS & KLEINKINDER

BITTERE KRÄUTER
Bestreichen Sie eine Scheibe Brot mit einem Aufstrich, den das Kind mag, und streuen Sie das Mittel darüber.

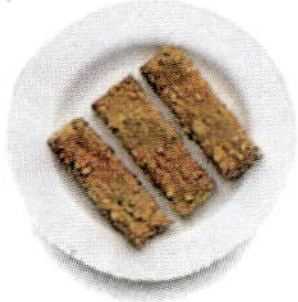

Kräuter in Haselnußcreme

SAMEN
Frühstücksflocken sind eine praktische Tarnung für Psyllium und andere Samen. Mischen Sie die Samen unter die Flocken, bevor Sie Milch dazutun.

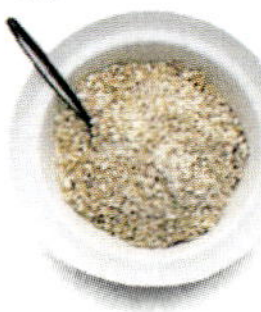

Brei mit Samen

TINKTUREN
Verdünnen Sie die erforderliche Menge mit ein wenig warmem Wasser, und träufeln Sie die Lösung mit Hilfe einer Pipette auf die Zunge des Kindes.

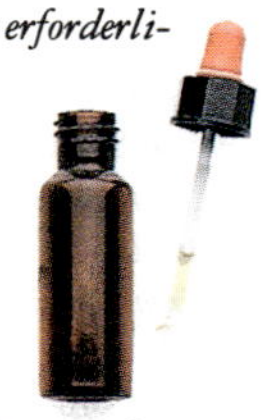

Tinktur und Pipette

KRÄUTERTEES
Johannisbeer- oder Preiselbeersaft eignen sich gut, um den Geschmack von Tees oder Tinkturen zu übertönen. Fügen Sie bei Verstopfung ein wenig Honig hinzu.

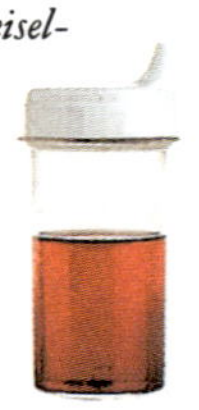

Kräutertee in Johannisbeersaft

Gesundheitsprofil

NEUE NAHRUNGSMITTEL, NEUE ERFAHRUNGEN, neue Infektionen – das Kleinkind muß soviel auf einmal bewältigen, daß es nicht verwunderlich ist, wenn gelegentlich gesundheitliche Probleme auftreten. Babys bekommen bei der Geburt ein starkes Immunsystem mit, das von den schützenden Antikörpern in der Muttermilch unterstützt wird; trotzdem sind sie Umweltbelastungen durch chemische Schadstoffe und Bakterien nicht immer gewachsen und anfällig für Infektionen. Die vorgeschlagenen Mittel können einzeln oder in Kombination angewendet werden.

ZAHNEN
Das Zahnen ist ein notwendiger Aspekt des Säuglingsalters.

Gegenmittel
- *Tee aus Kamille oder Melisse beruhigt. Nehmen Sie 10 g Kräuter auf 500 ml Wasser, und geben Sie drei- bis sechsmal pro Tag bis zu einer halben Tasse.*
- *Mischen Sie einen Teelöffel Nordamerikanischer Ulme mit Wasser zu einer Paste, und reiben Sie damit vorsichtig die Kiefer ein.*

SCHLAFLOSIGKEIT
Babys und Kleinkinder mit Schlafproblemen belasten die ganze Familie. Vergewissern Sie sich, daß es dem Kind weder zu warm zu kalt ist, daß es keinen Hunger oder Durst hat und daß das Problem auch nicht durch Ängste oder Unsicherheiten verursacht ist.

Gegenmittel
- *Mischen Sie abends 500 ml Kamillentee oder zwei bis drei Tropfen Kamillenöl ins Badewasser.*
- *Eschscholtzienkraut ist ein mildes Mittel für Kinder. Geben Sie dem Kind abends bis zu einer halben Tasse schwach aufgebrühten Tee zu trinken (10 g Kraut auf 500 ml Wasser).*

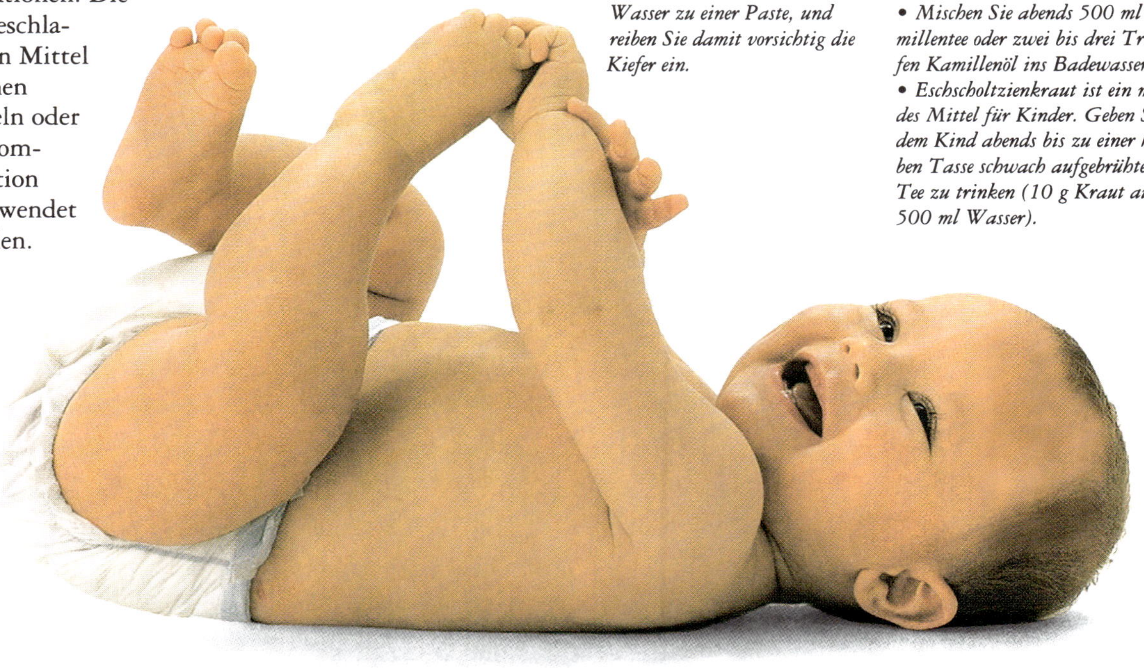

HYPERAKTIVITÄT
Wenn sich Ihr Kind auffallend unruhiger verhält als Gleichaltrige, sollten Sie seine Ernährung überdenken.

Gegenmittel
- *Vermeiden Sie synthetische Zusatzstoffe und zuckerreiche Nahrung.*
- *Geben Sie dem Kind täglich eine halbe Tasse Odermennig-Tee und Brunellentee mit etwas Honig. Gießen Sie für den Tee 10 g Kräuter mit 500 ml Wasser auf.*

KOLIKEN
Hastige Nahrungszufuhr kann zu heftigen, sehr schmerzhaften Krämpfen des noch unreifen Darmtraktes führen.

Gegenmittel
- *Wenn Sie stillen, können Sie dreimal täglich einen schwachen Tee aus Dill, Anis, Fenchel oder Katzenminze trinken.*
- *Geben Sie dem Kind drei- bis viermal täglich fünf Tropfen Chamomilla D3 mit etwas Wasser.*

AUSSCHLÄGE UND EKZEME
Ausschläge sehen oft schlimmer aus, als sie sind. Ekzeme können durch Nahrungsmittelallergien verursacht sein.

Gegenmittel
- *Baden Sie bei Windelausschlag die Partien in Stiefmütterchentee, und cremen Sie die Haut mit Ringelblumensalbe ein.*
- *Lindern Sie den Juckreiz mit einer Mischung aus je 50 ml Nesselsaft und Hamameliswasser mit fünf Tropfen Rosmarinöl.*

OHRENSCHMERZEN
Ohrenschmerzen beginnen bei Kindern oft, wenn sie abgestillt werden. Ein häufiger Grund ist Kuhmilchallergie.

Gegenmittel
- *Verwenden Sie statt Kuhmilch eine Zubereitung aus Sojamilchpulver.*
- *Träufeln Sie ein wenig Königskerzenöl ins Ohr, und decken Sie es ab. (Wenn das Trommelfell ein Loch hat, dürfen Sie nichts ins Ohr einbringen.)*

KINDER

DAS ZWEITE LEBENSALTER

VOLL ENERGIE, SPASS und Lachen ist die Kindheit die ideale Zeit, sorglos zu spielen, Entdeckungen zu machen, zu lernen und sich zu freuen. Doch auch Kinder erleben Belastungen und Spannungen, wenn in der Schule Prüfungen anstehen, wenn die Familie zerbricht oder sie unter den Schikanen Gleichaltriger zu leiden haben. In solchen Zeiten können Kräutermittel kräftigen und zur Entspannung beitragen. Alles in allem erfreuen sich Kinder einer bemerkenswert guten Gesundheit, ihre Beschwerden sind meist leicht und gehen bald vorüber. Kräuter eignen sich daher zur Behandlung, obwohl es nicht immer einfach ist, Kinder dazu zu bewegen, bitter schmeckende Mittel einzunehmen (siehe S. 10).

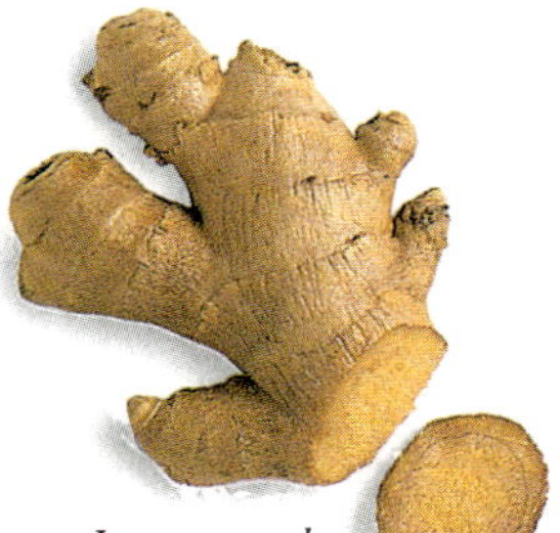
Ingwerwurzel

Vorbeugende Maßnahmen

Warnhinweis: Gehen Sie zum Arzt sobald Symptome länger als zwei bis drei Tage anhalten. Vitamine, Mineralstoffe und ähnliches sollten Sie ohne professionelle Beratung nicht länger als drei Wochen anwenden. Dosierungshinweise siehe S. 83. Herstellung von Kräutermitteln siehe S. 62–79.

KRÄUTER

INGWERWURZEL ist wohlschmeckend und eignet sich zur Bekämpfung von Reisekrankheit. Dazu gibt es sie als Arzneimittel in Kapselform. Ingwer wärmt bei Frösteln und Erkältungen und lindert Übelkeit.

LAKRITZE hilft bei Verstopfung, kräftigt und wird von Kindern wegen des süßen Geschmacks meist gern genommen. Geben Sie bis zu dreimal täglich zehn Tropfen des flüssigen Extrakts.

SESAMSAMEN ist reich an Kalzium und anderen Mineralstoffen. Sesam können Sie beim Kochen verwenden, auf Salate streuen und Frühstücksflocken hinzufügen.

VITAMINE & MINERALSTOFFE

MAGNESIUMMANGEL kann Muskelkrämpfe, Appetitschwäche, Schlaflosigkeit und Verhaltensstörungen verursachen. Magnesiumpräparate können Sie in einer täglichen Dosis von bis zu 800 mg geben.

ZINKMANGEL wird für Leseschwäche und Schlafstörungen verantwortlich gemacht. Zinkpräparate können Sie in einer täglichen Dosis von bis zu 50 mg geben.

VITAMIN B-MANGEL kann zu Ruhelosigkeit und Lernschwierigkeiten führen. Vitamin B-Präparate können Sie in einer Dosierung von 10 bis 20 mg Vitamin B_1 und 1 bis 2 mg B_6 pro Tag geben.

KRÄFTIGENDE MITTEL ZUR RECHTEN ZEIT

AMERIKANISCHER GINSENG
Dieses Kräftigungsmittel eignet sich bei Erschöpfung, oder nach einer Infektion. Geben Sie täglich 10 Tropfen Tinktur in wenig warmem Wasser.

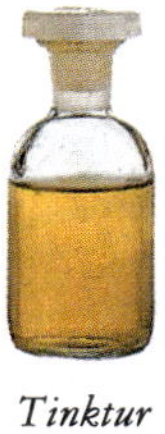
Tinktur

SHU DI HUANG
Dieses Mittel wird in der chinesischen Medizin als Tonikum für Kinder eingesetzt. Es stärkt die Knochen und Gewebe. Geben Sie täglich 10 Tropfen Tinktur in etwas warmem Wasser.

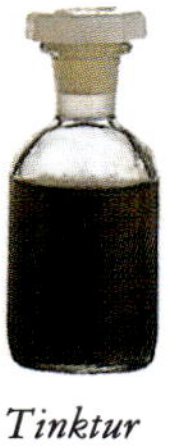
Tinktur

GOTU KOLA
Dieses indische Mittel kann bei Hyperaktivität helfen. Geben Sie täglich eine Tasse Tee aus 15 g Pflanze auf 500 ml Wasser.

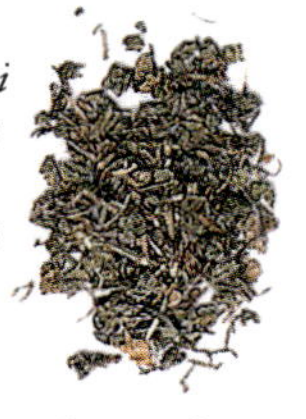
Getrocknete Pflanze

SESAMÖL
Massagen mit warmem Sesamöl helfen bei emotionalen Verstimmungen. Geben Sie vier Tropfen Lavendelöl in 10 ml Sesamöl, und massieren Sie sanft im Schulter- und Bauchbereich.

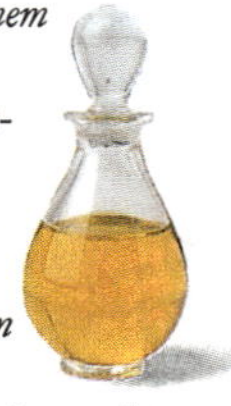
Öl

Gesundheitsprofil

DIE SCHULE IST NICHT NUR der Ort, an dem Kinder lernen – sie können sich dort auch Infektionen, wie Windpocken und Erkältungen, oder zum Beispiel Kopfläuse holen. Eine gesunde Lebensweise mit vollwertiger Ernährung und viel frischer Luft kann ihnen helfen, solche Attacken zu überstehen. Dadurch brauchen sie auch weniger Antibiotika, was das Immunsystem für später stärkt.

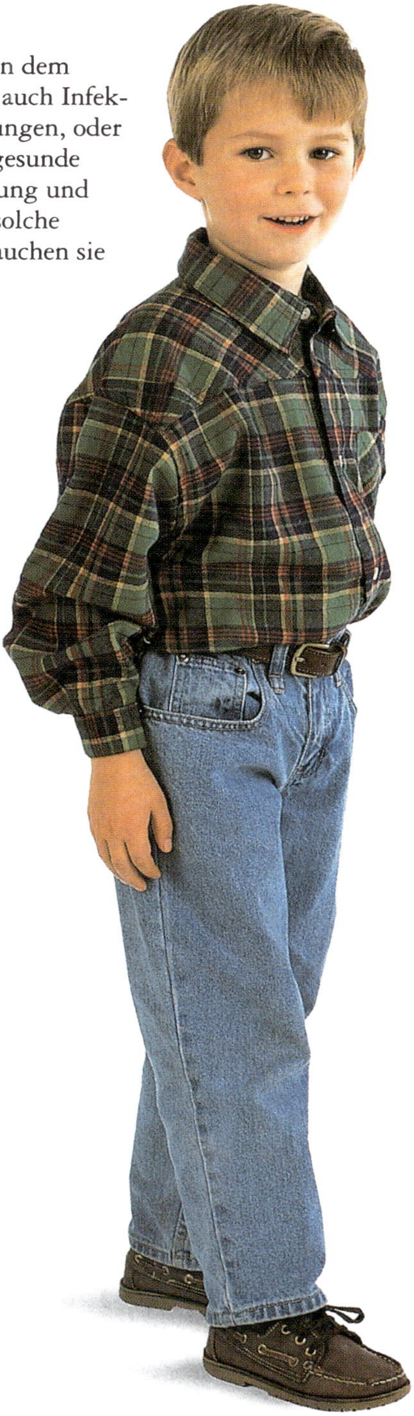

ERKÄLTUNGEN UND INFEKTIONEN

Den ganzen Tag in einem stickigen Klassenzimmer zu verbringen und danach stundenlang am Computer zu sitzen, ist eine sichere Methode, um Katarrhe, verstopfte Nase, Kopfweh und Infektionen zu fördern. Die meisten Kinder haben ein robustes Immunsystem, doch immer wieder auftretende Erkältungen, allemal wenn sie noch mit Antibiotika behandelt werden, können es schwächen.

Gegenmittel

- *Bekämpfen Sie Erkältungen und Katarrhe mit einer Tasse Katzenminze-Tee (20 g auf 500 ml Wasser).*
- *Um das Immunsystem zu stützen und Infektionen zu bekämpfen, können Sie täglich zehn bis zwanzig Tropfen Echinacea-Tinktur verabreichen.*

BETTNÄSSEN

Zu den Ursachen für Bettnässen zählen Ängste und Infektionen, aber auch vererbte Anlagen können eine Rolle spielen. Viel liebevolle Zuwendung braucht das Kind, wenn das Bettnässen mit Unsicherheit zusammenhängt.

Gegenmittel

- *Vor dem Schlafengehen fünf bis zehn Tropfen Tinktur aus Gewürzsumachrinde oder Johanniskraut-Tinktur in etwas warmem Wasser.*
- *Bei Harnweginfektionen: 90 Minuten vor dem Schlafengehen einen Tee aus je 5 g Bukkoblättern und Maisgriffel auf 200 ml Wasser.*

LÄUSE UND NISSEN

Kopfläuse treten in Kindergärten und Schulen oft auf. Untersuchen Sie die Kopfhaut, um die Eier zu finden, vor allem am Nacken.

Gegenmittel

- *Benetzen Sie einen Läusekamm mit Teebaum-Öl, und kämmen Sie damit das Haar durch. Wöchentlich wiederholen, bis das Problem beseitigt ist.*
- *Mischen Sie je 5 ml Thymian- und Teebaum-Öl in gewöhnliches Shampoo.*

MAGENVERSTIMMUNG UND DURCHFALL

Aufregung, Überessen, Spannungen und die Einnahme von Antibiotika können Verdauungsstörungen oder Durchfall auslösen. Bei Übelkeit und Brechreiz in der Kindheit kann möglicherweise Überempfindlichkeit gegen bestimmte Nahrungsmittel eine Rolle spielen.

Gegenmittel

- *Sorgen Sie bei Durchfall für reichliche Flüssigkeitszufuhr – versuchen Sie Johannisbeer- oder Preiselbeersaft.*
- *Verabreichen Sie bei Übelkeit und chronischem Durchfall eine Tasse Ingwerabsud (20 g Ingwerwurzel auf 600 ml Wasser).*
- *Bei Aufregung, Streß oder Überempfindlichkeit gegen bestimmte Nahrungsmittel kann eine Tasse Tee aus Melisse und Odermennig (je 10 g Kräuter auf 500 ml Wasser) helfen.*

ABSCHÜRFUNGEN UND SCHNITTVERLETZUNGEN

Hautwunden sind ein unumgänglicher Teil der Kindheit. Achten Sie darauf, daß die verletzten Stellen sauber sind und daß die Kinder nicht am Schorf kratzen.

Gegenmittel

- *Ringelblume oder Johanniskraut eignen sich für Schnittverletzungen und offene Wunden.*

JUGENDLICHE

DAS DRITTE LEBENSALTER

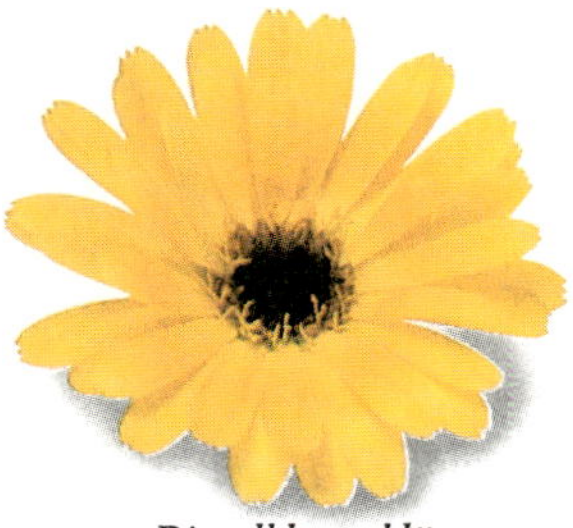

Ringelblumenblüte

PUBERTÄT UND ADOLESZENZ sind eine Zeit rascher körperlicher und geistiger Veränderungen. In diesem Alter entwickelt der junge Mensch sein Selbstbewußtsein und reift zu einer neuen Identität als Erwachsener heran. Für manche ist dies eine Zeit schwierigen und rebellischen Verhaltens, das zu Streit in der Familie Anlaß geben kann. Es gehört zur Annäherung an das Erwachsenenleben, zu experimentieren und Neues auszuprobieren – verschiedene Frisuren, Zigaretten, Sex oder Drogen. Nützlich sind in dieser Lebensphase unter anderem Bachblütenmittel, die Stimmungsumschwünge mildern, und kräftigende Kräuter, wie Löwenzahn, die die Selbstreinigung des Organismus fördern.

Vorbeugende Maßnahmen

Normalerweise sind Jugendliche mit einer gesunden Ernährungsweise ausreichend versorgt, doch bei ihren Wachstumsschüben können Ergänzungen nützlich sein. Dosierungshinweise für Kräutermittel, Vitamine und Mineralstoffe siehe S. 83. Herstellung von Kräutermitteln siehe S. 62–79.

KRÄUTER

RINGELBLUMENBLÜTEN wirken pilztötend und antiseptisch. Regelmäßiges Eincremen des Gesichts mit Ringelblumensalbe hilft, Akne zu vermeiden.

ALFALFA ist reich an Vitaminen und Mineralstoffen, die im von Jugendlichen so geliebten Junk Food oft fehlen. Sie können die Keime in Sandwiches legen oder damit Gerichte garnieren.

LÖWENZAHN regt die Leberfunktion an und wirkt blutreinigend; er ist besonders günstig für Menschen, die mit Chemikalien in Kontakt kommen. Man verwendet einen Absud aus Löwenzahnwurzel.

VITAMINE & MINERALSTOFFE

KALZIUM ist in Milchprodukten, grünem Gemüse, Nüssen, Samen und Hülsenfrüchten enthalten. Eine gesunde, ausgewogene Ernährungsweise deckt den Kalziumbedarf normalerweise. Da der Körper in Wachstumsphasen jedoch mehr Kalzium benötigt, sollten Jugendliche mehr von den entsprechenden Nahrungsmitteln essen oder bis zu 250 mg Kalzium täglich einnehmen.

ZINK spielt bei der hormonellen Entwicklung eine große Rolle. In Fleisch, Nüssen, Eidotter, Hülsenfrüchten und Kürbiskernen ist es reichlich enthalten; zusätzlich können Sie bis zu 50 mg pro Tag einnehmen.

KRÄFTIGENDE MITTEL ZUR RECHTEN ZEIT

ROSMARIN
Ein Tonikum, dem traditionell die Eigenschaft zugeschrieben wird, das Gedächtnis zu verbessern. Trinken Sie täglich eine Tasse Rosmarintee.

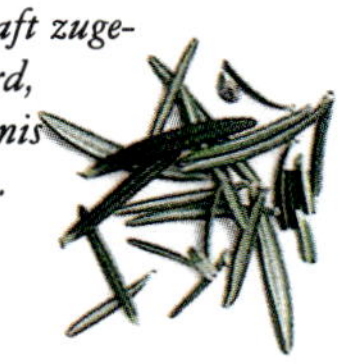

Frische Pflanze

ZIMT
Ein wärmendes, anregendes Mittel, das während der Pubertät nützlich ist. Versuchen Sie einmal gemahlenen Zimt auf heißem Toast mit Butter!

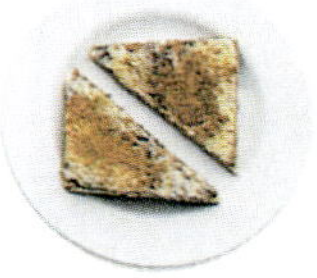

Zimt auf Toast

BRENNESSEL
Eine ideale Ergänzung zu Junk Food, um dem Körper wertvolle Nährstoffe zuzuführen. Nehmen Sie täglich 3 x 200 mg in Kapseln oder 10 ml Saft pro Tag.

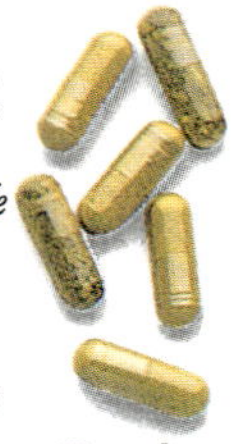

Kapseln

BAI ZHI
Nehmen Sie zur Appetitregulierung täglich 20 Tropfen. Bei Magersucht mischt man Bai Zhi *1:1 mit* Chen Pi *und nimmt 3 x täglich 2 x 200 mg Kapseln.*

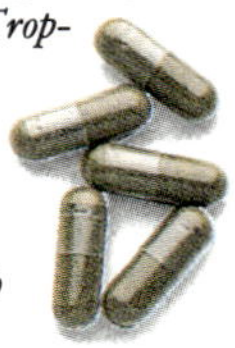

Kapseln

Gesundheitsprofil

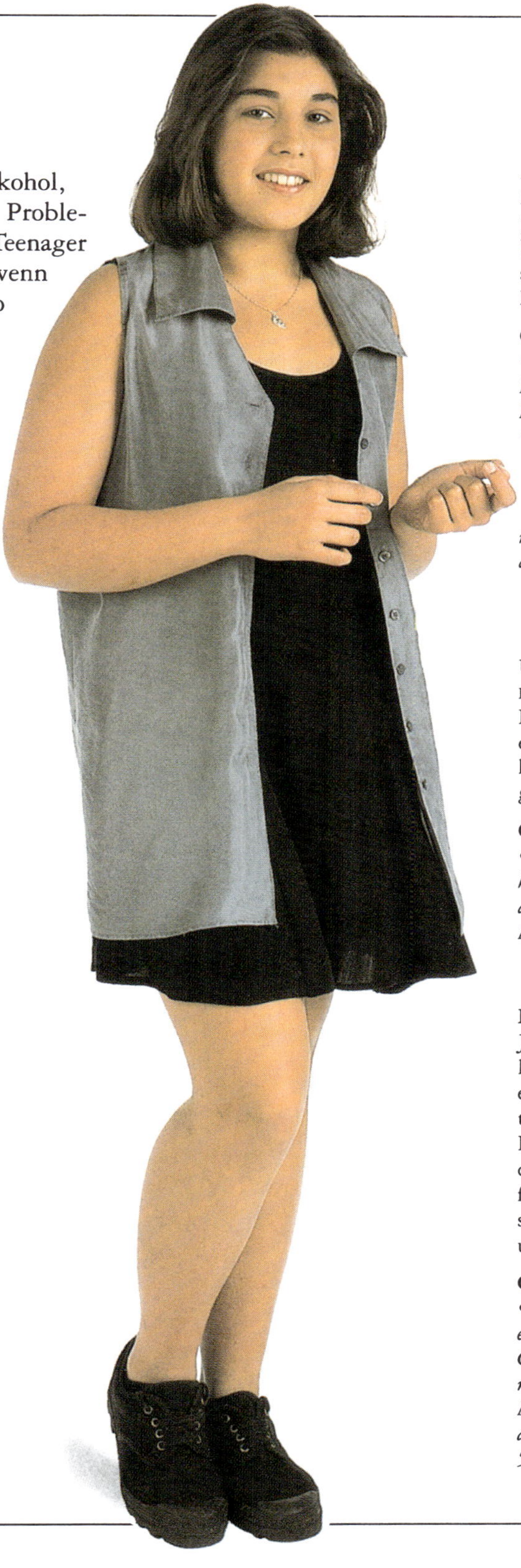

UNREGELMÄSSIGE MAHLZEITEN, Alkohol, lange Nächte: Jugendliche fordern Probleme geradezu heraus. Die meisten Teenager bleiben zum Glück gesund, auch wenn ein exzessiver Lebensstil das Risiko von Infektionen und Drüsenfieber steigen läßt. Vor allem bei Mädchen kann zwanghaftes Abnehmen zu Eßstörungen wie Magersucht (Anorexie) führen.

DRÜSENFIEBER

Drüsenfieber tritt vor allem bei Jugendlichen und jungen Erwachsenen auf. Es beginnt meist mit Halsschmerzen, Mattigkeit und schmerzenden Muskeln. Die Drüsen können bis zu vier Monate lang vergrößert und druckempfindlich bleiben.

Gegenmittel

- *Nehmen Sie im akuten Frühstadium der Krankheit drei- bis viermal täglich je 5 bis 10 ml Echinacea- und Labkrauttinktur.*
- *Nehmen Sie in der Rekonvaleszenz 4 x täglich 5 ml einer Mischung aus gleichen Teilen Sibirischem Ginseng, Hafer und Eisenkraut.*

STIMMUNGSSCHWANKUNGEN

Stimmungsschwankungen, die von euphorischem Wohlsein bis zu Depressionen und Tränen reichen, treten häufig auf, wenn Jugendliche die Probleme und Mühen des Erwachsenwerdens zu bewältigen haben.

Gegenmittel

- *Bachblüten: Eisenkraut bei Gefühlen von Ungerechtigkeit, Stechpalme gegen Wut und Haß. Nehmen Sie je zwei Tropfen, verdünnt mit 20 ml Wasser, in kurzen Abständen.*
- *Je zwei bis drei Tropfen Sandelholz- und Lavendelöl, abends ins Badewasser mischen.*

AKNE

Hautunreinheiten können sich im jugendlichen Alter zu einem Problem auswachsen. Die Ursache sind hormonelle Unausgewogenheiten.

Gegenmittel

- *Hautunreinheiten abends mit einer Knoblauchzehe einreiben oder mit dem Kochwasser von Kohl waschen.*
- *Bereiten Sie eine Lotion aus je 30 ml Ringelblumen-Tinktur, Hamamelis- und Rosenwasser sowie 5 ml Teebaum-Öl. Anwendung auf einem Stück Baumwollstoff zwei- bis dreimal täglich.*

UNREGELMÄSSIGE ODER SCHMERZHAFTE MONATSBLUTUNGEN

Es kann zwei bis drei Jahre dauern, bis sich der Menstruationszyklus eines Mädchens auf einen regelmäßigen Rhythmus einpendelt.

Gegenmittel

- *Tägliche Einnahme von Johanniskrauttee kann die Entspannung fördern und Schmerzen während der Menstruation lindern.*

ERNÄHRUNGSPROBLEME

Jugendliche sind besonders anfällig für Eßstörungen und haben oft einseitige Ernährungsgewohnheiten oder eine Abneigung gegen Fleisch. Dann kann die ausgeglichene Zufuhr von Nährstoffen gefährdet sein. Achtung: Bei Eßstörungen ist professionelle Hilfe unabdingbar!

Gegenmittel

- *Jugendliche, die sich vegetarisch ernähren, sollten bei jeder Mahlzeit Getreide und Hülsenfrüchte zu sich nehmen. Wenn sie auch Eier und Milchprodukte ablehnen (Veganer), ist die zusätzliche Gabe von täglich 50 µg Vitamin B_{12} ratsam.*

JUNGE ERWACHSENE

DAS VIERTE LEBENSALTER

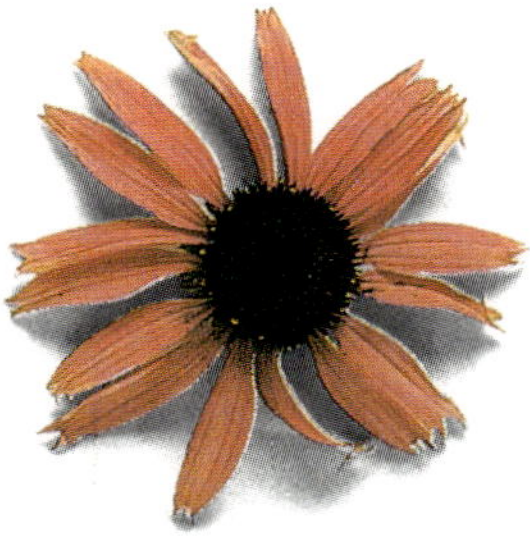

Echinaceablüte

DAS LEBEN BERUFSTÄTIGER Menschen zwischen 20 und 40 ist voll Geschäftigkeit, und Gesundheit wird oft als selbstverständlich vorausgesetzt. Kleinere Beschwerden werden üblicherweise mit einem Achselzucken abgetan, ernstere Bedrohungen der Gesundheit häufig ignoriert. Wer hastig ißt oder Mahlzeiten ganz ausfallen läßt, keine Zeit zum Ausspannen und Abschalten hat, raucht und zuviel trinkt, folgt keiner gesunden Lebensweise. Doch eine Nachlässigkeit in diesem Alter kann langfristige Probleme nach sich ziehen. Kräuter leisten gute Dienste bei leichten Beschwerden, die in diesem Alter oft auftreten und von selbst wieder verschwinden, und wirken als Mittel, um Streß zu bekämpfen und die Energie zurückzugeben, die der Organismus in Zeiten höchster Aktivität braucht.

Vorbeugende Maßnahmen

Eine gesunde Ernährungsweise ist unverzichtbar, doch bei hoher Belastung können die hier angegebenen Mittel eine günstige Ergänzung sein. Dosierungshinweise für Kräutermittel, Vitamine und Mineralstoffe siehe S. 83. Herstellung von Kräutermitteln siehe S. 62–79.

KRÄUTER

ECHINACEA kräftigt das Immunsystem. Nehmen Sie beim ersten Anzeichen von Grippe oder Erkältung sowie bei Streß dreimal täglich 3 x 200 mg Kapseln.

MARIENDISTELSAMEN sind ein Lebermittel, besonders geeignet bei üppigem Alkoholkonsum. Nehmen Sie 5 ml Tinktur, bevor Sie abends ausgehen – und noch einmal am nächsten Morgen auf nüchternen Magen.

LABKRAUT reinigt das Lymphsystem. Nehmen Sie 5 bis 10 ml Tinktur, oder pürieren Sie Pflanzen. Nehmen Sie davon dreimal täglich.

VITAMINE & MINERALSTOFFE

An **B-VITAMINEN** mangelt es bei einseitiger Ernährung oder erhöhtem Alkoholkonsum oft. Nehmen Sie täglich 400 bis 800 mg des Vitamin B-Komplexes.

VITAMIN C hilft bei Infektionensneigung. Essen Sie viel Obst, oder nehmen Sie täglich 500 bis 1000 mg Vitamin C.

Zink fehlt oft bei erhöhtem Alkoholkonsum oder Schlankheitskuren. Essen Sie reichlich Nüsse, Hülsenfrüchte und Vollkornbrot, oder nehmen Sie bis zu 50 mg Zink pro Tag ein.

KRÄFTIGENDE MITTEL ZUR RECHTEN ZEIT

ASTRAGALUS-WURZEL
Ein wirksames Tonikum zur Steigerung der Energie. Nehmen Sie täglich 1 bis 2 x 200 mg in Kapselform oder ein Likörglas voll Astragalus-Wein.

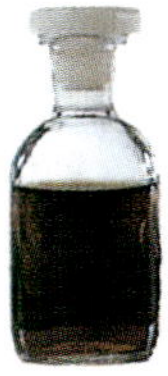

Kräuterwein

HE SHOU WU
In China schreibt man diesem Mittel eine kräftigende Wirkung auf die Fortpflanzungsorgane zu. Nehmen Sie täglich ein Likörglas voll He Shou Wu-*Wein.*

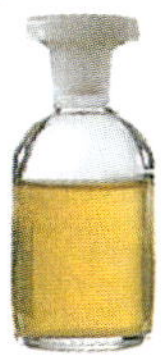

Kräuterwein

SCHISANDRA-FRUCHT
Ein Aphrodisiakum für Männer und Frauen, das auch die Streßbewältigung verbessert. Nehmen Sie täglich 2 x 200 mg Kapseln oder ein Likörglas Schisandra-Wein.

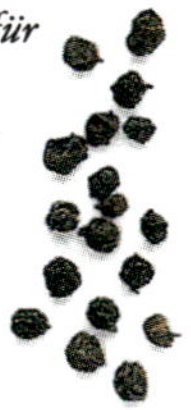

Getrocknete Früchte

SIBIRISCHER GINSENG
Ein ausgezeichnetes Mittel, um die Ausdauerleistung und die Anpassungsfähigkeit an Streß zu verbessern. Täglich 3 x 200 mg in Form von Kapseln oder Tabletten.

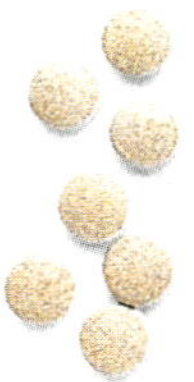

Tabletten

Gesundheitsprofil

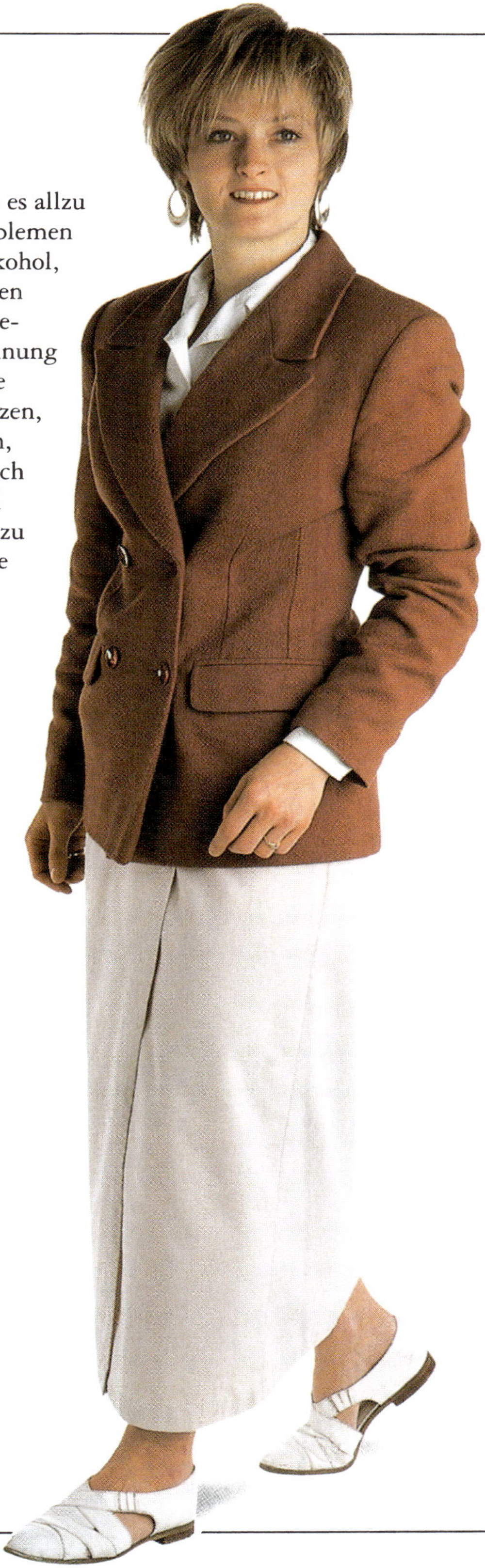

EIN AUSGEFÜLLTES LEBEN kann, wenn es allzu exzessiv betrieben wird, auch zu Problemen führen. Übermäßiger Genuß von Alkohol, einseitige Ernährungsweise, Zigaretten und Koffein in Verbindung mit Bewegungsmangel oder zu wenig Entspannung können bald zu kleineren Leiden, wie Gastritis oder Spannungskopfschmerzen, führen, die immer schlimmer werden, wenn Sie sie ignorieren. Sie sollten sich unbedingt ausgewogen ernähren und versuchen, eine gesunde Lebensform zu entwickeln, um für die späteren Jahre vorzubauen.

GASTRITIS

Übermäßiger Alkoholgenuß und schadstoffbelastetes Essen, das zudem im Mikrowellenherd oft unzureichend erwärmt wird, sind häufige Ursachen für akute Gastritis. Die Krankheit äußert sich in Erbrechen und Durchfall über ein bis zwei Tage.

Gegenmittel

- *Eine Tasse kalter indischer Tee ohne Milch und Zucker kann die Symptome lindern und Darmentzündungen dämpfen.*
- *Nehmen Sie alle drei bis vier Stunden zwei bis drei Kapseln Nordamerikanische Ulme.*

SCHMERZENDE GELENKE UND MUSKELN

Beim Freizeitsport kann es zu Gelenkverletzungen kommen, die ohne ausreichende Behandlung im jungen Alter in späteren Jahren leicht Arthritis zur Folge haben können.

Gegenmittel

- *Verstauchte Gelenke sollten Sie mit elastischen Bandagen stützen.*
- *Bei Verstauchungen und Zerrungen helfen Einreibungen mit einer Mischung aus je fünf Tropfen Rosmarin-, Thymian-, Salbei- und Lavendelöl auf 10 ml Süßmandelöl.*

SPANNUNGSKOPFSCHMERZEN

Lange Arbeitstage, Terminnot, eine streßreiche Heimfahrt und zuviel Koffein können Spannungskopfschmerzen auslösen. Um ihnen zu begegnen, müssen Sie vor allem lernen, sich zu entspannen.

Gegenmittel

- *Mischen Sie fünf Tropfen Lavendelöl in 5 ml Süßmandelöl, und massieren Sie damit Schläfen und Hals.*
- *Trinken Sie zur Entspannung eine Tasse Tee aus Heil-Ziest und Kamille. (Achtung: Heil-Ziest nicht während der Schwangerschaft.)*

DICKDARMGESCHWÜRE (COLITIS ULCEROSA)

Immer wieder auftretende, massive Durchfälle sind das Signal dieser Krankheit, bei der Streß oft eine Rolle spielt.

Gegenmittel

- *Trinken Sie drei- bis sechsmal pro Tag eine Tasse Kräutertee aus Kamille und Odermennig.*
- *Nehmen Sie dreimal täglich zwei bis drei Kapseln Nordamerikanischer Ulme, oder kauen Sie ein- bis zweimal pro Tag ein Stück Lakritze.*

PRÄMENSTRUELLES SYNDROM

Ein Übermaß an Kaffee oder Schokolade sowie ein ungeregeltes oder unbefriedigendes Intimleben können zu prämenstrueller Spannung beitragen. Bewegung kann helfen.

Gegenmittel

- *Trinken Sie jeden Tag eine Tasse Absud von* Dang Gui *(Chinesische Angelika).*
- *Versuchen Sie es mit einer Tinktur aus Keuschlammfrüchten: zehn bis zwanzig Tropfen, in Wasser verdünnt, jeden Morgen einnehmen.*
- *Nehmen Sie täglich 500 mg Nachtkerzenöl.*
- *In manchen Fällen hilft Vitamin B_6. Nehmen Sie täglich 2 bis 10 mg.*

Elternschaft

Das vierte Lebensalter

Viele junge Eltern müssen Berufstätigkeit und die Anforderungen, die kleine Kinder stellen, unter einen Hut bringen, bekommen aber nur wenig Hilfe von außen. Früher waren meist Großeltern in der Nähe und bereit, bei der Kinderbetreuung zu helfen; heute jedoch leben sie vielfach kilometerweit entfernt und sind vielleicht mit ihrem eigenen Leben noch vollauf ausgefüllt. Für viele Menschen bedeutet die Geburt eines oder mehrerer Kinder mit dem daraus resultierenden, unvermeidlichen Zeit- und Finanzdruck eine Reduktion ihres sozialen Lebens, was zu wachsender Unzufriedenheit führt. Eigene Interessen werden vernachlässigt. Dabei ist es besonders wichtig für Eltern, sich „private Freizeit“ füreinander zu nehmen. Kräuter können den Eltern helfen, sich zu entspannen.

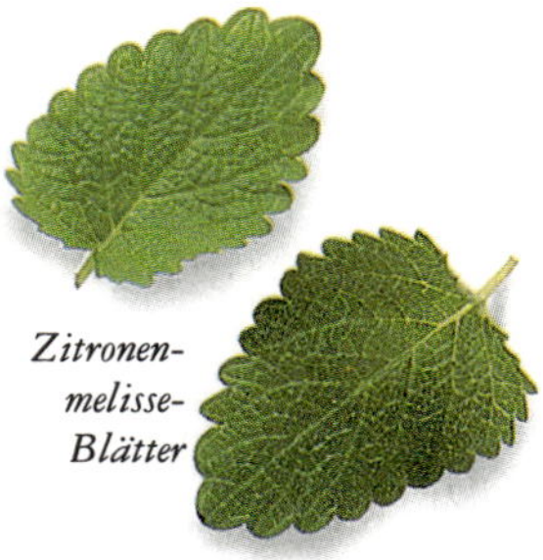

Zitronenmelisse-Blätter

Vorbeugende Maßnahmen

Wer jung und gesund ist, braucht keine Vitaminpräparate. Dennoch können einige der unten genannten nützlich sein. Dosierungshinweise für Kräutermittel, Vitamine und Mineralstoffe siehe S. 83. Herstellung von Kräutermitteln siehe S. 62–79.

Kräuter

Melisse besänftigt die Verdauung und ist gut gegen Verstimmungen nach der Geburt. Trinken Sie täglich eine Tasse Melissentee.

Lindenblüten beruhigen und senken das Risiko von Arteriosklerose. Trinken Sie zwei- bis dreimal am Tag eine Tasse Lindenblütentee; um den Geschmack zu verbessern, können Sie Pfefferminze beigeben.

Nachtkerzenöl enthält essentielle Fettsäuren und kann Menstruationsbeschwerden abhelfen. Nehmen Sie einige Monate hindurch 250 bis 500 mg pro Tag.

Vitamine & Mineralstoffe

Vitamin E kann, besonders bei jungen Erwachsenen, zur Senkung überhöhter Cholesterinwerte beitragen. Nehmen Sie täglich 300 bis 600 IE.

Magnesiummangel ist häufig der Grund für das prämenstruelle Syndrom. Nehmen Sie zum Ausgleich 400 bis 800 mg Magnesium pro Tag.

Eisen fehlt vielen jungen Frauen. Essen Sie reichlich Vollkornbrot, Hülsenfrüchte, Eidotter, Petersilie und Brunnenkresse, oder nehmen Sie täglich bis zu 40 mg Eisen ein.

Kräftigende Mittel zur rechten Zeit

Dang Gui (Chinesische Angelika)
Eine Tonikum für die weiblichen Fortpflanzungsorgane, das bei Anämie nützlich ist. Dang Gui *ist als Tabletten erhältlich. Nicht während der Schwangerschaft.*

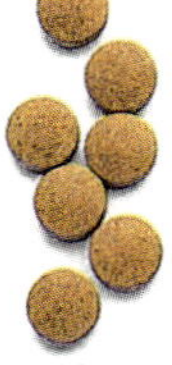

Tabletten

Majoranöl
Bei Streß oder Müdigkeit zwei bis drei Tropfen als Badezusatz, für Massagen fünf Tropfen Majoranöl mit 5 ml Süßmandelöl mischen. (Nicht während der Schwangerschaft.)

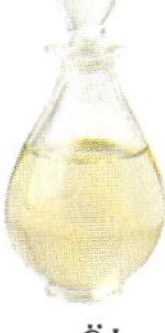

Öl

Gelée royale
Ein traditionelles kräftigendes Mittel, dem auch eine vorteilhafte Wirkung auf die weibliche Fruchtbarkeit nachgesagt wird. Nehmen Sie täglich eine oder zwei Kapseln zu 250 mg.

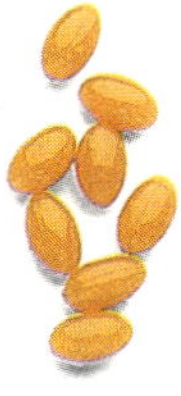

Kapseln

Gan Cao
Ein Tonikum, das den Körper entgiftet. Kauen Sie kleine Stückchen der Rinde, oder nehmen Sie täglich ein Likörglas mit Gan-Cao-Wein. (Nicht bei Bluthochdruck.)

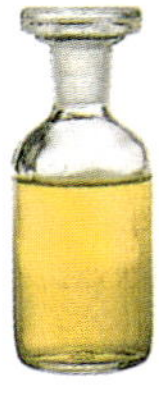

Kräuterwein

Gesundheitsprofil

„NUR KEINE PANIK" sollte das Motto jeder jungen Familie sein, wenn Geldsorgen quälen und die lieben Kleinen die Wohnung auf den Kopf stellen oder eine Infektion nach der anderen durchmachen. Regelmäßige Entspannung ist für beide Elternteile wichtig.

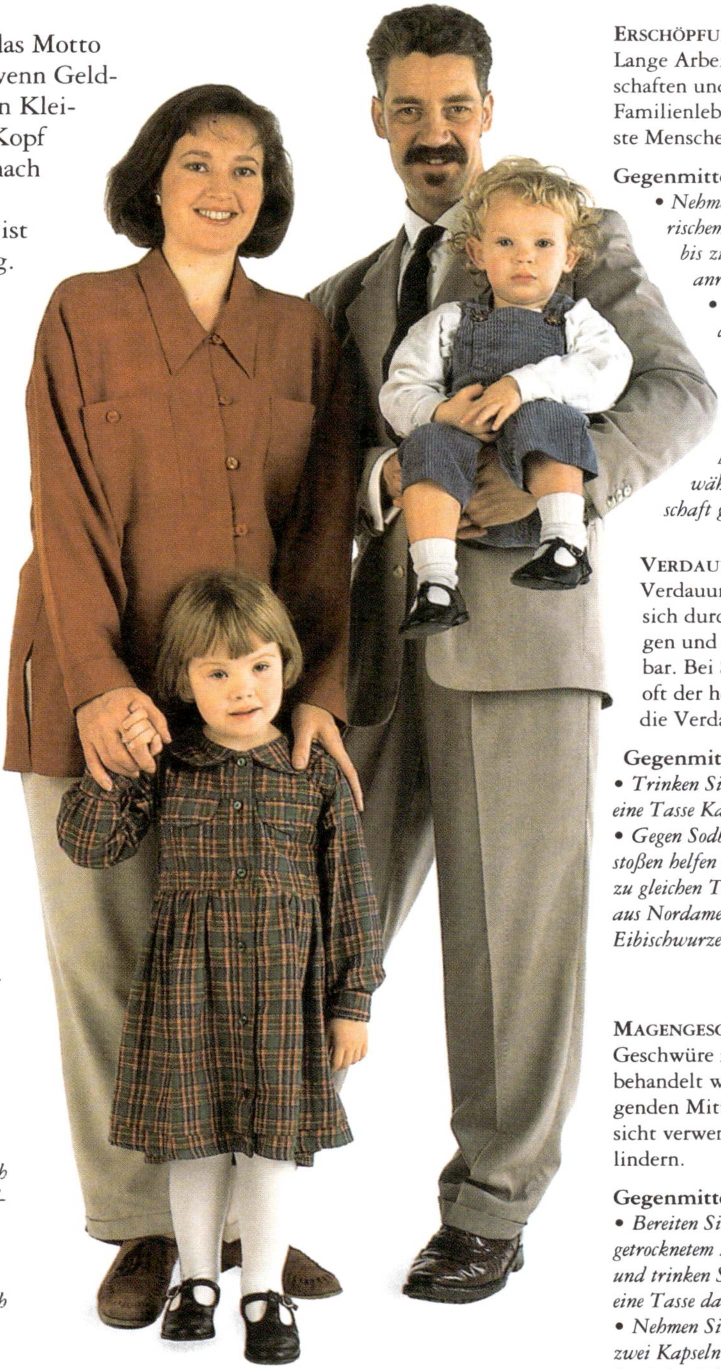

REIZBARKEIT
Kinder können eine Menge Arbeit verursachen und selbst einen Heiligen aus der Ruhe bringen. Lernen Sie, kleinere Ärgernisse zu ignorieren und sich Zeit zu nehmen, um sich selbst ein wenig zu verwöhnen.

Gegenmittel
- *Trinken Sie statt Tee oder Kaffee regelmäßig Heil-Ziest-Tee. (Nicht während der Schwangerschaft verwenden.)*
- *Setzen Sie Ihrem Badewasser zwei bis drei Tropfen Lavendel- oder Geranienöl zu, um die angespannten Nerven zu beruhigen.*
- *Versuchen Sie Bachblüten-Mittel.*

LIBIDOVERLUST
Erschöpfung macht sich im Sexualleben eines Paares oft nachteilig bemerkbar, und es ist daher wichtig, sich zu entspannen und füreinander Zeit zu nehmen.

Gegenmittel
- *Lassen Sie einige Tropfen Sandelholz- und Jasminöl verdampfen.*
- *Trinken Sie eine Woche lang täglich zwei- bis dreimal eine Tasse Schisandra-Tee aus 25 g Beeren auf 500 ml Wasser.*
- *Damiana ist ein Aphrodisiakum für Männer (zwei- bis dreimal täglich 1 ml Tinktur einnehmen), Keuschlammfrüchte für Frauen (dreimal täglich zehn Tropfen einnehmen).*

ERSCHÖPFUNG
Lange Arbeitstage, Schwangerschaften und ein anstrengendes Familienleben können selbst robuste Menschen auslaugen.

Gegenmittel
- *Nehmen Sie Kapseln mit Sibirischem Ginseng (2 x 200 mg, bis zu dreimal täglich) als anregendes Mittel.*
- *Trinken Sie zwei- bis dreimal täglich Tee aus gleichen Teilen Eisenkraut, Rosmarin und* Gotu Kola. *(Achtung: In dieser Menge ist Eisenkraut während der Schwangerschaft gefahrlos.)*

VERDAUUNGSSTÖRUNGEN
Verdauungsstörungen machen sich durch Schmerzen, Blähungen und Sodbrennen bemerkbar. Bei Schwangeren bringt oft der heranwachsende Fötus die Verdauung durcheinander.

Gegenmittel
- *Trinken Sie nach den Mahlzeiten eine Tasse Kamillen- oder Fencheltee.*
- *Gegen Sodbrennen und saures Aufstoßen helfen ein bis zwei Kapseln, die zu gleichen Teilen mit einem Pulver aus Nordamerikanischer Ulme und Eibischwurzel gefüllt sind.*

MAGENGESCHWÜRE
Geschwüre müssen professionell behandelt werden, doch die folgenden Mittel können, unter Aufsicht verwendet, die Symptome lindern.

Gegenmittel
- *Bereiten Sie einen Tee aus je 15 g getrocknetem Mädesüß und Kamille, und trinken Sie bis zu viermal täglich eine Tasse davon.*
- *Nehmen Sie dreimal täglich ein bis zwei Kapseln mit 1 g Nordamerikanischer Ulme und 1 g* San Qi.

MITTLERE JAHRE - MÄNNER

DAS FÜNFTE LEBENSALTER

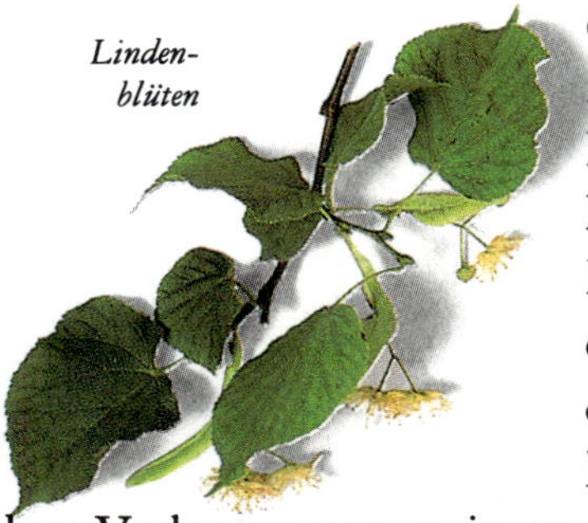

Linden-blüten

MANCHE MÄNNER GERATEN um die Lebensmitte in eine emotionale Krise. Sie kann sich in Sehnsucht nach den „alten Zeiten" ausdrücken und sogar zur Suche nach einer jüngeren Partnerin führen. Andere Männer werden depressiv, weil sie über unerfüllten Ambitionen brüten oder unter dem Verlust der jugendlichen Kraft leiden. Zum Glück für viele Männer sind die mittleren Jahre jedoch ein sehr positiver Lebensabschnitt mit breitgestreuten Interessen, Leistungen, einem angenehmen Lebensstil und einem glücklichen Familienleben in der Zeit, in der die Kinder zunehmend selbständiger werden. Problematisch kann die Neigung werden, sich zu wenig zu bewegen und zuviel zu essen. Kräuter, die das Energieniveau des Organismus heben, können in diesem Alter nützlich sein.

Vorbeugende Maßnahmen

Wichtig ist, auf eine gesunde Lebensweise zu achten. Einige der folgenden Mittel können auch zum Schutz gegen Krankheiten beitragen. Dosierungshinweise für Kräutermittel, Vitamine und Mineralstoffe siehe S. 83. Herstellung von Kräutermitteln siehe S. 62–79.

KRÄUTER

LINDENBLÜTEN helfen, sich zu entspannen und tragen zur Verringerung des Arterioskleroserisikos bei.

HAFER ist ausgezeichnet gegen depressive Verstimmungen. Haferkleie senkt überhöhte Cholesterinwerte. Essen Sie zum Frühstück Haferbrei, oder nehmen Sie täglich 5 ml Hafertinktur.

KNOBLAUCH senkt den Cholesterinspiegel und wirkt antibakteriell. Verwenden Sie reichlich Knoblauch in der Küche, oder nehmen Sie täglich zwei bis drei Knoblauchperlen.

VITAMINE & MINERALSTOFFE

BETA-KAROTIN gilt als Mittel mit vorbeugender Wirkung gegen Krebs. Essen Sie reichlich Karotten, oder nehmen Sie bis zu 10.000 I.E. täglich. Achtung: In großen Dosen wirkt Vitamin A toxisch.

VITAMIN E wirkt Erkrankungen der Herzkranzgefäße entgegen. Nehmen Sie pro Tag 400 I.E. Achtung: Bei Einnahme blutverdünnender Medikamente Vitamin E nur unter ärztlicher Aufsicht nehmen.

SELEN trägt zur Krebsvorbeugung bei und vermindert das Herzinfarktrisiko. Nehmen Sie 100 µg täglich.

KRÄFTIGENDE MITTEL ZUR RECHTEN ZEIT

DAMIANA
Dieses Tonikum gilt als Aphrodisiakum. Trinken Sie davon täglich ein bis zwei Tassen auf die übliche Weise zubereiteten Tee.

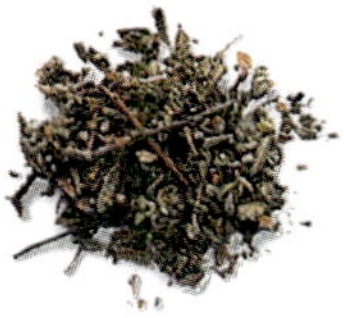

Getrocknete Pflanze

KOREANISCHER GINSENG
Stärkendes Mittel, das dem Yang zugerechnet wird. Nehmen Sie täglich 1 bis 2 x 250 mg in Form von Tabletten oder Kapseln. Nicht bei Bluthochdruck.

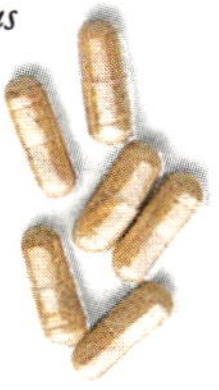

Kapseln

GOU QI ZI
Diese Beeren sollen zu einem hohen Alter verhelfen. Kauen Sie täglich zwei bis drei Beeren, oder nehmen Sie eine Kapsel mit 200 mg der pulverisierten Pflanze.

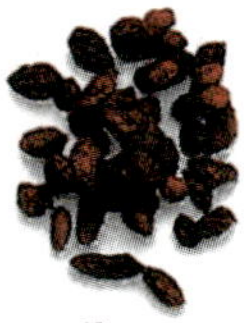

Beeren

FIEBERSTRAUCH-ÖL
Ein wirksames Beruhigungsmittel, das auch bei Problemen des Harntrakts und der Atemwege hilft. Nehmen Sie fünf Tropfen davon als Zusatz im Badewasser oder in Massageölen.

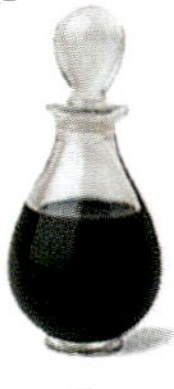

Öl

Gesundheitsprofil

ZU VIELE GESCHÄFTSESSEN und zu wenig Bewegung können zu einiger Leibesfülle führen. Diese Jahre sind die Zeit von Herzinfarkt, Lungenkrebs und Verdauungsstörungen. Regelmäßige sportliche Betätigung und gesunde Ernährung können solche Probleme vermeiden helfen.

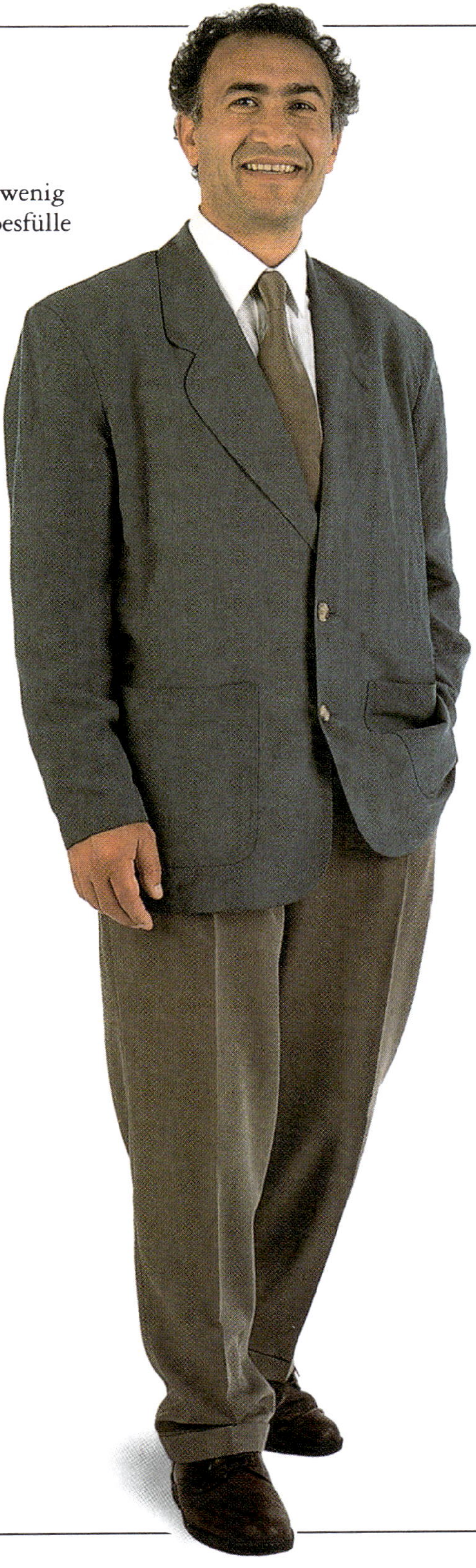

BLUTHOCHDRUCK

Streß und Gewichtszunahme erhöhen das Risiko von Bluthochdruck und Herzinfarkten. Professionelle Hilfe ist in diesem Fall unabdingbar, doch allgemein wird empfohlen, sich viel zu bewegen, mit dem Rauchen aufzuhören, bei Bedarf auszuspannen und das Körpergewicht unter Kontrolle zu halten.

Gegenmittel

- *Trinken Sie täglich Tee aus gleichen Teilen Weißdornblüten, Lindenblüten,* Ju Hua *und Schafgarbe.*
- *Nehmen Sie dreimal täglich je 2,5 ml Schneeball- und Weißdorntinktur.*

RHEUMATISCHE SCHMERZEN

In den mittleren Lebensjahren leiden manche Menschen unter rheumatischem „Reißen", das manchmal eine Arthritis anzeigt.

Gegenmittel

- *Mischen Sie 2 ml Rosmarinöl, 1 ml Lavendelöl und 2 ml Thymianöl in 50 ml Süßmandelöl, und massieren Sie mit dieser Mischung sanft die schmerzenden Körperpartien.*
- *Nehmen Sie dreimal täglich 2 x 200 mg Ackerhahnenfuß in Kapseln.*
- *Bereiten Sie eine Mischung aus je 20 ml der folgenden Tinkturen: Mädesüß, Selleriesamen, Wanzenkraut, Angelikawurzel und Fieberklee; nehmen Sie dreimal täglich 5 ml dieses Mittels.*

ÜBERANSTRENGUNG DER AUGEN

In den mittleren Jahren neigen die meisten Menschen zu Weitsichtigkeit, und viele brauchen erstmals eine Brille. Regelmäßige ärztliche Tests sind notwendig, um sicherzugehen, daß die Brillenstärke richtig ist.

Gegenmittel

- *Baden Sie schmerzende Augen in warmem Wasser mit einem Zusatz von 5 ml Brunellentinktur.*
- *Legen Sie bereits verwendete, kalte Kamillenteebeutel auf die Augen, legen Sie sich flach hin, und entspannen Sie sich zehn Minuten lang.*

PROSTATAPROBLEME

Die Prostata vergrößert sich häufig gutartig und verursacht Probleme beim Wasserlassen. Sie sollten sich unbedingt ärztlich beraten lassen, damit ein eventueller Prostatakrebs frühzeitig erkannt wird.

Gegenmittel

- *Nehmen Sie dreimal täglich 5 ml Sägepalmen-Tinktur, oder besorgen Sie sich Sabal-Tabletten.*
- *Trinken Sie zwei- bis dreimal täglich einen Tee aus getrocknetem Damiana und Weißen Taubnesselblüten zu gleichen Teilen.*

KREISLAUFSTÖRUNGEN

Kreislaufprobleme hängen oft mit dem Rauchen zusammen und können sich als krampfartige Schmerzen in den Beinen manifestieren.

Gegenmittel

- *Geben Sie das Rauchen auf.*
- *Kreislaufanregende Mittel wie die Rinde des Gelbholzbaumes und Zimtzweige können helfen: Nehmen Sie dreimal täglich 2 ml von einer der beiden Tinkturen in warmem Wasser.*
- *Trinken Sie zwei- bis dreimal pro Tag Kräutertee, der zu gleichen Teilen aus getrockneten Lindenblüten und Weißdorn zubereitet ist.*

MITTLERE JAHRE - FRAUEN

DAS FÜNFTE LEBENSALTER

DIE MODEMACHERIN Coco Chanel hat einmal gesagt, daß Frauen mit 18, 35 oder 55 Jahren geboren werden. Für manche Frauen beginnt das mittlere Lebensalter früh, und sie scheinen die entsprechenden Einstellungen und Verhaltensweisen schon zu entwickeln, bevor sie zwanzig sind. Andere wieder erhalten sich bis zum Ende ein jugendlich-überschäumendes Wesen. In China maß man das Leben einer Frau in Abschnitten von sieben Jahren, wobei das Klimakterium mit 49 das Ende des fruchtbaren Frauenlebens markierte. Doch keine Frau sollte die Wechseljahre negativ bewerten. Auch wenn der Abschied von den erwachsenen Kindern manche Mütter bedrückt, bringt das mittlere Lebensalter doch die Freiheit, neue Interessen und Aktivitäten für sich zu entdecken.

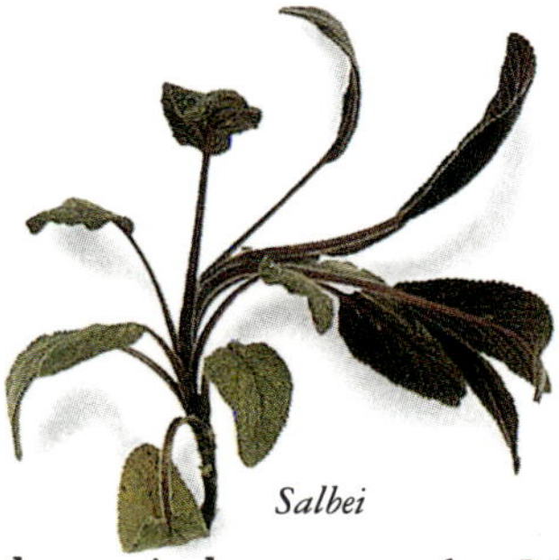

Salbei

Vorbeugende Maßnahmen

Eine ausgeglichene Ernährung ist wichtig. Darüber hinaus können einige der folgenden Mittel nützlich sein. Dosierungshinweise für Kräutermittel, Vitamine und Mineralstoffe siehe S. 83. Herstellung von Kräutermitteln siehe S. 62–79.

KRÄUTER

SALBEI steht nicht nur im Ruf, ein langes Leben zu garantieren, sondern ähnelt in seiner Wirkung auch den weiblichen Hormonen. Daher eignet er sich zur Anwendung in den Wechseljahren. Trinken Sie ein- bis zweimal täglich eine Tasse Salbeitee.

JOHANNISKRAUT stärkt die Lebenskraft und mildert Verstimmungen. Trinken Sie täglich eine Tasse Tee.

EISENKRAUT beruhigt die Nerven und fördert die Leberfunktion; ihm werden auch geistige Wirkungen nachgesagt. Trinken Sie pro Tag ein bis zwei Tassen.

VITAMINE & MINERALSTOFFE

KALZIUM kann Osteoporose verhüten helfen. Milchprodukte, grüne Gemüse, Nüsse und Hülsenfrüchte sind gute Kalziumlieferanten; Sie können aber auch 1 g täglich in Form eines Kalziumpräparats nehmen.

MAGNESIUM ist für die Verarbeitung von Kalzium im Körper wichtig. Eine wichtige Magnesiumquelle ist grünes Blattgemüse. Als Alternative können Sie täglich 400 bis 800 mg einnehmen.

VITAMIN E kann Klimakteriumsbeschwerden lindern. Nehmen Sie täglich 400 I.E. davon.

KRÄFTIGENDE MITTEL ZUR RECHTEN ZEIT

DANG SHEN
In China gilt diese Pflanze als Tonikum der Yin-Gruppe. Nehmen Sie täglich ein Likörglas voll Dang Shen-Wein oder 2 x 200 mg in Kapselform.

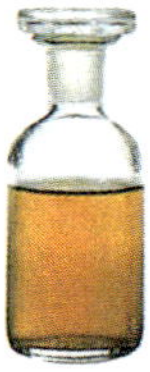

Kräuterwein

NU ZHEN ZI
Dieses Mittel regt die Leber- und Nierentätigkeit an. Nehmen Sie täglich ein Likörglas voll Nu Zhen-Zi Wein oder 2 x 200 mg in Form von Kapseln.

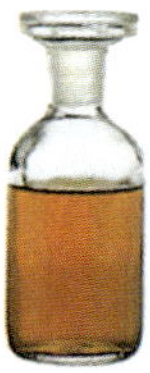

Kräuterwein

KEUSCHLAMMFRÜCHTE
Sie können die Produktion der weiblichen Hormone regulierend beeinflussen. Nehmen Sie täglich 2 x 200 mg in Form von Tabletten oder 2,5 ml Tinktur in warmem Wasser.

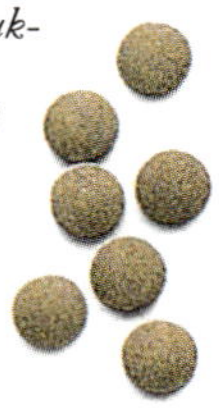

Tabletten

ZYPRESSENÖL
Die lösende und beruhigende Wirkung dieses Öls kann Wechselbeschwerden lindern. Sie können es als Zusatz von Massageöl verwenden oder fünf Tropfen davon ins Badewasser geben.

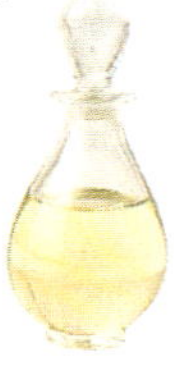

Öl

Gesundheitsprofil

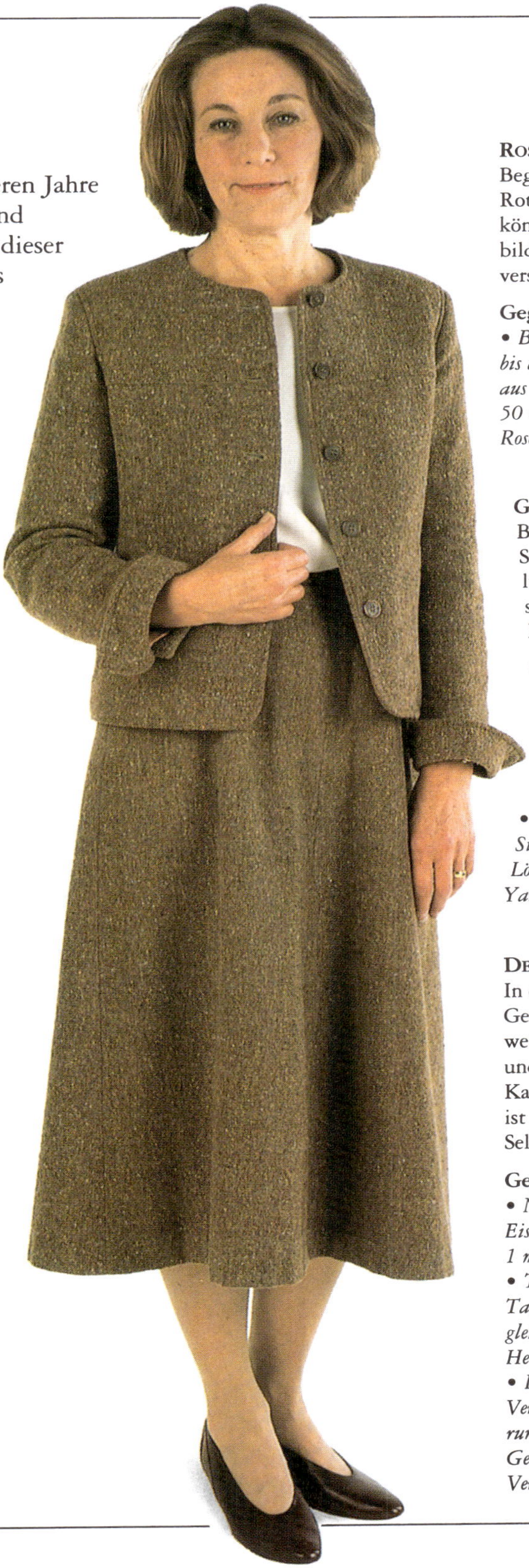

FÜR MANCHE FRAUEN sind die mittleren Jahre eine Zeit der Wechselbeschwerden und emotionalen Erschütterungen. Doch dieser Lebensabschnitt kann auch durch das Gefühl von Unabhängigkeit und Selbstvertrauen gekennzeichnet sein. Regelmäßige Bewegung ist wichtig, um Osteoporose vorzubeugen.

WECHSELBESCHWERDEN

Während des Klimakteriums können Hitzewallungen, nächtliche Schweißausbrüche, unregelmäßige oder besonders starke Monatsblutungen, Stimmungsumschwünge und Reizbarkeit auftreten.

Gegenmittel

- *Nachtschweiß läßt sich mit Salbei- und Beifußtee bekämpfen. Bereiten Sie aus beiden Zutaten zu gleichen Teilen in der üblichen Weise Kräutertee, und trinken Sie jeden Abend eine große Tasse davon.*
- *Keuschlammfrüchte können hormonelle Störungen ausgleichen helfen. Nehmen Sie jeweils am Morgen 2,5 ml Tinktur in etwas warmem Wasser.*
- He Shou Wu *ist ein gutes Tonikum. Versuchen Sie ein Likörglas voll* He Shou Wu-*Wein.*

TROCKENHEIT

Trockene Augen und Trockenheit der Scheide sind häufig auftretende Wechselbeschwerden.

Gegenmittel

- *Bei trockenen Augen hilft eine Tasse Kräutertee, den Sie zu gleichen Teilen aus getrocknetem Eisenkraut, Heil-Ziest und* Ju Hua-*Blüten aufbrühen.*
- *Bei Trockenheit der Scheide können Vitamin E oder Ringelblumensalbe nützlich sein. Wenden Sie morgens, abends und vor dem Geschlechtsverkehr eine kleine Menge an.*

ROSACEA

Beginnend mit einer beständigen Rotfärbung der Gesichtshaut, können sich akneartiger Pusteln bilden. Alkohol, Tee und Kaffee verschlimmern die Erscheinung.

Gegenmittel

- *Behandeln Sie den Ausschlag zwei- bis dreimal täglich mit einer Lotion aus 50 ml Ringelblumentinktur, 50 ml Rosenwasser und zwei Tropfen Rosenöl.*

GALLENPROBLEME

Bei akuten, kolikartigen Schmerzen ist ärztliche Behandlung erforderlich. Leichte Beschwerden können auf einfache Hausmittel ansprechen.

Gegenmittel

- *Nehmen Sie dreimal täglich eine Mischung aus je 2 ml Tinktur von Virginischem Schneeflockenstrauch, Erdrauch und Eisenkraut in warmem Wasser.*
- *Trinken Sie alle zwei bis drei Stunden eine Tasse Absud aus 15 g Löwenzahnwurzel, 10 g wilder Yamswurzel und 5 g Berberitzenrinde.*

DEPRESSIONEN

In den mittleren Jahren kann ein Gefühl der Leere aufkommen, wenn die Kinder das Nest verlassen und der Partner sich nur um seine Karriere zu kümmern scheint. Es ist sehr wichtig, sich ein starkes Selbstwertgefühl zu erhalten.

Gegenmittel

- *Nehmen Sie dreimal täglich 2 ml Eisenkraut- und Hafertinktur mit 1 ml Melissetinktur.*
- *Trinken Sie drei- bis viermal pro Tag eine große Tasse Kräutertee, der zu gleichen Teilen aus Johanniskraut und Heil-Ziest zubereitet ist.*
- *Bachblüten-Mittel können helfen. Versuchen Sie Walnuß, um Veränderungen besser zu bewältigen, und Geißblatt, um das Brüten über die Vergangenheit zu verhindern.*

JÜNGERE SENIOREN

DAS SECHSTE LEBENSALTER

HEUTE SIGNALISIERT DIE Pensionierung einen neuen Anfang, die Chance, zu reisen oder neue Interessen und Hobbys zu entwickeln. Doch der Eintritt in diese Phase kann dann schwierig sein, wenn bisher die Arbeit im Mittelpunkt des Lebens stand. Der Verlust von Prestige und menschlichen Kontakten, die die Berufstätigkeit mit sich bringt, oder die Notwendigkeit, mit weniger Einkommen das Auslangen zu finden, können Depressionen hervorrufen und das Selbstwertgefühl beeinträchtigen. Wichtig ist, sich eine positive Lebenseinstellung zu bewahren. Bewegung bzw. leichte sportliche Betätigung, wie Spazierengehen, Kegeln, Golf und Radfahren, sind für Frauen wie für Männer von Bedeutung.

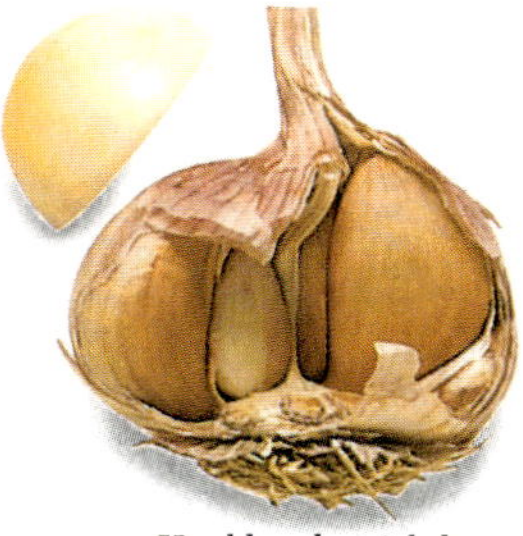

Knoblauchzwiebel

Vorbeugende Maßnahmen

Gesunde Ernährung ist wohl eine der besten Vorbereitungen auf ein gesundes Alter. Darüber hinaus können die folgenden Mittel nützlich sein. *Dosierungshinweise für Kräutermittel, Vitamine und Mineralstoffe siehe S. 83. Herstellung von Kräutermitteln siehe S. 62–79.*

KRÄUTER

KNOBLAUCH ist besonders in den späteren Lebensjahren eine wertvolle Hilfe, um die Gesundheit zu erhalten. Verwenden Sie reichlich Knoblauch in der Küche, oder nehmen Sie täglich zwei bis drei Knoblauchperlen.

ZIMT senkt den Blutzuckerspiegel und ist ein gutes Tonikum bei schwachem Kreislauf. Versuchen Sie gemahlenen Zimt auf Toast mit Butter.

HERZGESPANN wirkt herzstärkend sowie leicht beruhigend und kräftigt die weiblichen Geschlechtsorgane. Trinken Sie regelmäßig eine Tasse Tee davon.

VITAMINE & MINERALSTOFFE

VITAMIN C, das sich in frischem Obst und Gemüse findet, ist für jeden wichtig, doch hohe Vitamin C-Dosen (4 g pro Tag) können speziell für Menschen mit rheumatischen Beschwerden vorteilhaft sein; Vitamin C spült die Harnsäure aus dem Körper.

SELEN verhindert durch seine oxidationshemmende Wirkung Zellschäden. Man nimmt an, daß es auch für die Funktion von Herz und Muskeln eine Rolle spielt. Nehmen Sie 100 bis 200 µg pro Tag.

Mangel an **VITAMIN B_1** (Thiamin) spielt bei Herzproblemen eine Rolle. Nehmen Sie 50 mg täglich.

KRÄFTIGENDE MITTEL ZUR RECHTEN ZEIT

LING ZHI
Dieses kräftigende Mittel eignet sich, um die Willens- und Entschlußkraft zu stärken. Nehmen Sie täglich 2 x 200 mg in Kapselform oder 10 ml Tinktur.

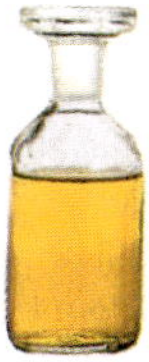

Tinktur

KOREANISCHER GINSENG
Das ideale Tonikum für ältere Menschen. Nehmen Sie täglich 1 bis 2 x 250 mg in Tablettenform oder 10 ml Tinktur. Bei Bluthochdruck nicht über längere Zeit anwenden.

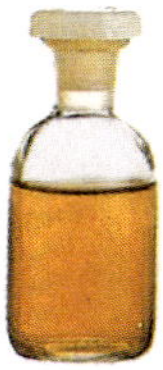

Tinktur

BASILIKUM
In Indien gilt diese Pflanze als machtvolles Tonikum für den Geist, welches Glauben, Mitgefühl und Klarheit im Denken fördert. Nehmen Sie 5 ml Saft pro Tag.

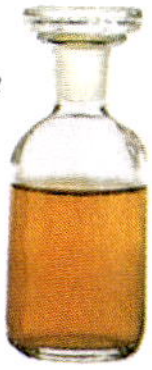

Saft

DANG SHEN
Ein kräftigendes Mittel, das sich besonders für Frauen eignet. Nehmen Sie täglich ein Likörglas voll Dang Shen-Wein oder 2 x 200 mg in Form von Kapseln.

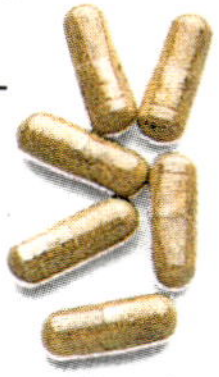

Kapseln

Gesundheitsprofil

WENN DER KÖRPER altert, können Gliederschmerzen, sinkende Ausdauer, Schlafstörungen oder reduziertes Sehvermögen zu schmerzlichen Erfahrungen werden. In diesem Lebensalter machen sich die Sünden der Vergangenheit bemerkbar: So kann jahrzehntelange ungesunde Ernährung zu Altersdiabetes führen, und der gewohnheitsmäßige Gebrauch von Abführmitteln kann Divertikulitis auslösen.

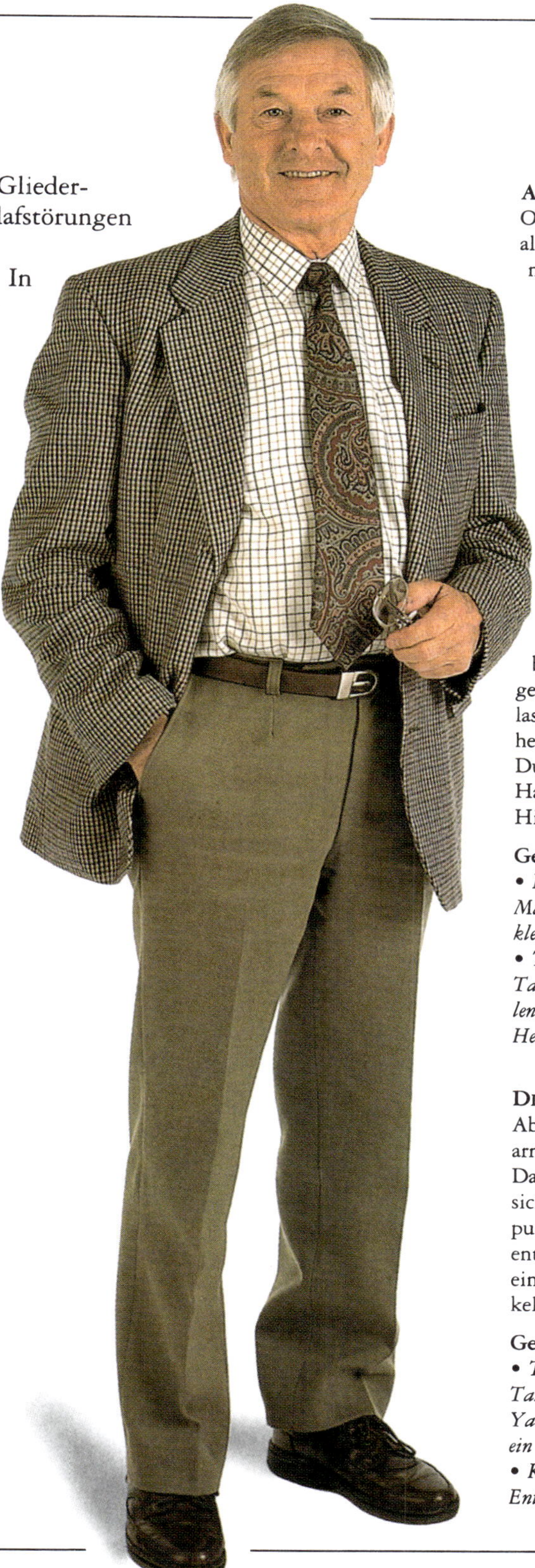

ANGINA PECTORIS

Kennzeichnend für Angina pectoris, die durch Erkrankungen der Herzkranzgefäße bedingt ist, sind stechende Schmerzen in Brust, Armen, Schultern und Hals. Ärztliche Behandlung ist unabdingbar, kann jedoch durch Heilkräuter ergänzt werden.

Gegenmittel

- *Wenn überhöhte Cholesterinwerte zum Problem beitragen, sollten Sie täglich 4 x 200 mg Knoblauchkapseln oder zwei Knoblauchzehen einnehmen.*
- *Trinken Sie dreimal täglich einen Kräutertee, der zu gleichen Teilen aus getrocknetem Weißdorn, Herzgespann und Lindenblüten zubereitet ist.*

HEXENSCHUSS UND ISCHIAS

Ischiasschmerzen können vom Kreuz bis zum Knie fühlbar sein; viel Gartenarbeit verschlimmert sie oft. Unter Hexenschuß versteht man Schmerzen im Kreuzbereich.

Gegenmittel

- *Nehmen Sie abends ein ausgedehntes Bad, dem Sie je fünf Tropfen Kiefern-, Geranien- und Pfefferminzöl zugesetzt haben. Sie können dieselben Öle auch mit 10 ml Johanniskrautöl vermischen und die betroffenen Körperpartien damit sanft massieren.*

ARTHRITIS

Osteoarthritis ist eine Folge der allgemeinen Verschleißerscheinungen der Gelenke und kann rasch die Bewegungsfreiheit einschränken, wenn die Gelenke steif werden und quälende Schmerzen einsetzen.

Gegenmittel

- *Nehmen Sie mindestens vier Wochen hindurch dreimal täglich 2 x 200 mg Ackerhahnenfuß-Kapseln.*
- *Reiben Sie die betroffenen Gelenke zweimal täglich mit Beinwellöl oder Beinwellsalbe ein.*

ALTERSDIABETES

Die Anfälligkeit für Altersdiabetes ist vererbt, doch erst Übergewicht und zu wenig Bewegung lassen ihn ausbrechen. Die Krankheit macht sich durch heftigen Durst, Mattigkeit und häufigeres Harnlassen bemerkbar. Ärztliche Hilfe ist unbedingt erforderlich.

Gegenmittel

- *Nehmen Sie dreimal täglich vor den Mahlzeiten 2 x 200 mg Bockshornklee in Kapselform.*
- *Trinken Sie dreimal täglich eine Tasse Kräutertee, der zu gleichen Teilen aus getrockneter Geißraute und Heidelbeerblättern gebraut wird.*

DIVERTIKULITIS

Abführmittel und eine ballaststoffarme Ernährungsweise können die Darmwände schwächen, an denen sich in der Folge kleine Ausstülpungen (Divertikel) bilden. Diese entzünden sich und werden von eingeklemmten Nahrungspartikeln infiziert.

Gegenmittel

- *Trinken Sie dreimal täglich eine Tasse Absud aus getrockneter wilder Yamswurzel und Eibischwurzel mit ein wenig Süßholzextrakt.*
- *Kamillentee bekämpft die Entzündung.*

Ältere Menschen

Das siebente Lebensalter

Noch vor hundert Jahren wurde ein Mensch über 50 in der westlichen Welt als alt angesehen. Heute hingegen nimmt die Zahl der Über-70jährigen in unserer Gesellschaft konstant zu, und viele werden 80 oder 90 Jahre alt. Doch wie dynamisch man auch sein mag, irgendwann treten Altersbeschwerden auf. Trotz der Leistungen der modernen Medizin sind Krebs und Herz-Kreislauf-Erkrankungen weiterhin die großen Plagen der Industriegesellschaft, und das Risiko, daran zu erkranken, steigt mit zunehmendem Alter. Eine abwechslungsreiche Ernährung mit viel frischem Obst und Gemüse trägt zur Verhütung beider Krankheitsarten bei. Wer Mahlzeiten ausläßt, braucht zusätzliche Vitamine und Mineralstoffe.

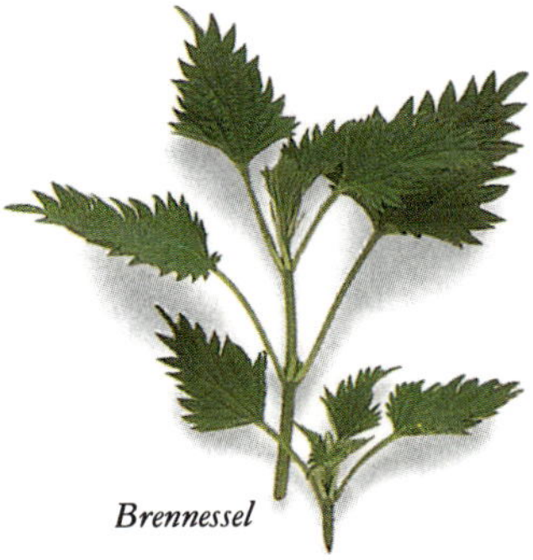

Brennessel

Vorbeugende Maßnahmen

Eine gesunde Lebensweise ist besonders wichtig; die folgenden Kräuter, Vitamine und Mineralstoffe können die Gesundheit noch weiter fördern. Dosierungshinweise für Kräutermittel, Vitamine und Mineralstoffe siehe S. 83. Herstellung von Kräutermitteln siehe S. 62–79.

Kräuter

Brennesseln sind reich an Mineralstoffen und Vitaminen und können eine mangelhafte Ernährung ausgleichen. Trinken Sie jeden Tag eine Tasse Brennesseltee.

Gotu Kola wird in der ayurvedischen Heilkunde eingesetzt, um geistige Gelassenheit und klares Denken zu fördern. Trinken Sie regelmäßig davon.

Blasentang ist reich an Jod und anderen Spurenelementen und regt den Stoffwechsel leicht an. Nehmen Sie täglich 3 bis 6 x 400 mg in Kapseln.

Vitamine & Mineralstoffe

Vitamin B-Mangel kann zu eingerissenen Mundwinkeln und schmerzender Zunge führen. Nehmen Sie ein bis zwei Tabletten eines Präparates, das den gesamten Vitamin B-Komplex abdeckt.

Vitamin C stärkt die Infektionsabwehr. Essen Sie reichlich frisches Obst und Gemüse, oder nehmen Sie 1 bis 2 g Vitamin C täglich.

Lebertran reduziert die Gefahr von Herzkrankheiten. Nehmen Sie Kapseln mit einer Kombination aus Fisch- und Nachtkerzenöl (500 bis 750 mg täglich).

Kräftigende Mittel zur rechten Zeit

Amerikanischer Ginseng
Er hat einen stärkeren Yin-Charakter als koreanischer Ginseng. Nehmen Sie täglich 1 bis 2 x 250 mg Tabletten oder ein Likörglas voll Ginseng-Wein.

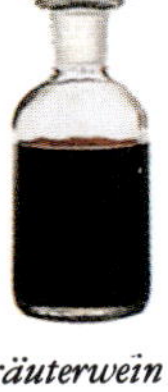

Kräuterwein

Hafer
Hafer ist ein wertvolles Nahrungsmittel mit anregender und depressionshemmender Wirkung. Essen Sie regelmäßig Brei aus frischen Haferflocken.

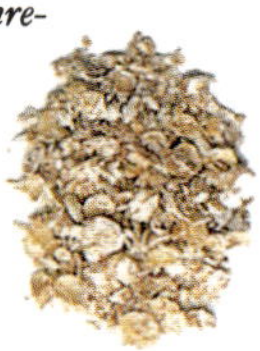

Haferflocken

Salbei
Diese Pflanze wird in der westlichen Welt traditionell als lebensverlängernd angesehen. Trinken Sie täglich eine Tasse Salbeitee.

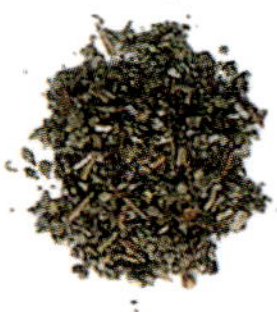

Getrocknete Pflanze

Ginkgo
Diese Pflanze unterstützt die Blutzufuhr zum Gehirn. Nehmen Sie täglich 3 x 200 mg in Tablettenform oder 10 ml Tinktur.

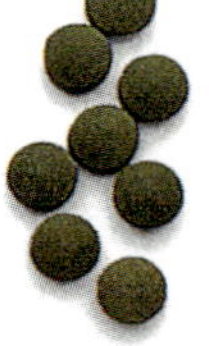

Tabletten

Gesundheitsprofil

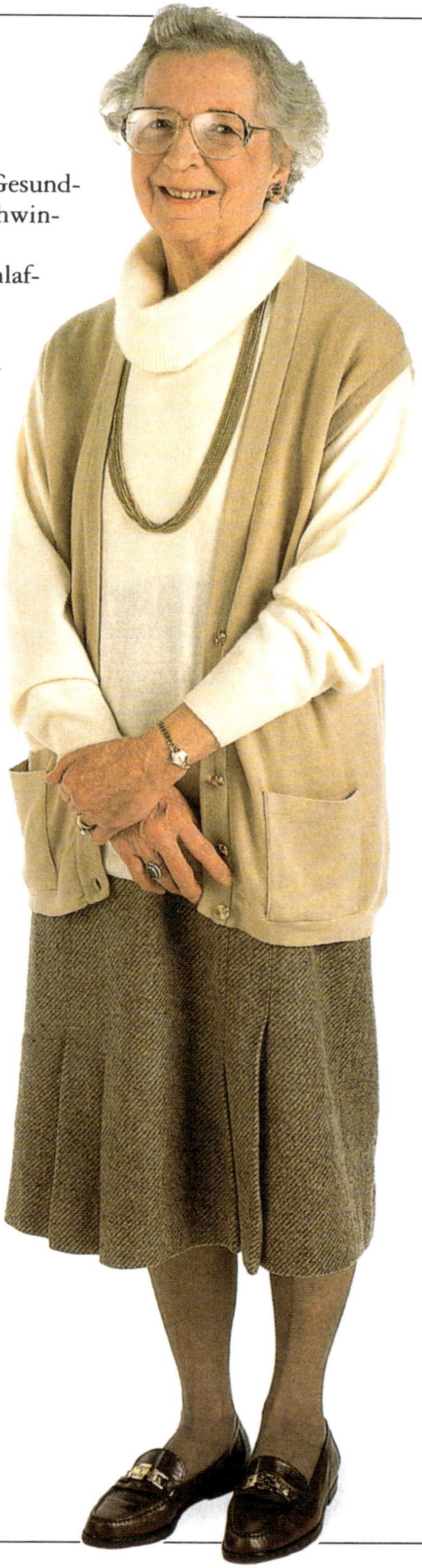

DAS HOHE ALTER bringt verschiedene Gesundheitsprobleme mit sich: Die Energie schwindet, am Körper zeigen sich die Folgen langjähriger Belastung. Müdigkeit, Schlafstörungen und Appetitlosigkeit sind häufig, und allgemeine Schwäche kann zu Verdauungs-, Harntrakt- und Kreislaufproblemen führen. Es ist wichtig, sich warm zu halten und so aktiv wie möglich zu bleiben, und es ist auch klug, Kontakte zu Menschen jeden Alters zu pflegen.

VERWIRRTHEIT UND VERGESSLICHKEIT

Mit zunehmendem Alter kann das Kurzzeitgedächtnis nachlassen. Senile Demenz tritt häufig auf und bedarf einer verständnisvollen und geduldigen Familie sowie professioneller ärztlicher Behandlung.

Gegenmittel

- *Trinken Sie täglich Tee aus Ginkgoblättern und Heil-Ziest, um die Blutzufuhr zum Gehirn zu verbessern.*
- *Setzen Sie dem Badewasser je fünf Tropfen Rosmarin- und Basilikumöl zu.*

INKONTINENZ

Streß-Inkontinenz tritt häufig bei Frauen auf, die Kinder geboren haben, und betrifft im hohen Alter beide Geschlechter. Die folgenden Kräutermittel können Hilfe bringen.

Gegenmittel

- *Mischen Sie zehn Tropfen Zypressenöl mit 5 ml Süßmandelöl, und reiben Sie damit zwei- bis dreimal täglich den Unterleib ein.*
- *Nehmen Sie zweimal täglich 10 ml Schachtelhalm-Saft.*
- *Nehmen Sie zur Linderung der Symptome dreimal täglich einen Absud aus* Huang Qi, Dang Gui *und* Chi Shao Yao, *zu gleichen Teilen gemischt.*

HÖRSCHWIERIGKEITEN

Schwerhörigkeit und Ohrgeräusche schränken die Möglichkeit zu normalen Gesprächen ein und vergrößern so die Isolation.

Gegenmittel

- *Bereiten Sie eine Mischung aus je 25 ml Tinktur von Ginkgo-Blättern, Küchenschelle,* Nu Zhen Zi *und Schisandra-Beeren, und nehmen Sie dreimal täglich 50 Tropfen mit Wasser.*
- *Nehmen Sie dreimal täglich eine Kapsel mit 200 mg Kanadischer Gelbwurz, falls das Problem durch Katarrh mitbedingt ist.*

VERSTOPFUNG

Verstopfung kann bei älteren Menschen oft durch eine allgemeine Schwäche des Verdauungssystems und durch mangelhafte Ernährung verursacht sein. Günstig ist eine ballaststoffreiche Ernährung.

Gegenmittel

- *In China verwendete man* Huo Ma Ren *(Cannabis-Samen) für ältere Menschen. Nicht keimfähige Samen sind von spezialisierten Händlern erhältlich: Bereiten Sie einen Absud daraus, und trinken Sie dreimal täglich eine Tasse davon.*
- *Nehmen Sie dreimal täglich je 2,5 ml* Dang Gui-*Tinktur.*

SPRÖDE KNOCHEN

Knochenbrüche im Bereich der Hüfte sind eine Gefahr, und eine ausgeprägte Osteoporose kann zu einer Verkrümmung der Wirbelsäule führen. Regelmäßige Bewegung und reichliche Versorgung mit Kalzium beugen vor.

Gegenmittel

- *Salbei enthält östrogenartige Substanzen, die den Kalziumabbau der Knochen verhindern helfen können. Trinken Sie täglich eine Tasse Salbeitee.*
- *Nehmen Sie täglich einen gehäuften Teelöffel frisch geschroteten Leinsamen.*

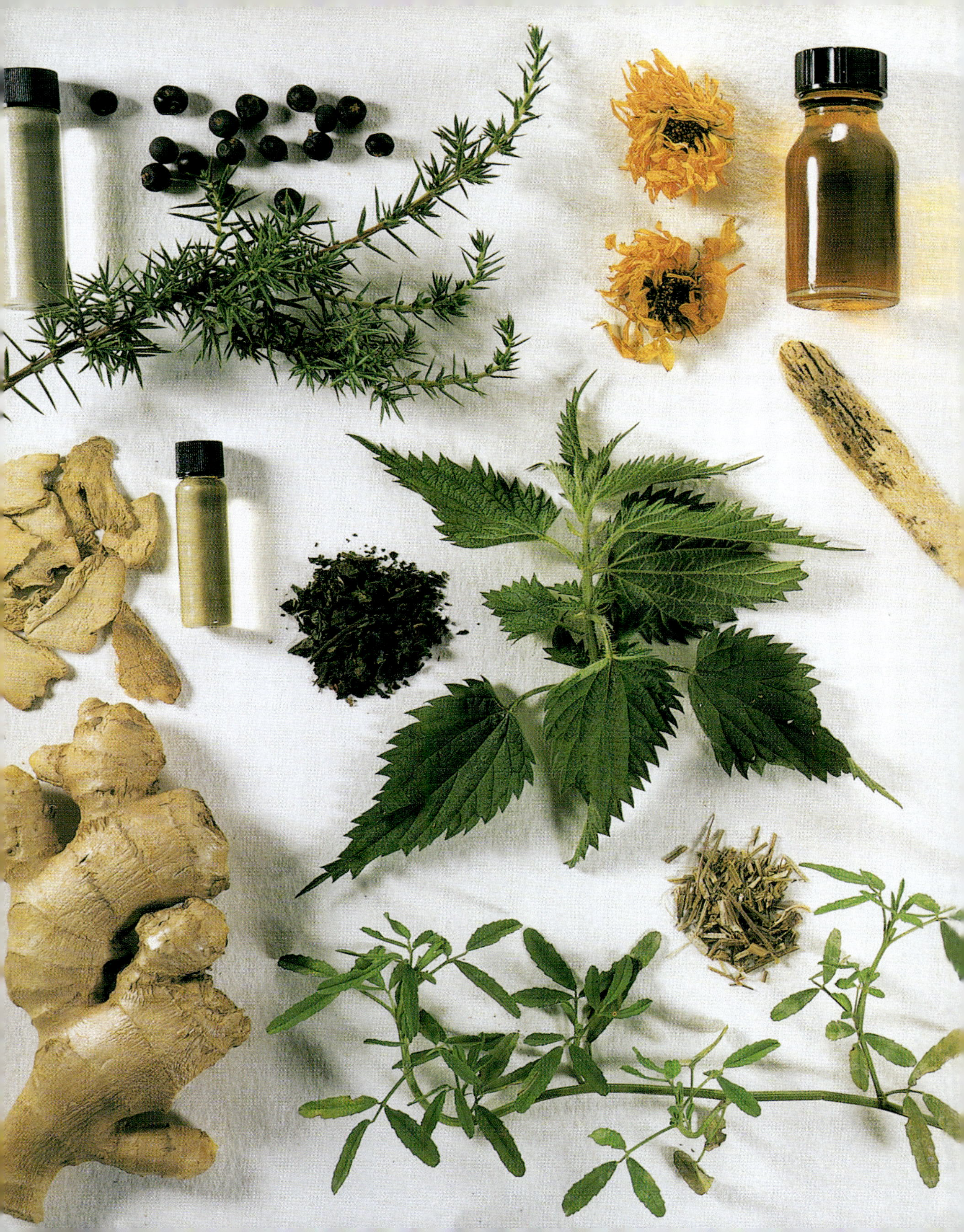

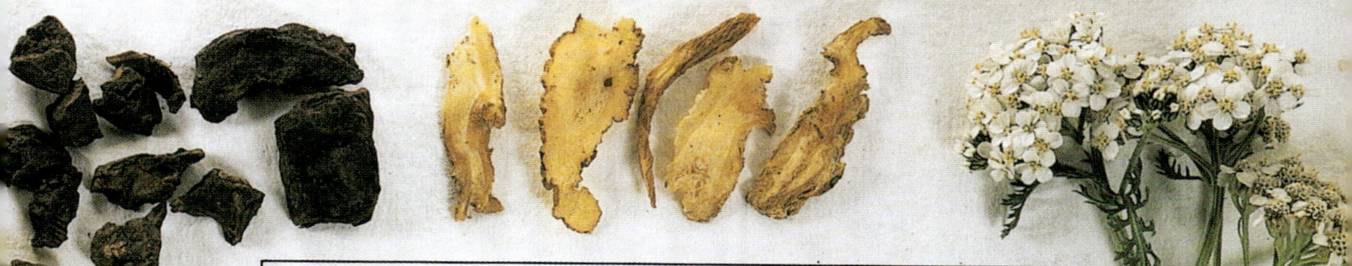

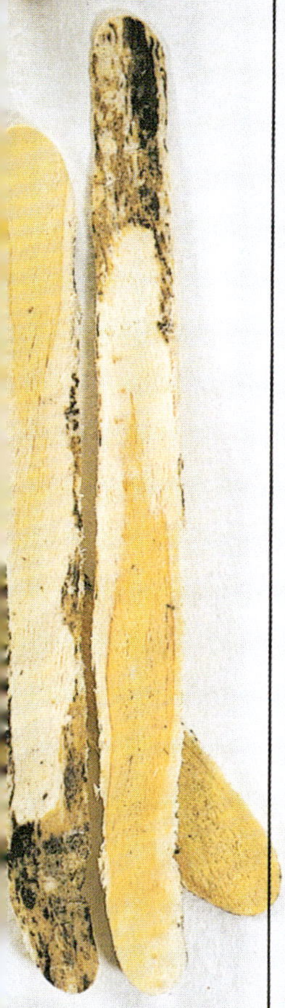

A – *bis* – Z

GEBRÄUCHLICHE HEILKRÄUTER

VON DEN HUNDERTEN existierender Heilkräuter werden im folgenden Abschnitt sechzig vorgestellt, die besonders vielseitig verwendbar und leicht verfügbar sind. Sie finden in Hausmitteln, aber auch in Arzneipräparaten vielfach Anwendung. Auf diese Kräuter wird im Kapitel *Mittel für häufige Beschwerden* (Seite 82–137), das auch ausführliche Anleitungen zu ihrer Verwendung enthält, häufig hingewiesen. Alle genannten Kräuter können Sie gefahrlos zu Hause einsetzen. Bei manchen sind jedoch wichtige Warnhinweise zu beachten.

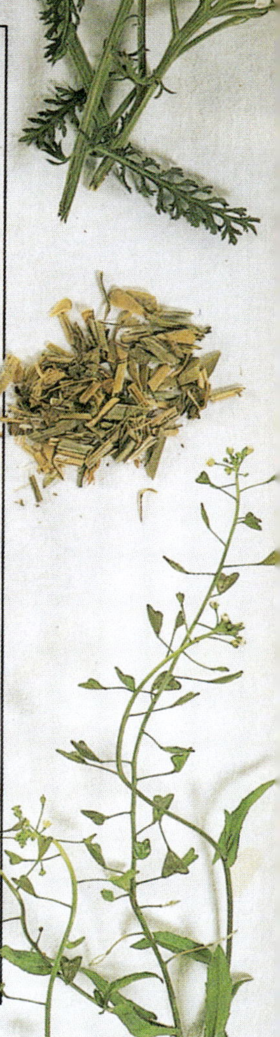

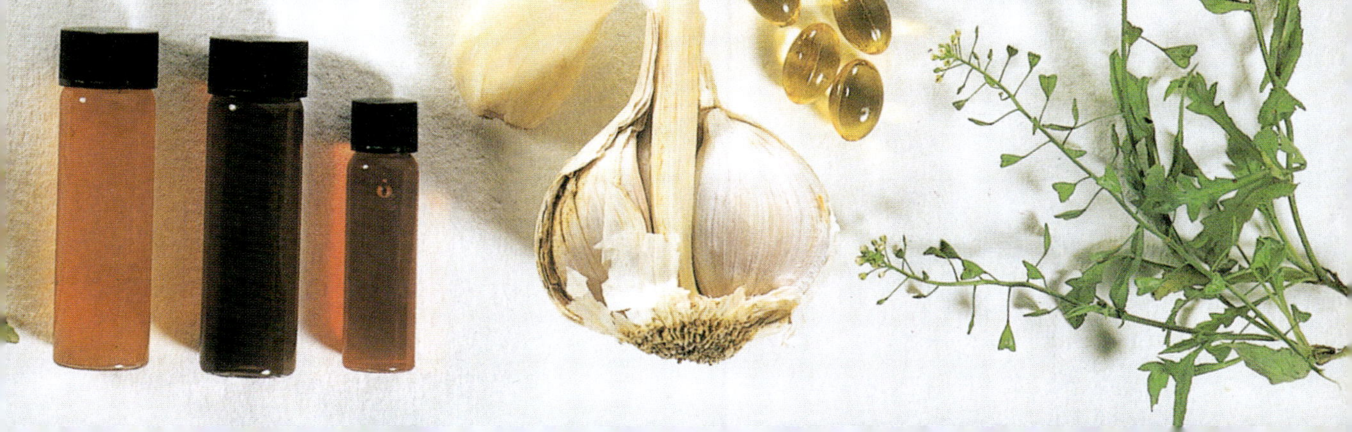

Achillea millefolium

GEMEINE SCHAFGARBE

Schafgarbe galt einst als Mittel gegen Nasenbluten; ihre gefiederten Blätter wirken adstringierend und sind ideal, um Blutungen zu stoppen. Schafgarbe spielt bei der Behandlung von Verletzungen eine Rolle – der Name Achillea geht auf den griechischen Helden Achilles zurück, der sie eben dazu verwendete.

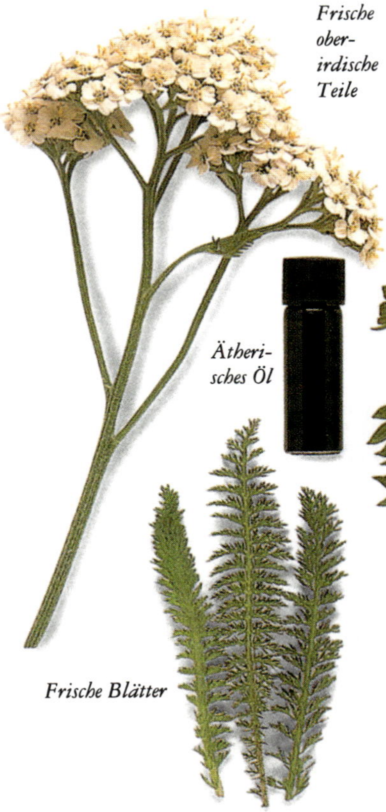

Frische oberirdische Teile

Ätherisches Öl

Frische Blätter

VERWENDETE TEILE:
oberirdische Teile, ätherisches Öl

WICHTIGSTE ANWENDUNGEN:
Bei Fieber und bei Bluthochdruck. Ihr bitterer Geschmack fördert die Verdauung; die Pflanze wird auch Mitteln gegen Menstruationsbeschwerden und zur Behandlung der Harnwege beigegeben.

WARNHINWEISE:
- Kann Hautausschläge hervorrufen.
- Während der Schwangerschaft meiden.

Agrimonia eupatoria

GEMEINER ODERMENNIG

Odermennig wächst an Hecken und zeigt im Sommer hohe, gelbe Blüten. Er wirkt adstringierend. Odermennig ist eine wertvolle Hilfe bei der Wundheilung und wurde auf den Schlachtfeldern des Mittelalters viel verwendet.

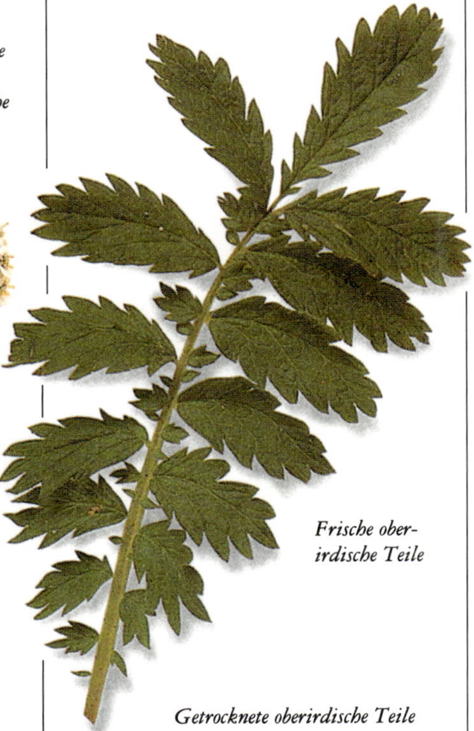

Frische oberirdische Teile

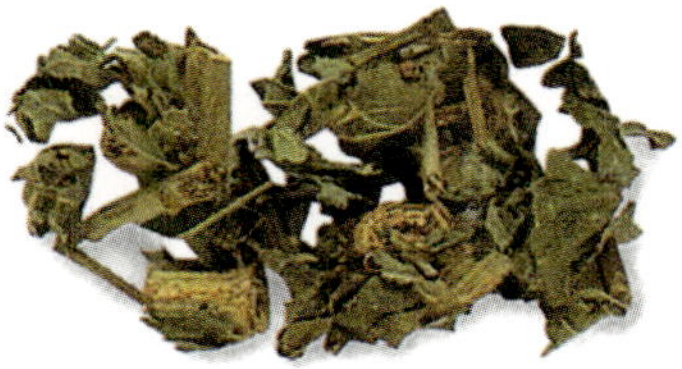

Getrocknete oberirdische Teile

VERWENDETE TEILE:
oberirdische Teile

WICHTIGSTE ANWENDUNGEN:
Odermennig kann bei Durchfall helfen; er empfiehlt sich besonders für Kinder. Bei Verletzungen stillt die Pflanze rasch die Blutung; innerlich angewendet, kann sie Menstruationsblutungen lindern.

Allium sativum

KNOBLAUCH

Schon den alten Ägyptern galt Knoblauch als hochwirksames Mittel gegen Husten und Erkältungen – für diese Heilkraft wird er auch heute noch geschätzt. In vielen Ländern ist Knoblauch das meistverkaufte Naturheilmittel. Seine Wirkstoffe können nur über die Lunge und die Haut ausgeschieden werden – daher die „ruchbaren" Folgen hoher Dosen!

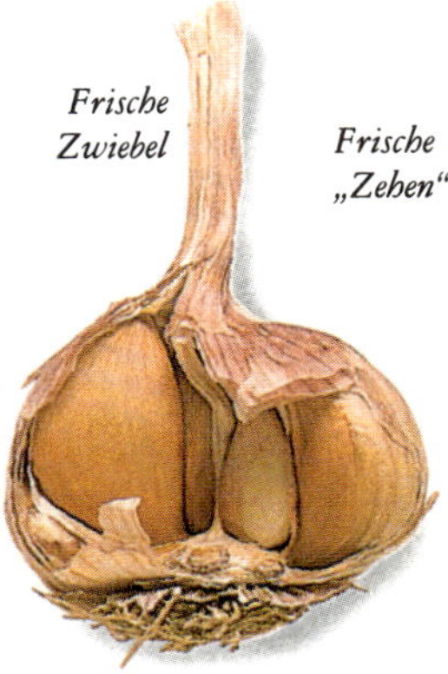

Frische Zwiebel

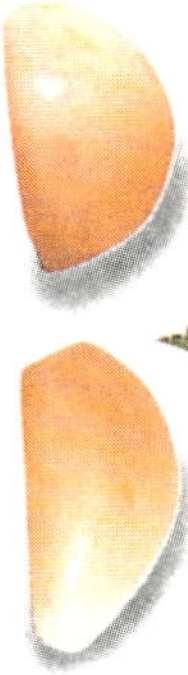

Frische „Zehen"

VERWENDETE TEILE: Zwiebel

WICHTIGSTE ANWENDUNGEN:
Knoblauch wirkt bei Infektionen der Atemwege keimtötend und ist ein Mittel gegen Pilzinfektionen. Er senkt den Blutcholesterinspiegel und kann für Menschen mit Herzinfarktrisiko vorteilhaft sein.

Althaea officinalis

ECHTER EIBISCH

Eibisch eignet sich wegen seiner Schleimstoffe, um Verdauungsstörungen und Erkrankungen der Atemwege zu lindern. Eibisch ist eine attraktive Pflanze, die in einer feuchten Ecke des Gartens gut wächst.

VERWENDETE TEILE:
Blätter, Wurzel, Blüten

WICHTIGSTE ANWENDUNGEN:
Eibisch wird als schleimlösendes Mittel bei Husten und Bronchitis angewendet. Seine beruhigende und lindernde Wirkung läßt sich auch bei Verdauungsbeschwerden und Erkrankungen des Harntrakts nutzen.

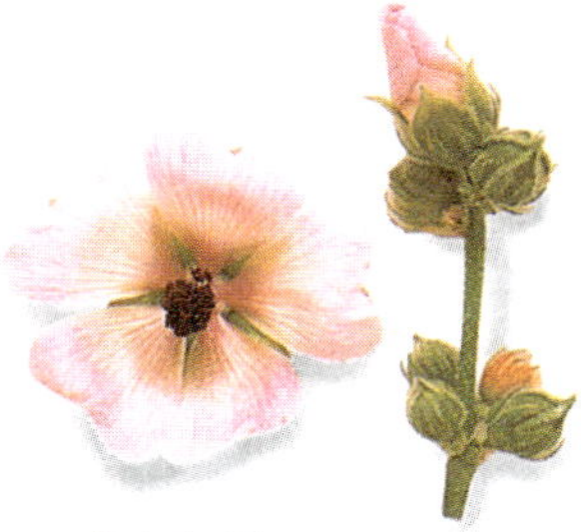

Frische Blüten

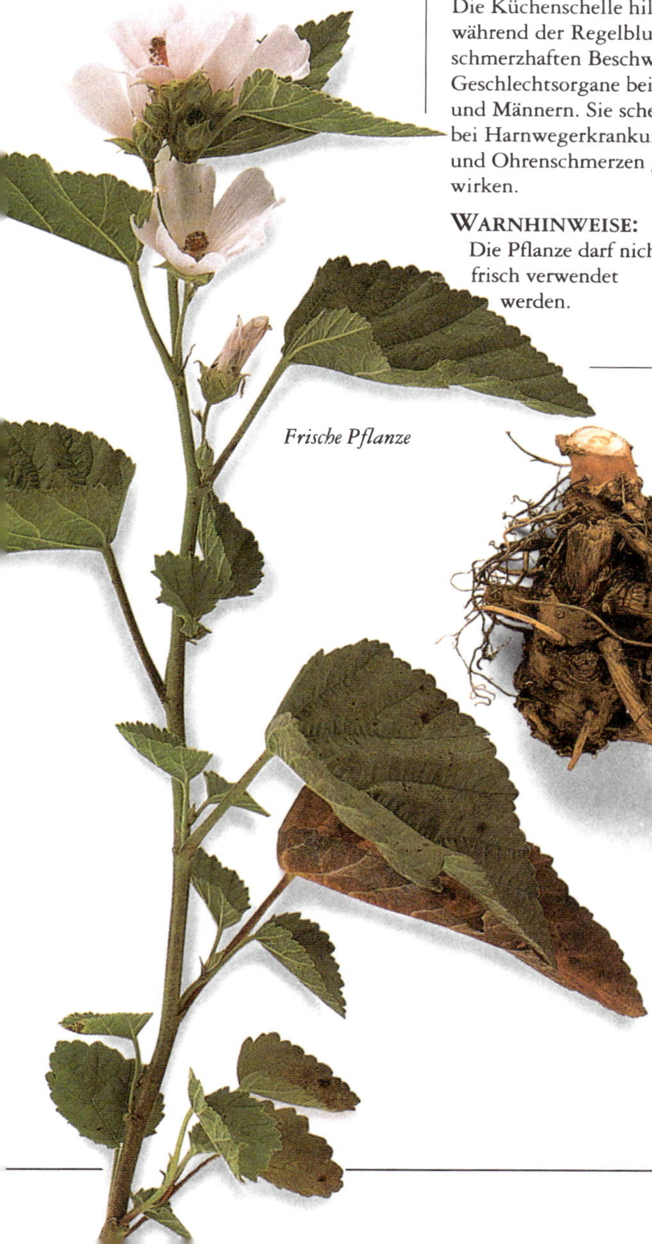

Frische Pflanze

Pulsatilla vulgaris

KÜCHENSCHELLE

Die Küchenschelle erhielt ihren Namen, weil die violetten Blütenblätter zum Färben von Ostereiern verwendet wurden. Sie ist eine beliebte Gartenblume. Als Arzneimittel lindert sie Schmerzen.

VERWENDETE TEILE: getrocknete oberirdische Teile (die frische Pflanze ist giftig)

WICHTIGSTE ANWENDUNGEN: Die Küchenschelle hilft bei Schmerzen während der Regelblutung und anderen schmerzhaften Beschwerden der Geschlechtsorgane bei Frauen und Männern. Sie scheint auch bei Harnwegerkrankungen und Ohrenschmerzen gut zu wirken.

WARNHINWEISE: Die Pflanze darf nicht frisch verwendet werden.

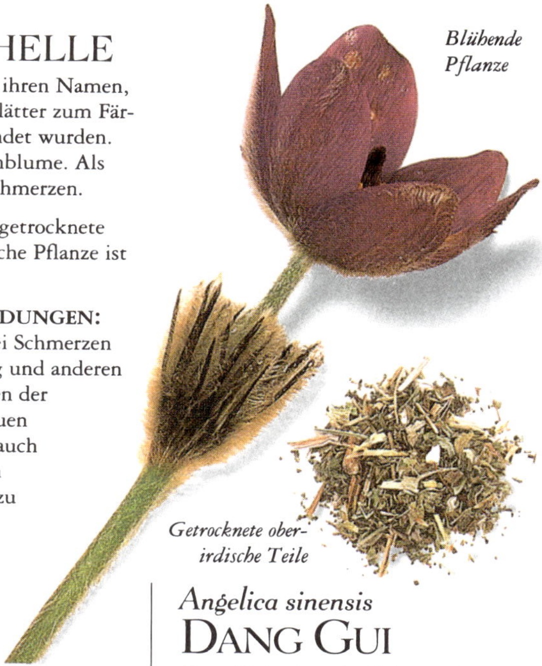

Blühende Pflanze

Getrocknete oberirdische Teile

Angelica sinensis

DANG GUI

Dang Gui gehört in China zu den meistgebrauchten Heilkräutern mit anregender, kräftigender Wirkung und ist auch Bestandteil vieler westlicher Arzneipräparate. Die Pflanze wird seit Jahrtausenden als kräftigendes Mittel nach Entbindungen, bei Blutarmut und zur Verschönerung der Haut eingesetzt.

VERWENDETE TEILE: Wurzel

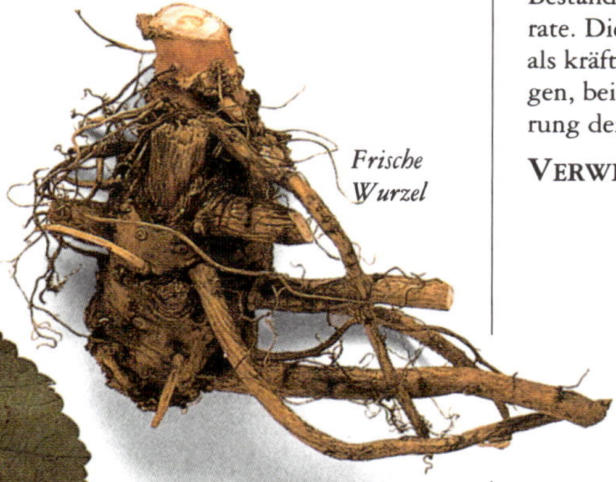

Frische Wurzel

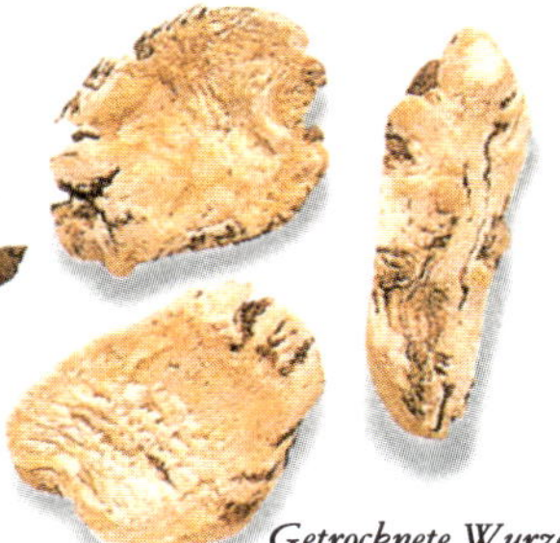

Getrocknete Wurzel

WICHTIGSTE ANWENDUNGEN: *Dang Gui* wirkt auf die weiblichen Geschlechtsorgane, ist ein gutes Mittel für die Leber und regt den Kreislauf an.

WARNHINWEISE:

- Nicht während der Schwangerschaft anwenden.

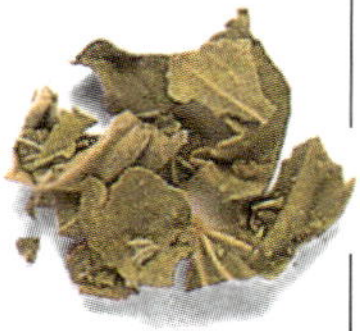

Getrocknete Blätter

Apium graveolens

SELLERIE

Sellerie ist ein ganzjährig erhältliches Gemüse. Früher fand Sellerie als reinigendes und anregendes Mittel Anwendung. Nach der Blüte der zweijährigen Pflanze entstehen die Samen, die in der Heilkunde eingesetzt werden.

VERWENDETE TEILE: Samen

WICHTIGSTE ANWENDUNGEN: Selleriesamen wirkt harntreibend und entzieht dem Organismus Harnsäure. Er eignet sich bei Gicht, Arthritis und rheumatischen Beschwerden und kann auch bei der Behandlung von Blasenentzündungen helfen.

WARNHINWEISE:
- Verwenden Sie nur Samen, die als Arzneimittel im Handel sind. Für den Anbau bestimmtes Saatgut kann mit Fungiziden (pilztötende Chemikalien) behandelt sein.
- Während der Schwangerschaft sind hohe Dosen zu vermeiden.

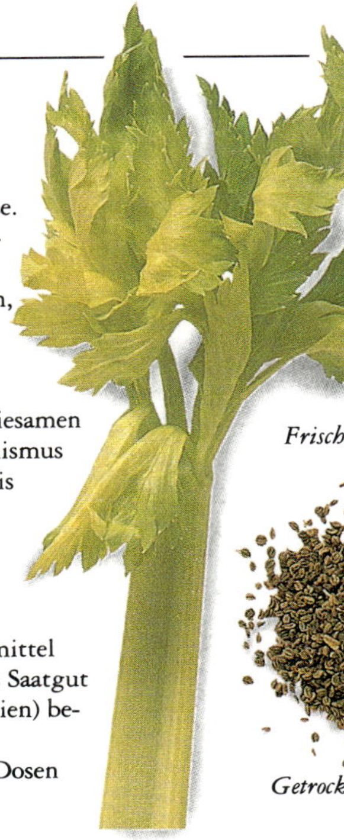

Frische Pflanze

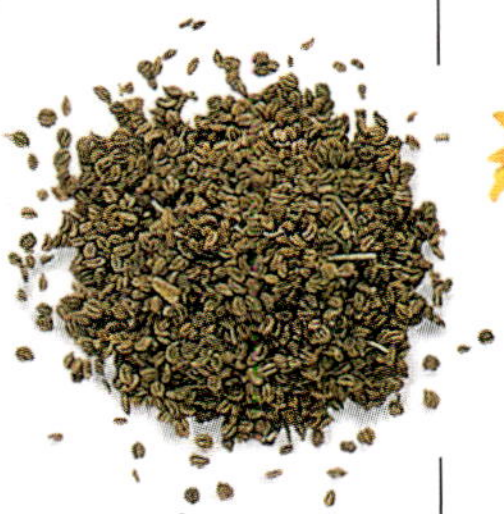

Getrocknete Samen

Arctium lappa

GROSSE KLETTE

Stärkungsmittel mit Kletten- und Löwenzahn-Saft erfreuten sich einst großer Beliebtheit. Die Klette ist eine zweijährige Pflanze, die bis zu zwei Meter hoch wird, mit einer langen Pfahlwurzel und kleinen, rosafarbenen Blüten. Die hakenförmigen Hüllblätter bleiben an Kleidungsstücken „kleben".

VERWENDETE TEILE: Blätter, Wurzel, Samen

WICHTIGSTE ANWENDUNGEN: Die reinigende Wirkung wird bei Arthritis und Hautproblemen genutzt. Die Pflanze regt die Verdauung an und führt leicht ab. Meist wird die Wurzel verwendet; die Blätter wirken ähnlich, aber weniger stark. In China werden die Samen bei fieberhaften Erkältungen eingesetzt.

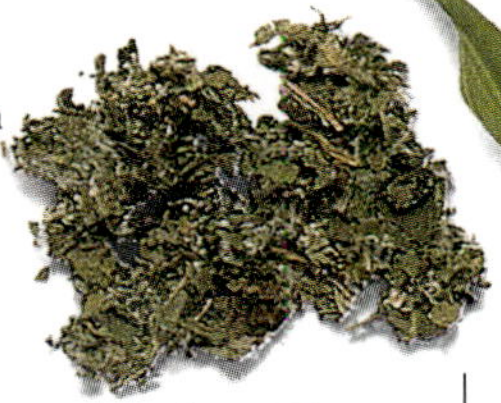

Getrocknete Blätter

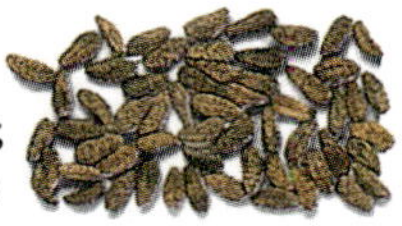

Getrocknete Samen

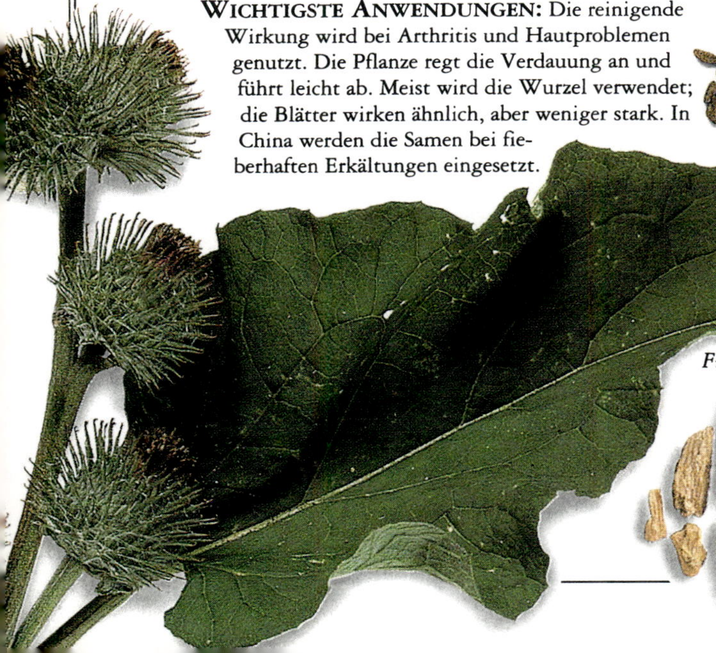

Frische Pflanze

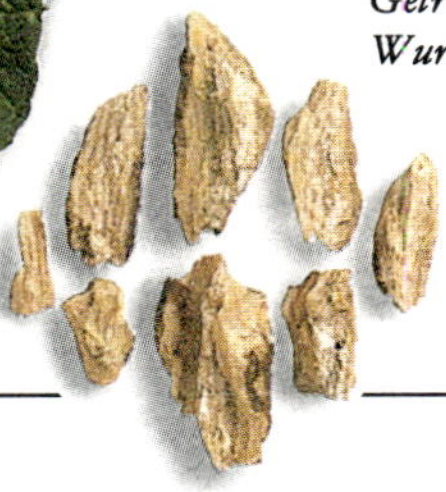

Getrocknete Wurzel

Arnica montana

ARNIKA

Arnika wächst auf saftigen, torfigen Wiesen in den Alpen. Die innerliche Anwendung der Pflanze gefährdet das Herz; in Salben oder Cremes äußerlich angewandt gehört sie jedoch zu den nützlichsten Heilkräutern. Die Homöopathie verwendet Arnika in starker Verdünnung innerlich.

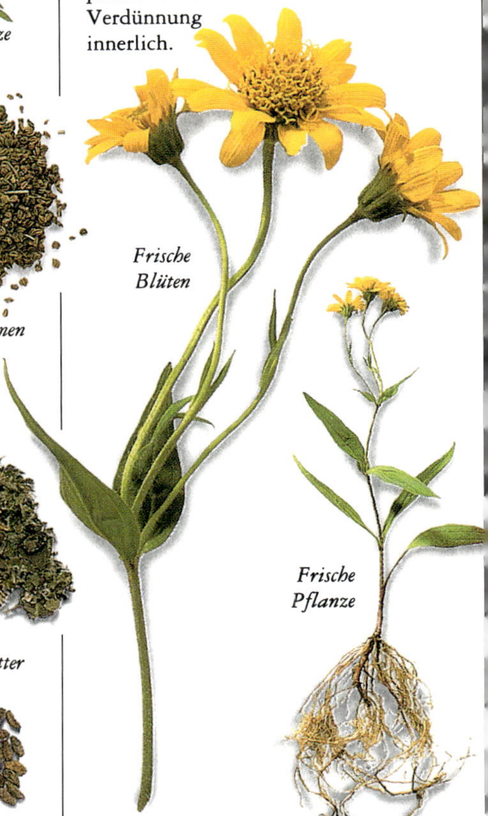

Frische Blüten

Frische Pflanze

VERWENDETE TEILE: Blüten

WICHTIGSTE ANWENDUNGEN: Arnika kann die Durchblutung verbessern; darum wird sie bei Erfrierungen eingesetzt oder wenn die Wundheilung beschleunigt werden soll. Bei Verletzungen können Arnikasalbe und innerlich angewendete homöopathische Arnikapräparate helfen.

WARNHINWEISE:
- Arnikasalbe nicht auf offene Wunden aufbringen.
- Innerliche Anwendung nur in homöopathischen Dosen.

Astragalus membranaceus

HUANG QI

In China ist *Huang Qi* seit Jahrtausenden als kräftigendes Tonikum in Gebrauch. Im Westen erregt es vor allem wegen seiner abwehrsteigernden Wirkung Interesse. Die Pflanze gehört zu den Bohnengewächsen und kann in gemäßigten Klimazonen angebaut werden.

VERWENDETE TEILE: Wurzel

Getrocknete Wurzel

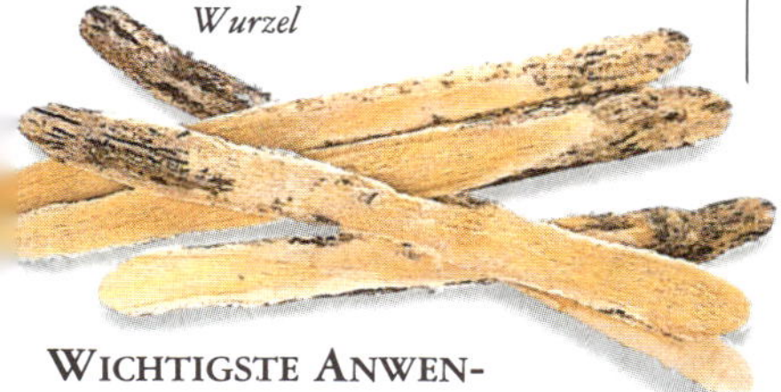

WICHTIGSTE ANWENDUNGEN: Die Chinesen betrachten *Huang Qi* als Tonikum für junge Menschen. Es eignet sich besonders, wenn das Immunsystem beeinträchtigt ist, worauf beispielsweise wiederholte Erkältungen oder Allergien aufmerksam machen.

Barosma betulina

BUKKOSTRAUCH

Wegen seines Geschmacks nach schwarzen Johannisbeeren gehört dieses hohe afrikanische Strauchgewächs zu den genießbareren Heilkräutern. Es stammt aus der südafrikanischen Kapprovinz und wurde ursprünglich als Heilmittel und Duftstoff verwendet.

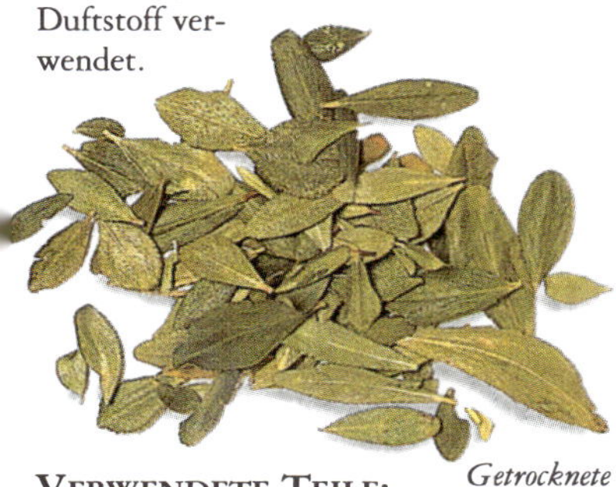

Getrocknete Blätter

VERWENDETE TEILE: Blätter

WICHTIGSTE ANWENDUNGEN: Bukkoblätter sind ein Antiseptikum bei Erkrankungen der Harnwege. Seine wärmende Kraft regt die Nierenfunktion an.

Calendula officinalis

RINGELBLUME

Im 17. Jahrhundert galt die Ringelblume als ideales Mittel gegen „Seuche und Pestilenz". Ihren leuchtenden orangegelben Blüten wurde auch eine kräftigende Wirkung auf das Herz zugesprochen, und schon der bloße Anblick der freundlich aussehenden Pflanze sollte aufheitern.

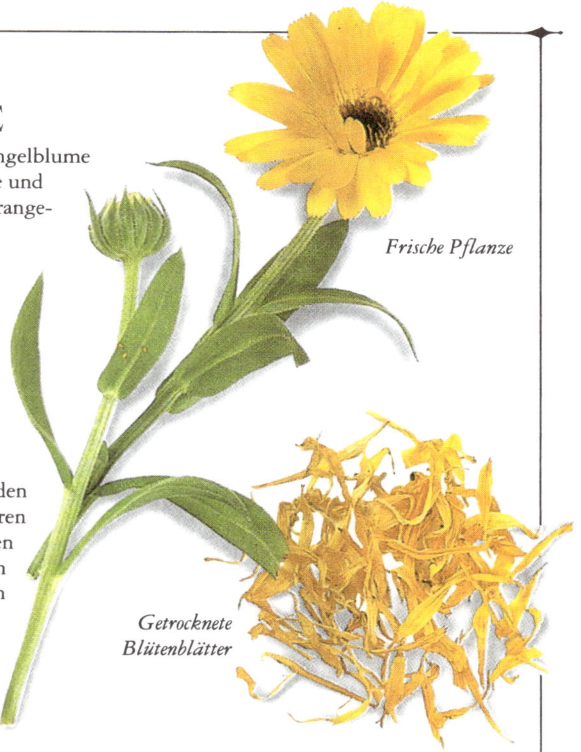

Frische Pflanze

Getrocknete Blütenblätter

VERWENDETE TEILE: Blütenblätter

WICHTIGSTE ANWENDUNGEN: Ringelblumen werden meist in Cremes verarbeitet, deren Eigenschaften bei Entzündungen und kleineren Verletzungen von Nutzen sind. Innerlich angewendet, regen die Wirkstoffe der Ringelblume die Produktion von Gallensaft an, fördern die Verdauung und können Menstruationsprobleme lindern.

Capsella bursa-pastoris

HIRTENTÄSCHELKRAUT

Dieses Gartenunkraut wird seit mindestens 2000 Jahren medizinisch genutzt. Hirtentäschelkraut-Salben werden für Verletzungen verwendet. Der Name der Pflanze geht auf die Fruchtform zurück.

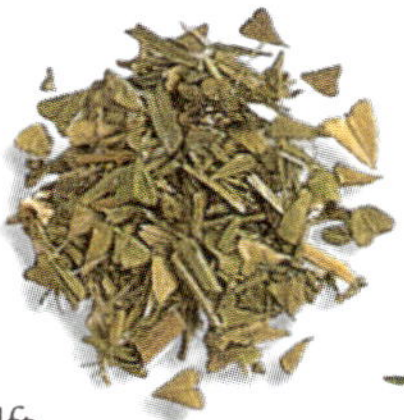

Getrocknete oberirdische Teile

VERWENDETE TEILE: oberirdische Teile

WICHTIGSTE ANWENDUNGEN: Hirtentäschelkraut hilft, Blutungen zu stillen, und wird vor allem zur Behandlung von Harnwegerkrankungen und Menstruationsbeschwerden verwendet. Außerdem regt es den Kreislauf an und fördert die Wundheilung.

WARNHINWEISE:

- In der Schwangerschaft meiden, es kann jedoch während der Geburtswehen nützlich sein.

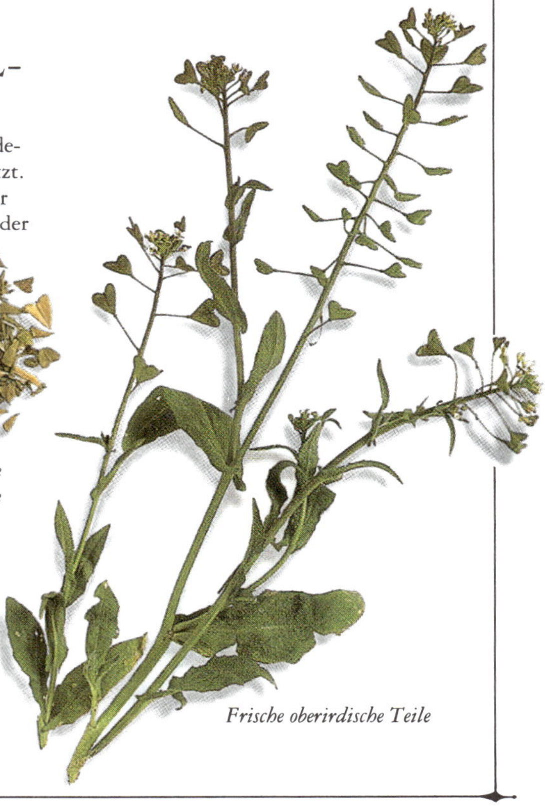

Frische oberirdische Teile

Capsicum frutescens

CAYENNEPFEFFER

Cayennepfeffer kam im 16. Jahrhundert aus Indien nach Europa und wurde bei Hautproblemen verwendet. Der Kräuterkundler John Gerard mochte die Pflanze nicht und meinte, sie würde „Hunde töten". Wegen seiner Schärfe muß Cayennepfeffer mit Vorsicht angewendet werden.

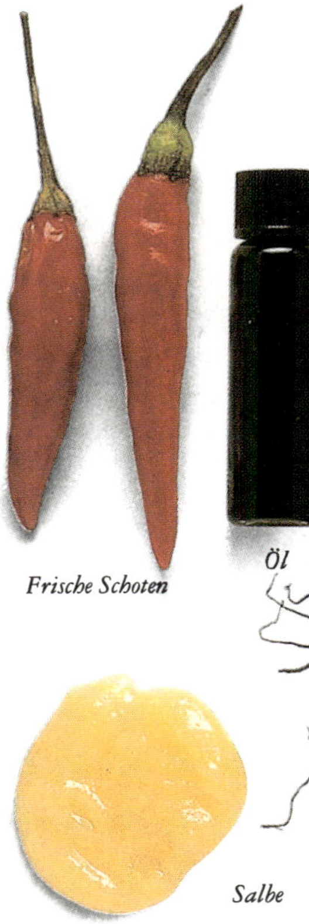

Frische Schoten

Öl

Salbe

VERWENDETE TEILE: Schoten

WICHTIGSTE ANWENDUNGEN:
Cayennepfeffer kann Mitteln gegen Erkältungen, rheumatische Schmerzen und Kreislaufschwäche beigegeben werden. Cayenne-haltige Salben und Öle sollen die Blutzufuhr fördern oder Schmerzen nach einer Gürtelrose lindern.

WARNHINWEISE:
- Nach Berührung frischer Schoten nicht in die Augen oder auf Wunden fassen.
- Äußerliche Anwendung kann Dermatitis verursachen.

Cimicifuga racemosa

WANZENKRAUT

Wanzenkraut wurde von den amerikanischen Ureinwohnern zur Behandlung von Rheumatismus, Nierenproblemen, Erschöpfungszuständen und Frauenleiden verwendet. Von 1820 bis 1936 war es Bestandteil im offiziellen Arzneimittelbuch der USA.

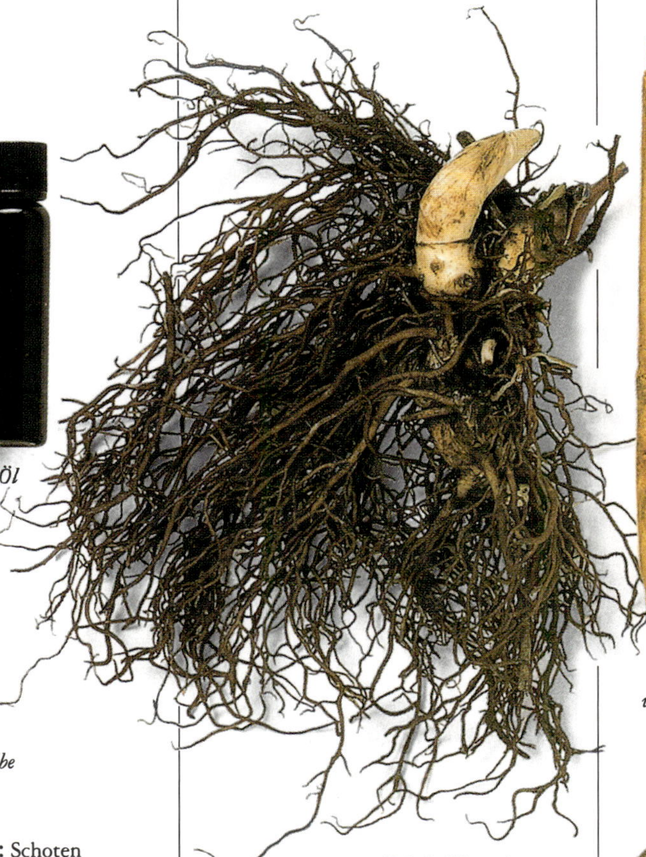

Frische Wurzel

VERWENDETE TEILE: Wurzel

WICHTIGSTE ANWENDUNGEN:
Wanzenkraut ist nützlich bei Muskelschmerzen und Krämpfen. Bei Menstruationsbeschwerden wirkt es entspannend. Es beeinflußt den Hormonhaushalt.

WARNHINWEISE:
- Empfohlene Dosierung einhalten.
- Während der Schwangerschaft vermeiden.

Cinnamomum zeylanicum

ZIMT

Im alten Rom hieß es, Zimt würde nur in abgelegenen, von Riesenfledermäusen bewachten Sümpfen gedeihen – eine Geschichte, die nach Meinung von Plinius die Gewürzhändler verbreiteten, um die Preise möglichst hoch zu halten. Zimtrinde wird seit mehr als 2000 Jahren von Sri Lanka und Indien ausgeführt.

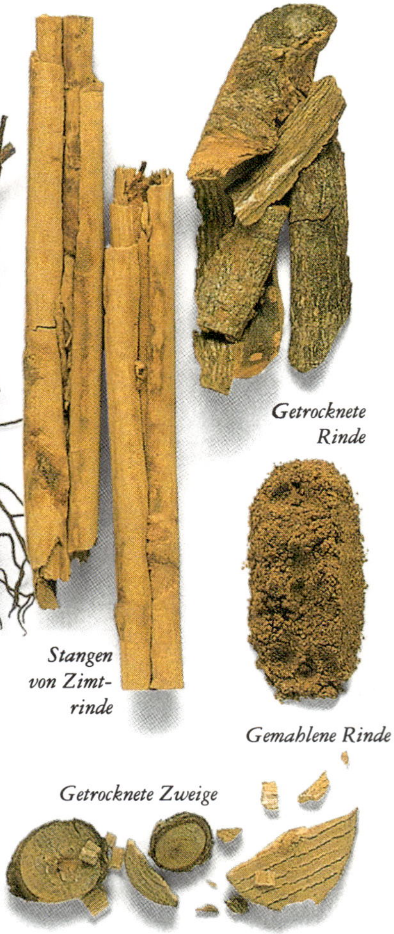

Getrocknete Rinde

Stangen von Zimtrinde

Gemahlene Rinde

Getrocknete Zweige

VERWENDETE TEILE: Rinde, Zweige, ätherisches Öl

WICHTIGSTE ANWENDUNGEN:
Zimt ist ein verdauungsförderndes Mittel, das Nieren und Kreislauf anregt; Zimttee hilft bei Erkältungen. Mit verdünntem Zimtöl können Sie die Brust einreiben oder den Bauch massieren.

Citrus aurantium

POMERANZE/ BITTERORANGE

Pomeranzen sind der Grundstoff der englischen Orangenmarmelade. Aus den Blüten wird Neroliöl und aus den Früchten Bergamottöl destilliert. In China werden die Früchte medizinisch verwendet.

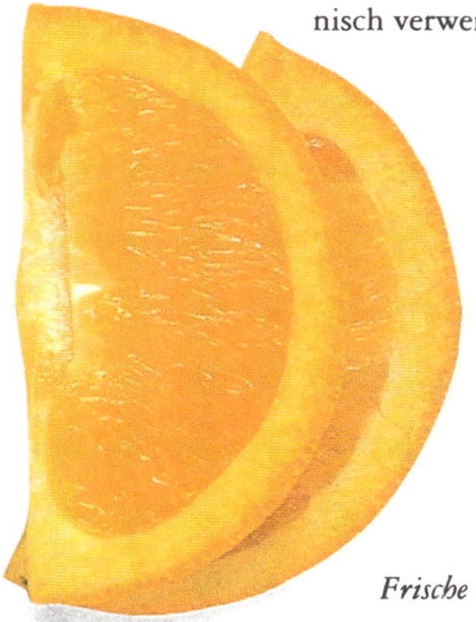

Frische Frucht

Neroliöl

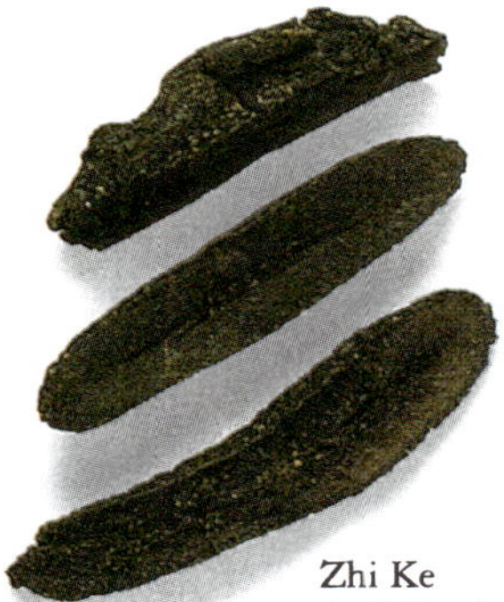

Zhi Ke *(reife Frucht)*

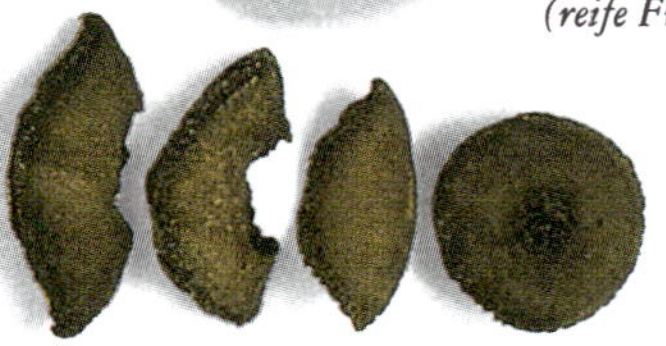

Zhi Shi *(unreife Frucht)*

VERWENDETE TEILE: Frucht, Schale, ätherische Öle

WICHTIGSTE ANWENDUNGEN: Pomeranzen helfen bei Verdauungsstörungen, lösen Blähungen und vertreiben Übelkeit. Neroli- und Bergamottöl wirken auf Nervensystem und Verdauung.

Dioscorea villosa

YAMSWURZEL

Die wilde Yamswurzel wurde wegen ihrer Substanz Diosgenin zum Ausgangsprodukt der Herstellung der Hormone für die erste Anti-Baby-Pille. Die Wurzel gilt als entspannendes Mittel bei Verdauungsstörungen.

VERWENDETE TEILE: Wurzel

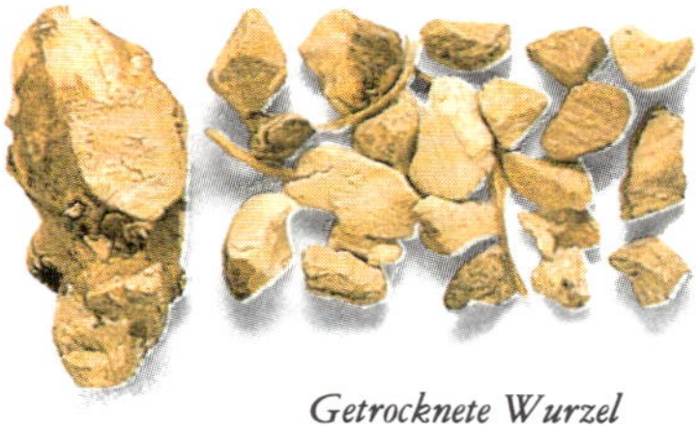

Getrocknete Wurzel

WICHTIGSTE ANWENDUNGEN: Die wilde Yamswurzel löst Krämpfe in den Verdauungs- und Geschlechtsorganen und hilft bei Reizkolon und Menstruationsbeschwerden.

WARNHINWEISE:

- In der Schwangerschaft vermeiden, kann jedoch während der Geburtswehen genommen werden.

Eleutherococcus senticosus

SIBIRISCHER GINSENG

Sibirischer Ginseng wird seit den dreißiger Jahren vermehrt verwendet als Mittel gegen die Belastungen unseres modernen Lebens. Mit Sibirischem Ginseng haben sowjetische Sportler und Fernfahrer früher ihre Ausdauer und Leistungskraft gesteigert.

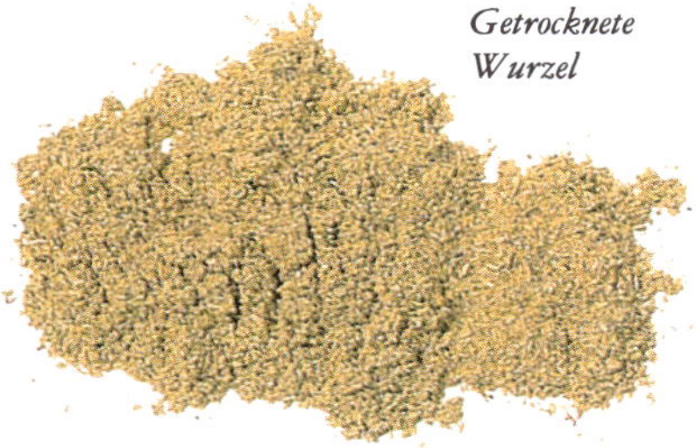

Getrocknete Wurzel

VERWENDETE TEILE: Wurzel

WICHTIGSTE ANWENDUNGEN: Ginseng kann helfen, wenn Streß zum Problem wird. Auch bei nervösen Erschöpfungszuständen und Energiemangel empfiehlt sich seine Anwendung.

Echinacea angustifolia

SCHMALBLÄTTRIGER IGELKOPF

Die amerikanischen Ureinwohner behandelten mit Echinacea Schlangenbisse, Fieber und Verletzungen. Heute wird Echinacea wegen ihrer stimulierenden Wirkung auf das Immunsystem geschätzt. Es eignet sich vorzüglich für alle Arten von Infektionen.

VERWENDETE TEILE: Wurzel

WICHTIGSTE ANWENDUNGEN: Echinacea ist bei allen Arten von Infektionen hilfreich. Die Wurzel eignet sich, um Erkältungen mit all ihren Begleiterscheinungen vorzubeugen.

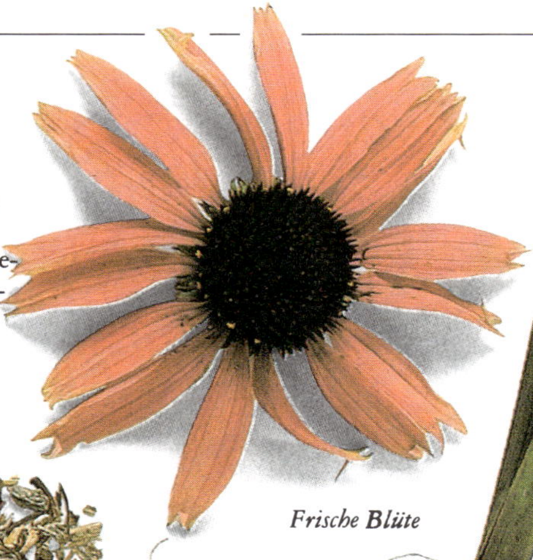

Frische Blüte

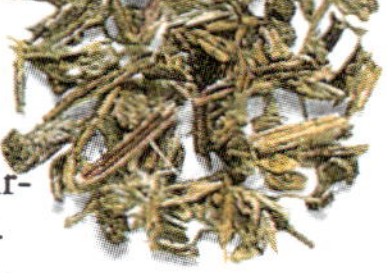

Getrocknete Wurzel

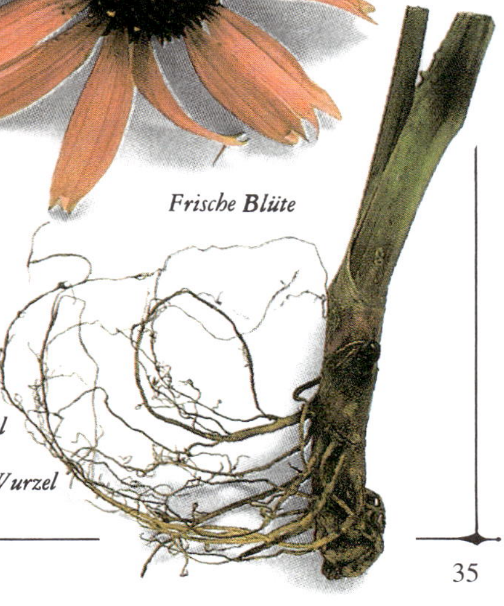

Frische Wurzel

Eschscholtzia californica

Eschscholtzie, Kalifornischer Mohn

Der Kalifornische Mohn ist eine weit verbreitete Gartenblume. Die in den USA als „Schlummertrunk“ bekannte Pflanze hat leicht sedierende Wirkung und eignet sich bei Schlaflosigkeit sogar für Kinder. Kalifornischer Mohn ist nicht suchterregend.

Verwendete Teile: oberirdische Teile

Wichtigste Anwendungen: Durch die milde beruhigende Wirkung eignet sich die Pflanze bei Schlaflosigkeit, inneren Spannungen oder Ängsten.

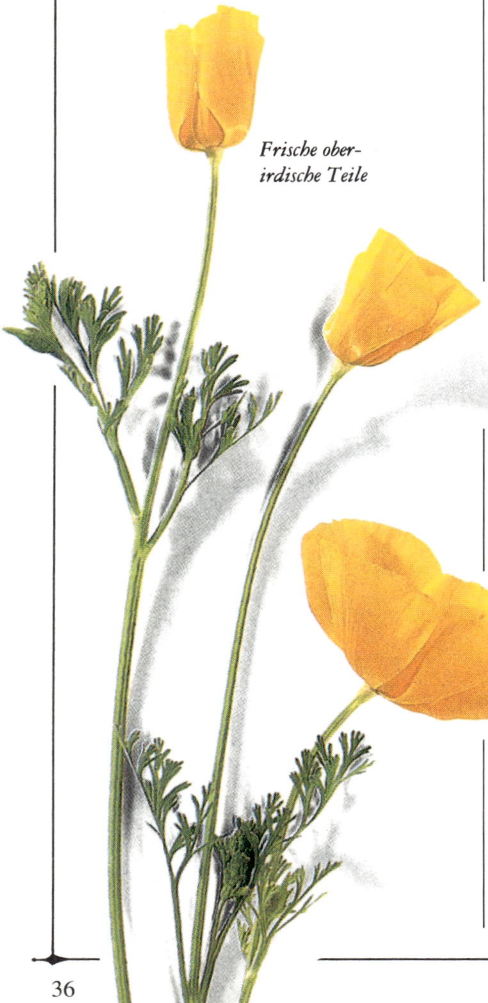

Frische oberirdische Teile

Eucalyptus globulus

Eukalyptus

In Australien einst als Allheilmittel geschätzt, wird Eukalyptus heute vor allem zur Behandlung von Infektionen und Problemen im Brustbereich herangezogen. Eukalyptus ist eine stark antibakteriell wirksame Pflanze. Der Eukalyptusbaum gedeiht auch in gemäßigten Klimazonen.

Verwendete Teile: ätherisches Öl

Wichtigste Anwendungen: Eukalyptusöl ist ideal zum Einreiben der Brust und zum Inhalieren bei Beschwerden der Atemwege. Als Bestandteil von Massageöl lindert es rheumatische Schmerzen.

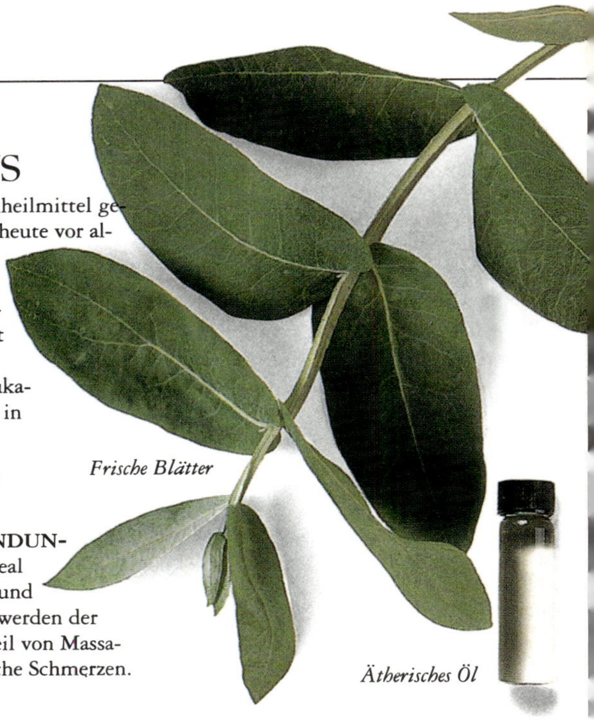

Frische Blätter

Ätherisches Öl

Euphrasia officinalis

Augentrost

Augentrost ist eine unscheinbare, halbparasitäre Pflanze, die sich vor allem auf Wiesen und niedrig gelegenen Kalkböden findet und zu den besten Mitteln gegen Katarrh gehört. Wie der Name andeutet, wird sie auch bei Augenkrankheiten verwendet.

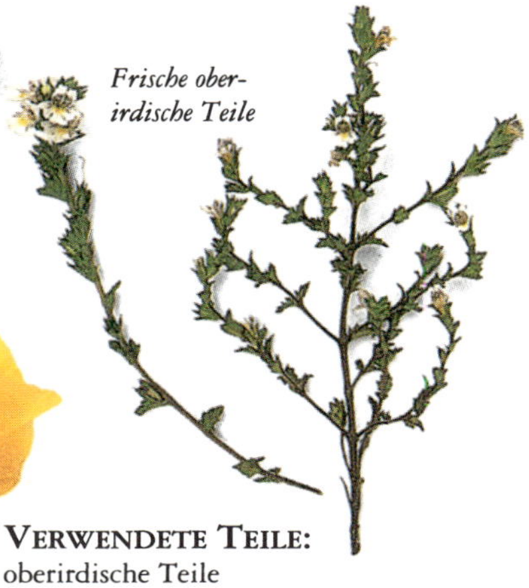

Frische oberirdische Teile

Verwendete Teile: oberirdische Teile

Wichtigste Anwendungen: Augentrost hilft bei Katarrh und verstopfter Nase, bei Heuschnupfen und Erkältungen. In Augenbädern kann er bei Augeninfektionen und -reizungen helfen.

Filipendula ulmaria

Mädesüss

Um 1830 wurden aus Mädesüß erstmals entzündungshemmende Substanzen gewonnen, und knapp vor der Jahrhundertwende kam das weltweit erste patentierte Medikament auf den Markt – sein Name „Aspirin“ leitet sich von der alten lateinischen Bezeichnung für Mädesüß, Spiraea ulmaria, ab. Die Pflanze war seit jeher ein beliebtes Mittel gegen Fieber und rheumatische Schmerzen, die im Gegensatz zum heutigen Aspirin nicht die Magenschleimhaut reizt.

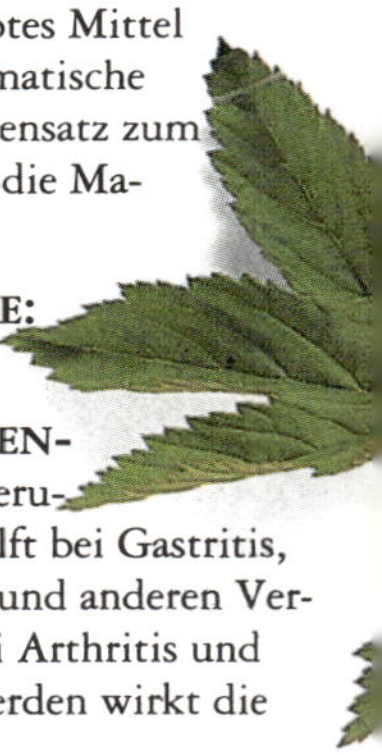

Verwendete Teile: oberirdische Teile

Wichtigste Anwendungen: Mädesüß beruhigt den Magen und hilft bei Gastritis, Magenverstimmungen und anderen Verdauungsproblemen. Bei Arthritis und rheumatischen Beschwerden wirkt die Pflanze entzündungshemmend.

Warnhinweise:
- Bei Aspirinunverträglichkeit meiden.

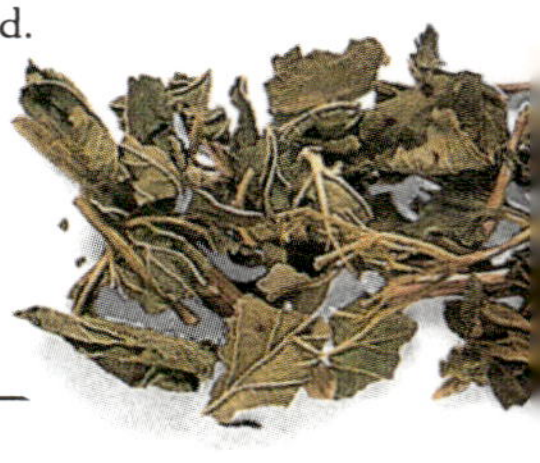

Foeniculum vulgare

FENCHEL

Die alten Griechen bezeichneten Fenchel als *marathron*, was soviel bedeutet wie „dünn werden". Sie verwendeten ihn, um abzunehmen. Im Mittelalter kauten die Kirchgänger Fenchelsamen, um bei langweiligen Predigten das Magenknurren zu dämpfen. Heute wird der Gemüsefenchel gern in Salaten gegessen, während der Gewürzfenchel noch immer ein wichtiges Verdauungsmittel ist.

VERWENDETE TEILE: Samen

WICHTIGSTE ANWENDUNGEN: Fenchel ist ein Verdauungsmittel bei Magen- und Darmverstimmung. Bei stillenden Müttern soll Fenchel den Milchfluß anregen, bei Kleinkindern lindert er Atemwegbeschwerden.

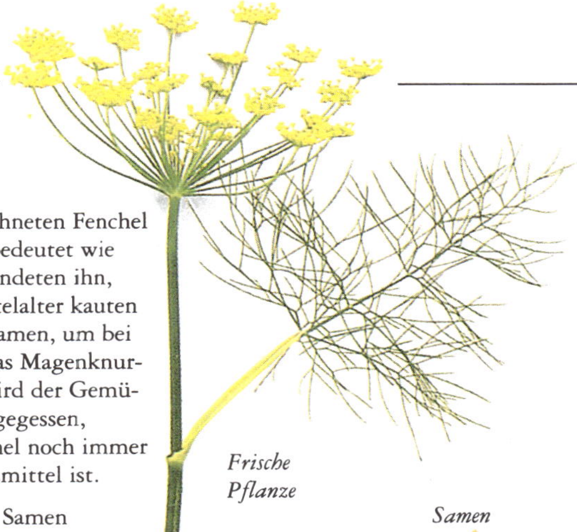

Frische Pflanze

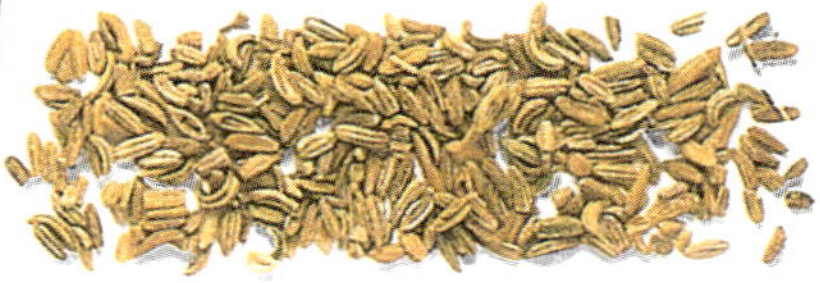

Samen

Glycyrrhiza glabra

SÜSSHOLZ

Die Süßholzwurzel wird seit mehr als 2500 Jahren in der Heilkunde verwendet. In China wird Süßholz als „Großvater der Kräuter" bezeichnet und vielen Mittel beigefügt, um die Wirkung anderer Zutaten zu stützen oder den Geschmack zu verbessern. Süßholz gehört zur großen Gruppe der Bohnenpflanzen und gedeiht in gemäßigten Klimazonen.

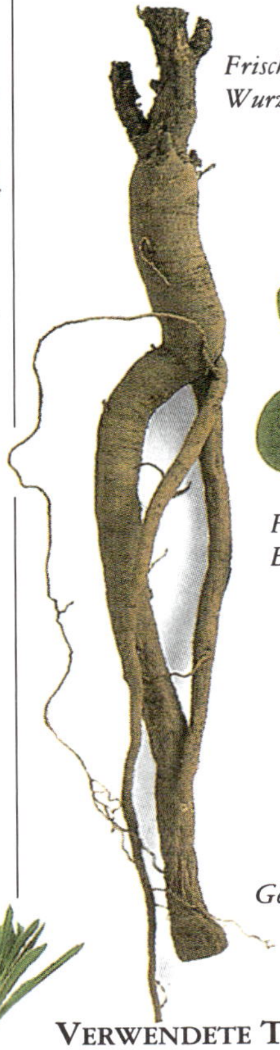

Frische Wurzel

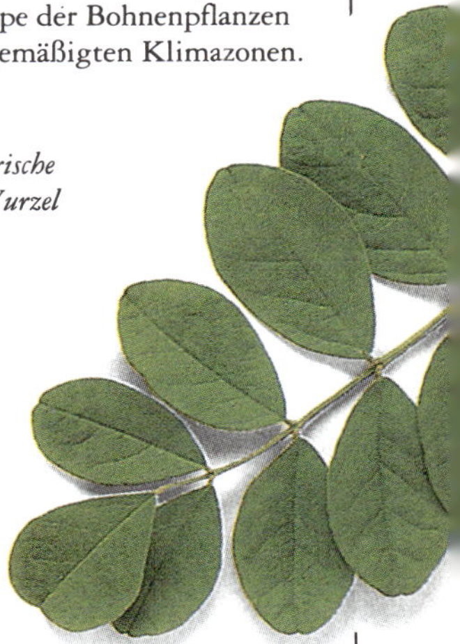

Frische Blätter

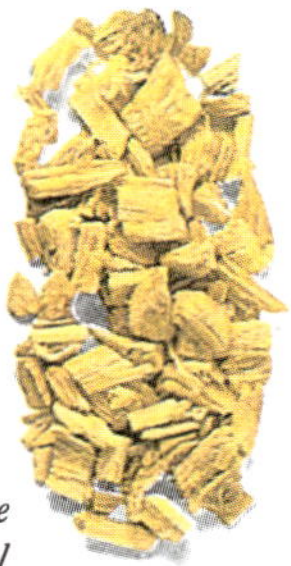

Getrocknete Wurzel

VERWENDETE TEILE: Wurzel

WICHTIGSTE ANWENDUNGEN: Aus Süßholz werden Magen-Darm-Mittel gemacht, die bei Magengeschwüren und Durchfall Hilfe bringen. Es fördert die Schleimproduktion und soll schmerzhaften Husten bei Bronchitis und Asthma lindern. Süßholz regt die Produktion vieler Hormone an.

WARNHINWEISE:

- Bei Bluthochdruck meiden.
- Bei Einnahme von Herzmitteln mit Digoxin ist Süßholz zu meiden.

Galium aparine

KLEBKRAUT

Das Klebkraut kommt als Unkraut, das an Büschen hochklettert, häufig vor. Es gilt seit altersher als anregendes Mittel, das vor allem im Frühling zur Entschlackung verwendet wird.

VERWENDETE TEILE: oberirdische Teile

WICHTIGSTE ANWENDUNGEN: Als Mittel mit reinigender Wirkung hilft Klebkraut bei Haut- und Drüsenproblemen, darunter auch Mandelentzündung und Pfeifferschem Drüsenfieber.

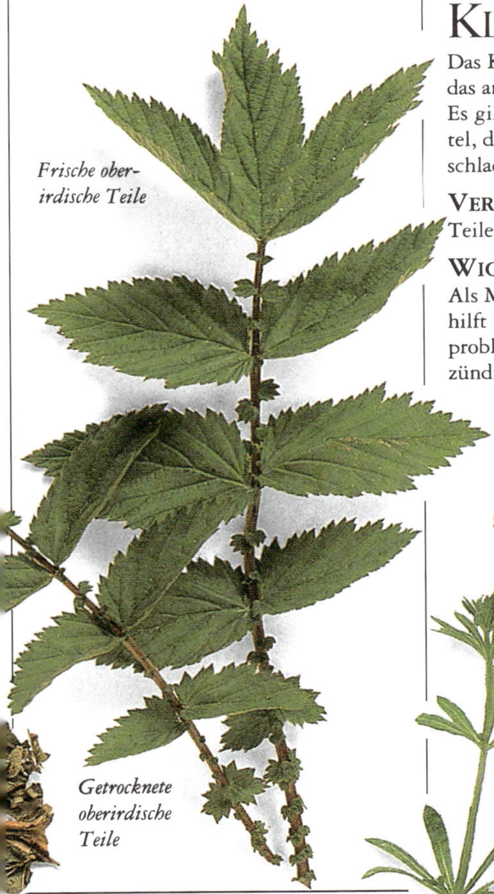

Frische oberirdische Teile

Getrocknete oberirdische Teile

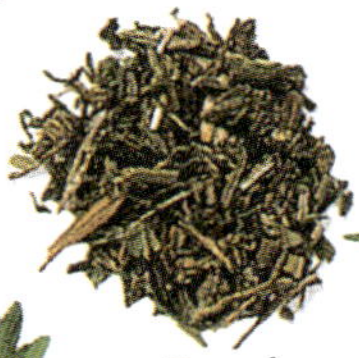

Getrocknete oberirdische Teile

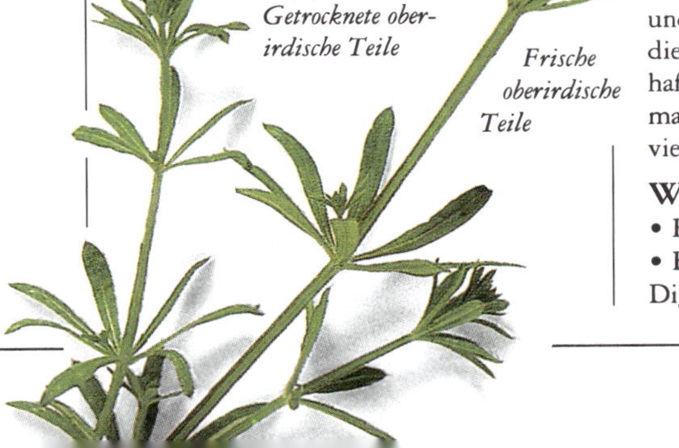

Frische oberirdische Teile

Hydrastis canadensis

KANADISCHE GELBWURZ

Schon die Ureinwohner Amerikas haben die Kanadische Gelbwurz gegen Verdauungsstörungen verwendet. Weil sie aber so bitter ist, würde sie heute wohl kaum noch akzeptiert. Gelbwurz gehört zu den Hahnenfußgewächsen und gedeiht nur in warmen Klimazonen.

VERWENDETE TEILE: Wurzel

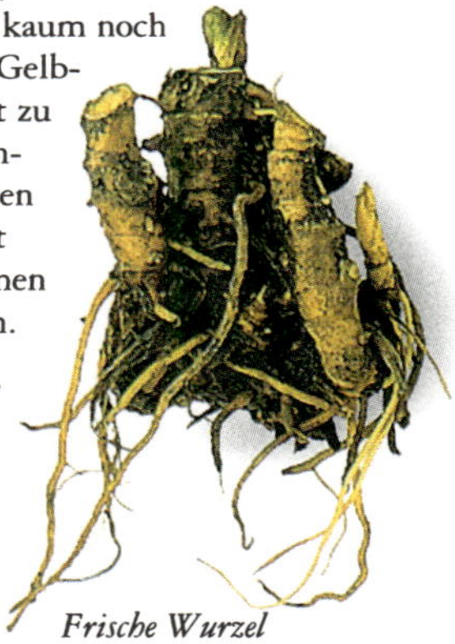

Frische Wurzel

WICHTIGSTE ANWENDUNGEN: Kanadische Gelbwurz eignet sich zur Behandlung von Beschwerden der Atemwege, bei Verdauungs- und Menstruationsproblemen. Bei Hautproblemen kann die Pflanze äußerlich angewendet werden.

WARNHINWEISE:
- Nicht in der Schwangerschaft und bei Bluthochdruck anwenden.

Hyssopus officinalis

YSOP

Die alten Griechen verwendeten Ysop als Heilmittel bei Asthma und Katarrhen, auch in der Bibel wird die Pflanze erwähnt: „Entsündige mich mit Ysop, daß ich rein werde“ (*Psalm 51*). Allerdings meint man heute, daß damit eine Art von Majoran gemeint war. Unter anderem wurden mit Ysop früher bestimmte Formen der Epilepsie behandelt. Die hübsche, buschartige Pflanze ist auch im Garten nützlich, um Kohlweißlinge abzuwehren.

VERWENDETE TEILE: oberirdische Teile, ätherisches Öl

WICHTIGSTE ANWENDUNGEN: Als Mittel für die Atemwege eignet sich Ysop besonders für Kinder. Bei Verdauungsstörungen wirkt die Pflanze anregend.

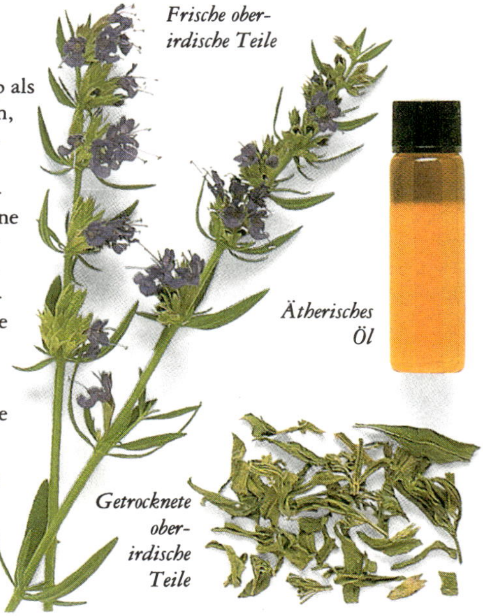

Frische oberirdische Teile

Ätherisches Öl

Getrocknete oberirdische Teile

Hypericum perforatum

JOHANNISKRAUT

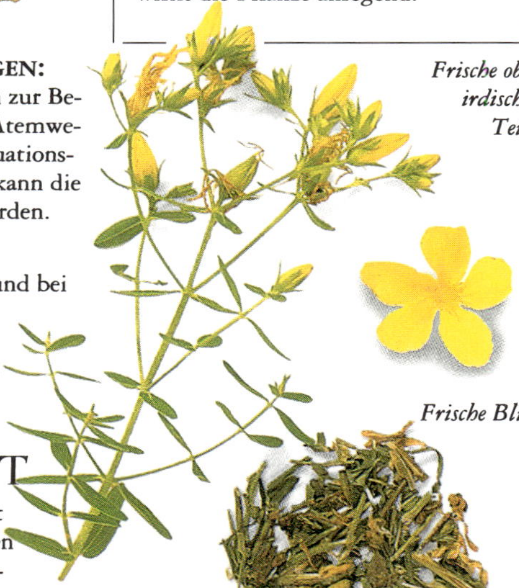

Frische oberirdische Teile

Frische Blüte

Früher hängte man Johanniskraut zur Sommersonnenwende über den Türsturz, um böse Geister fernzuhalten. Der Name der Pflanze geht angeblich auf den Orden der Johanniter zurück, die mit Johanniskraut zur Zeit der Kreuzzüge Wunden behandelten.

VERWENDETE TEILE: oberirdische Teile, blühende Spitzen

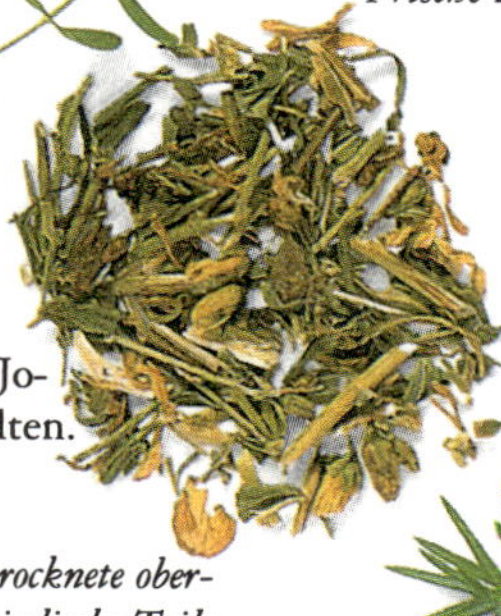

Getrocknete oberirdische Teile

WICHTIGSTE ANWENDUNGEN: Äußerlich angewendet, hilft Johanniskraut bei Entzündungen und eignet sich zur Behandlung von Verbrennungen, Verletzungen und Gelenkschmerzen. Innerlich ist es bei depressiven Verstimmungen und Angstzuständen nützlich. Seit einigen Jahren wird Johanniskrautextrakt auf seine Wirksamkeit bei Immunschwächekrankheiten getestet.

WARNHINWEISE:
- Bei Anwendung über längere Zeit kann es lichtempfindlich machen.

Juniperus communis

WACHOLDER

Wacholder gilt als durchspülendes Mittel für den Harntrakt, während das ätherische Öl des Wacholders bei Arthritis und Schuppenflechte zum Einsatz kommt.

VERWENDETE TEILE: Beeren, ätherisches Öl

WICHTIGSTE ANWENDUNGEN: Innerlich angewendet, wirkt Wacholder harntreibend und entzündungshemmend bei Infektionen des Harntrakts. Aus den Beeren gewonnenes Öl wird als schmerzlinderndes Mittel verwendet, während der sogenannte „Walcholderteer“ aus den Zweigen bei Hautproblemen hilft.

WARNHINWEISE:
- Nicht während der Schwangerschaft.
- Nicht länger als sechs Wochen lang innerlich verwenden.

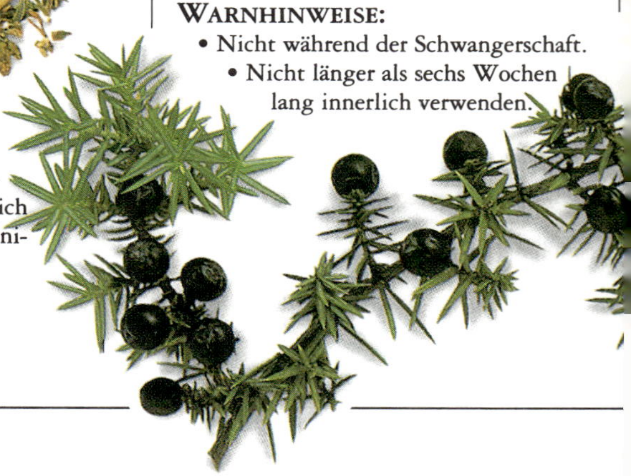

Lactuca virosa
GIFTLATTICH

Bis in die dreißiger Jahre waren Extrakte aus dem Pflanzensaft als „Lattichopium" im Handel, das als schmerzstillendes Mittel und zur Behandlung von Schlaflosigkeit und Angstzuständen empfohlen wurde. Zur Zeit der Samenbildung wirkt die Pflanze am stärksten. Ein Verwandter des Lattichs, dessen Blätter jedoch fast keinen Wirkstoff enthalten, ist der Kopfsalat.

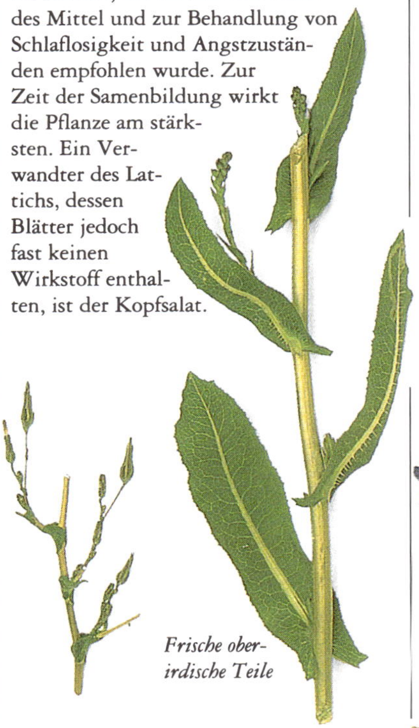

Frische oberirdische Teile

VERWENDETE TEILE: oberirdische Teile

WICHTIGSTE ANWENDUNGEN:
Beruhigungsmittel bei Angst und Nervenproblemen, hustenlindernd, zur Beruhigung einer überaktiven Verdauung und bei Muskelschmerzen.

WARNHINWEISE:
- Angegebene Dosierung einhalten.

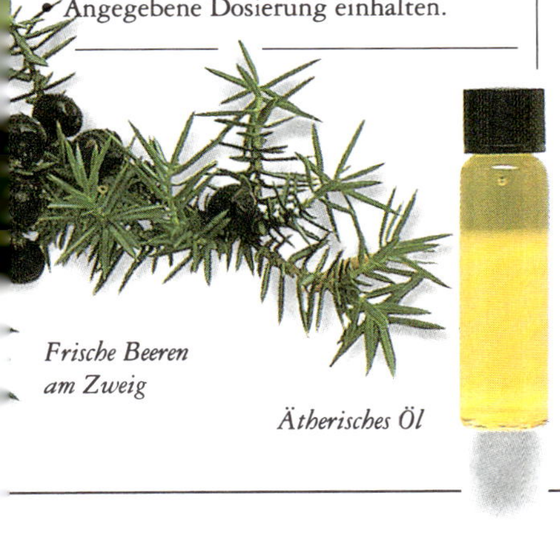

Frische Beeren am Zweig

Ätherisches Öl

Lavandula angustifolia
LAVENDEL

Sein hübscher Anblick macht Lavendel zu einem Favoriten für Kräutergärten. Die Römer verwendeten die Pflanze als wohlriechenden Badezusatz. In Griechenland wurde Lavendel gegen Husten empfohlen.

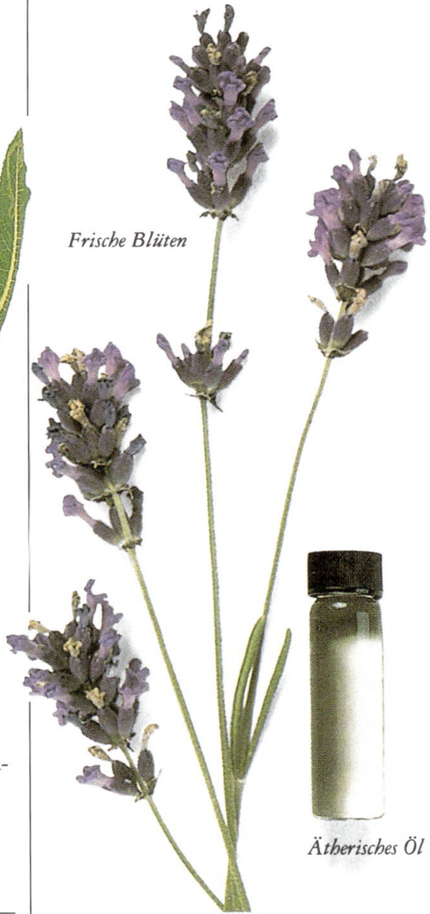

Frische Blüten

Ätherisches Öl

VERWENDETE TEILE: frische Blüten, ätherisches Öl

WICHTIGSTE ANWENDUNGEN:
Lavendel wird als wirksames Beruhigungsmittel angesehen, das auch den Verdauungstrakt entspannt. Innerlich oder als Massageöl bei Migräne und Kopfschmerzen.

WARNHINWEISE:
- Von Schwangeren in hoher Dosierung zu meiden.

Lonicera japonica
JAPANISCHES GEISSBLATT

In China werden die Blüten des Geißblatts (*Jin Yin Hua*) seit altersher als Mittel bei fieberhaften Erkältungen verwendet, während sie in Europa bei Atemwegbeschwerden und Infektionen des Harntrakts empfohlen werden.

VERWENDETE TEILE: Blüten

WICHTIGSTE ANWENDUNGEN:
Sowohl das in Europa heimische Wald-Geißblatt (*Lonicera periclymenum*) als auch die chinesische Art können bei Husten und Erkältungen eingesetzt werden. Außerdem eignet sich Geißblatt zur Behandlung fieberhafter Erkrankungen und wirkt bei Grippe oder Gelenkentzündungen schmerzlindernd.

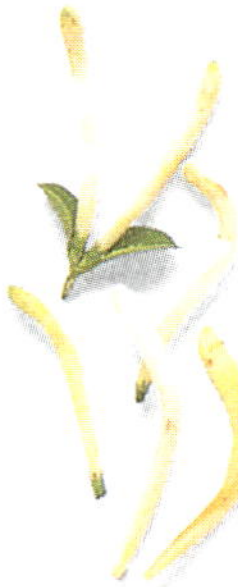

Frische Blüten

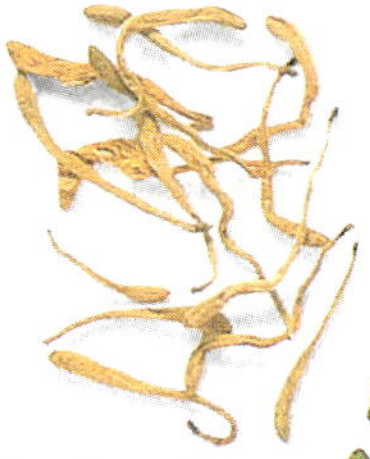

Getrocknete Knospen

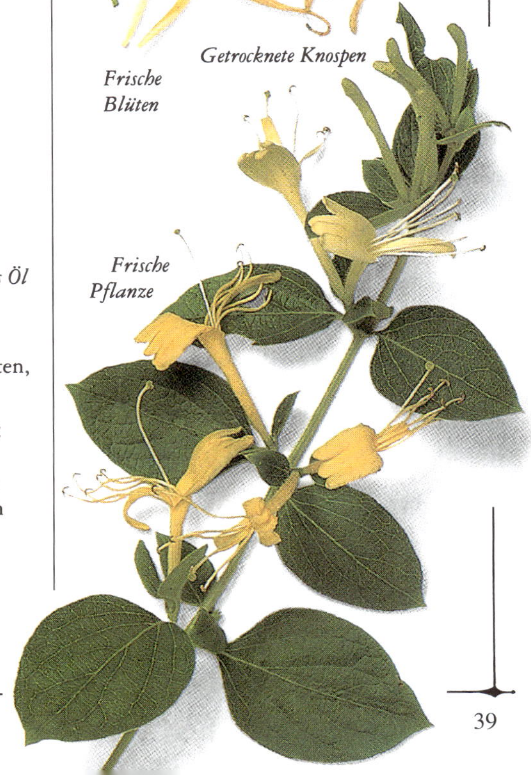

Frische Pflanze

Matricaria recutita

ECHTE KAMILLE

Bei den Angelsachsen galt die Kamille als eines der neun heiligen Kräuter, die der Gott Wotan der Welt als Heilpflanzen gegeben hatte. Wegen ihres charakteristischen Duftes bezeichneten die alten Griechen die Pflanze als „am Boden wachsender Apfelbaum“. Aus den Blüten wird Kamillentee bereitet.

VERWENDETE TEILE: Blüten, ätherisches Öl

WICHTIGSTE ANWENDUNGEN: Kamille besänftigt und beruhigt die Verdauung und wird auch Säuglingen und Kindern gern gegeben, um etwa Koliken oder Schmerzen beim Zahnen zu lindern. Auch bei Schlafstörungen und Hautproblemen kann Kamille helfen.

WARNHINWEISE:
- Kamillenöl sollte von Schwangeren nicht verwendet werden.
- Manche Menschen reagieren auf Kamille allergisch.

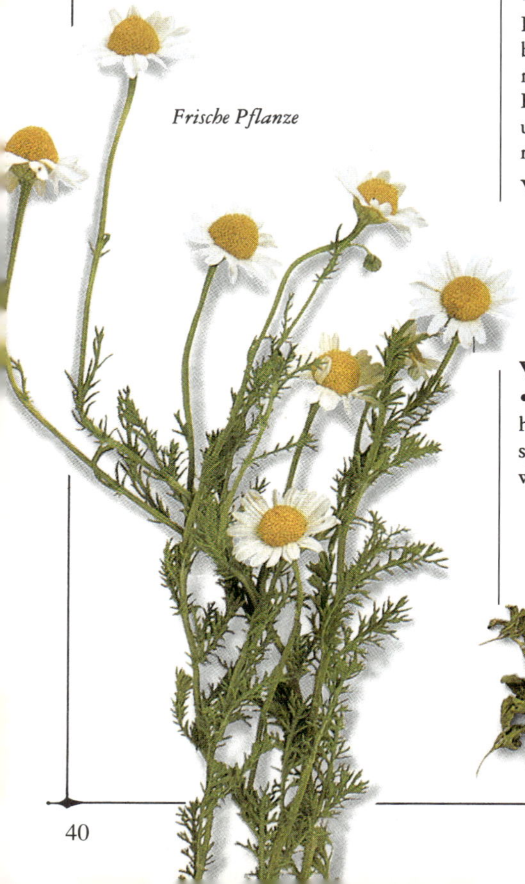

Frische Pflanze

Melaleuca alternifolia

TEEBAUM

Die Heilkraft des australischen Teebaums wurde in den zwanziger Jahren von französischen Gelehrten erstmals erforscht. Seither wurde die Pflanze zu einem gern gebrauchten Antiseptikum vor allem bei Infektionskrankheiten, als Mittel gegen Pilze und Bakterien.

VERWENDETE TEILE: ätherisches Öl

WICHTIGSTE ANWENDUNGEN: Als Antiseptikum bei Hautinfektionen, wie Akne und Soor. Das Öl kann bei Erkältungen zum Einreiben der Brust oder Inhalieren verwendet werden und empfiehlt sich als Haarspülung bei Kopfläusen bzw. Nissen.

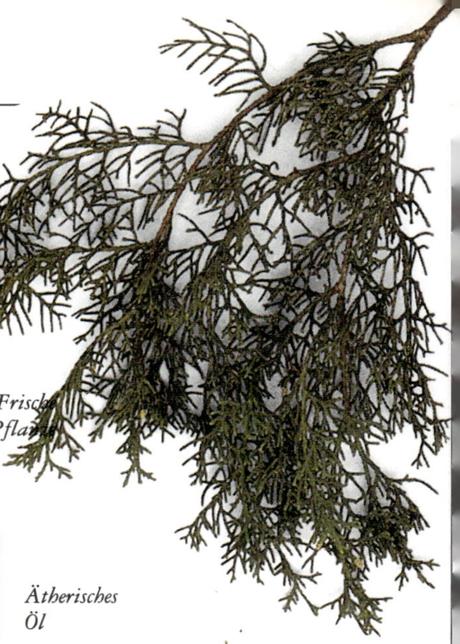

Frische Pflanze

Ätherisches Öl

Melilotus officinalis

ECHTER STEINKLEE

Die auffällige, wegen des Blütendufts als „Honigklee“ bezeichnete gelbe Pflanze gedeiht auf freiem Feld und riecht beim Trocknen charakteristisch nach frischem Heu. Steinklee war einst die Hauptzutat für Hautsalben und wird heute noch zur Behandlung von Hautproblemen und Krampfadern eingesetzt.

VERWENDETE TEILE: oberirdische Teile

WICHTIGSTE ANWENDUNGEN: Steinklee kann bei Krampfadern helfen. Auch bei Menstruationsbeschwerden, Depressionen und Schlaflosigkeit wird Steinklee angewendet; besonders geeignet ist er für ältere Menschen.

WARNHINWEISE:
- Personen, die mit blutgerinnungshemmenden Medikamenten, wie beispielsweise Marcumar, behandelt werden, sollten Steinklee meiden.

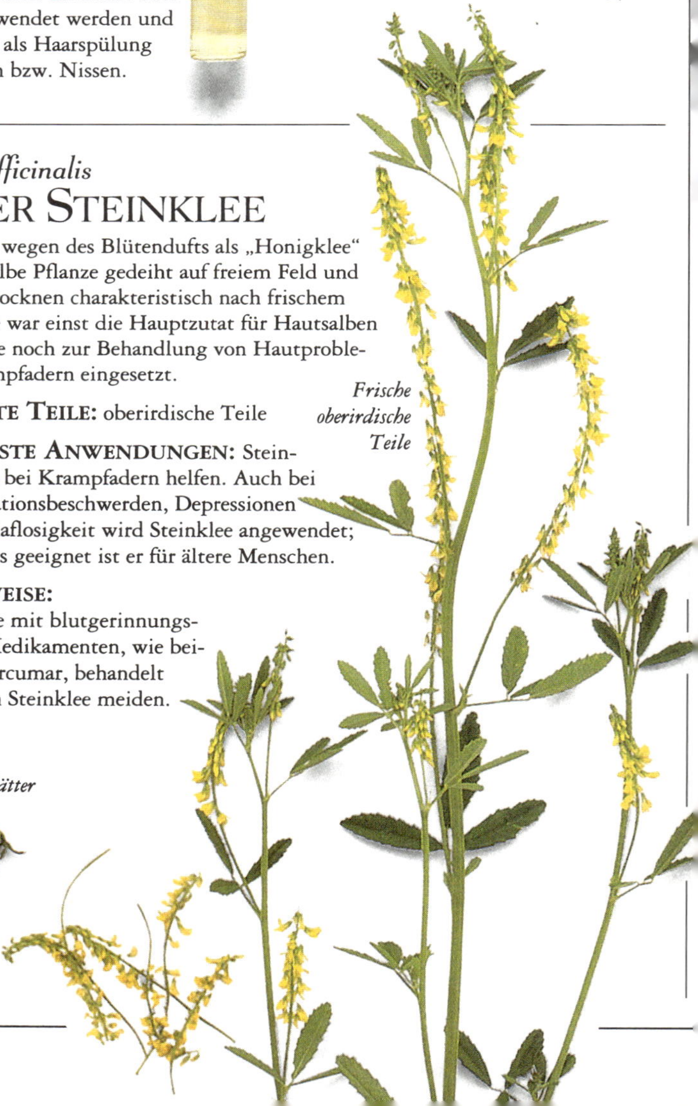

Frische oberirdische Teile

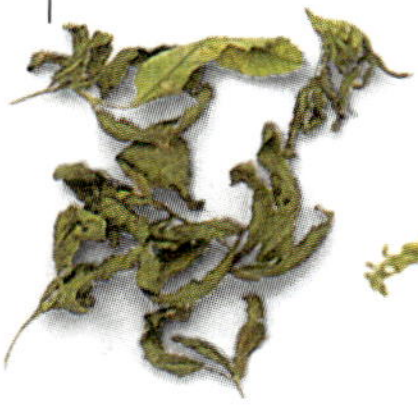

Getrocknete Blätter

Melissa officinalis

ZITRONENMELISSE

Im 18. Jahrhundert wurde die Melisse in Tränken verwendet, die angeblich ewige Jugend verleihen und „die Melancholie vertreiben“ sollten. Auch heute kommt sie als Mittel gegen Depressionen sowie bei Verdauungsstörungen zum Einsatz.

VERWENDETE TEILE: Blätter, ätherisches Öl

WICHTIGSTE ANWENDUNGEN: Innerlich angewendet, hilft Melisse bei Verdauungsstörungen und Nervenproblemen. Das ätherische Öl kann Salben für Verletzungen und Insektenbissen zugesetzt werden; der ausgeprägte Zitronenduft der Einreibung hält Stechmücken fern.

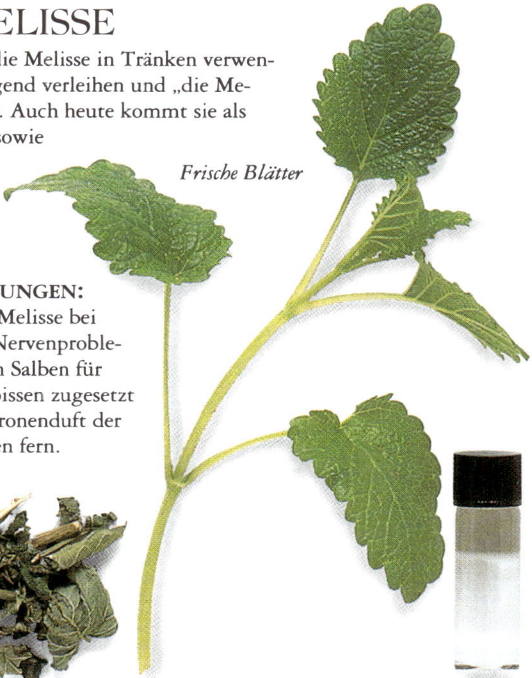

Frische Blätter

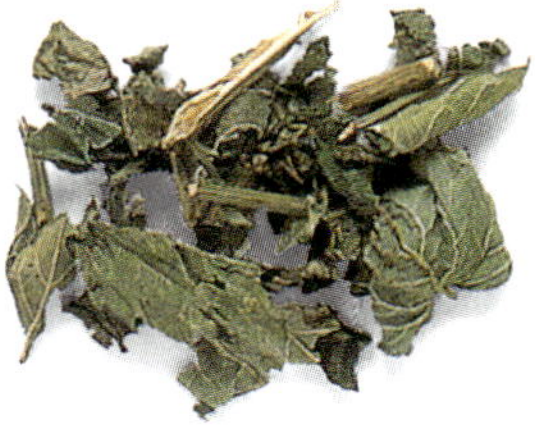

Getrocknete Blätter

Ätherisches Öl

Mentha piperata

PFEFFERMINZE

Die Pfefferminze ist eine Kreuzung von Gartenminze und Wasserminze. Die Pflanze ist in Europa seit mindestens 1000 Jahren weit verbreitet und gibt Kräuterlikören wie Chartreuse oder Crème de Menthe ihren charakteristischen Geschmack. Pfefferminze wird zur Gewinnung des ätherischen Öls kultiviert.

VERWENDETE TEILE: oberirdische Teile, ätherisches Öl

WICHTIGSTE ANWENDUNGEN: Pfefferminzöl fördert die Verdauung und kann bei Beschwerden der Atemwege und bei Hautproblemen nützlich sein. Pfefferminze empfiehlt sich besonders bei Erkältungen, Kopfschmerzen, Migräne und anderen Schmerzzuständen.

WARNHINWEISE:

- Das ätherische Öl kann irritierend wirken. Säuglinge nicht damit behandeln.

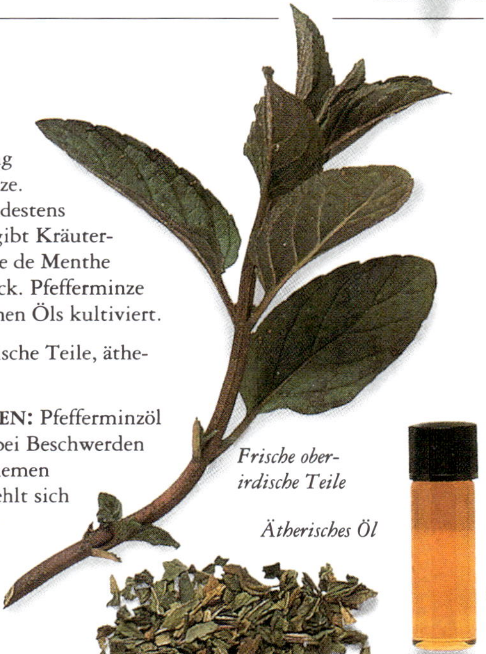

Frische oberirdische Teile

Ätherisches Öl

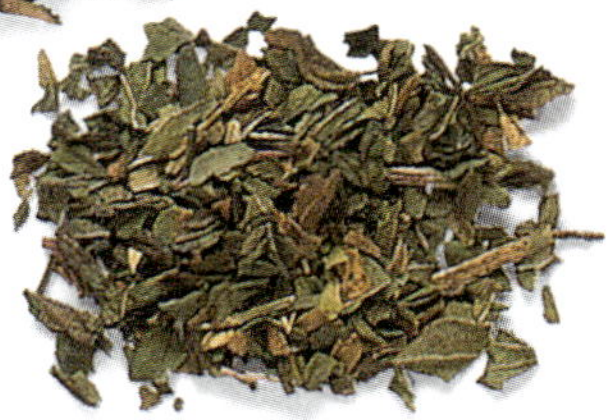

Getrocknete oberirdische Teile

Oenothera biennis

GEMEINE NACHTKERZE

Das Öl der Nachtkerze hat einen hohen Gehalt an Gamma-Linolensäure, einer essentiellen Fettsäure, die die Haut von Neurodermitis-Kindern glätten soll. Präparate mit Nachtkerzenöl werden darum seit einigen Jahren vermehrt verwendet. Die auffälligen gelben Blüten der Nachtkerze sind im Sommer häufig auf Brachland zu sehen.

VERWENDETE TEILE: aus Samen gewonnenes Öl

WICHTIGSTE ANWENDUNGEN: Das Öl wird vornehmlich bei Neurodermitis angewendet, aber auch bei Unregelmäßigkeiten im Menstruationszyklus.

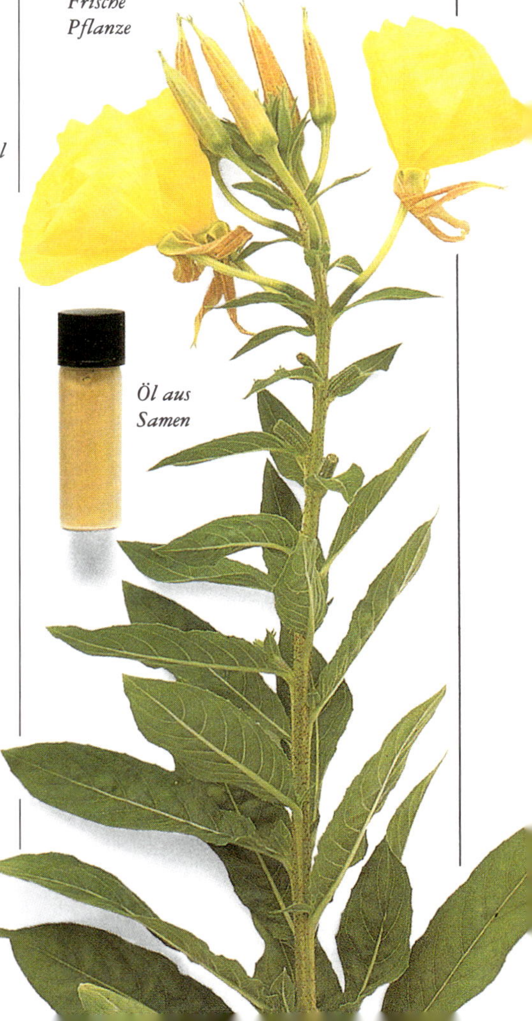

Frische Pflanze

Öl aus Samen

Panax ginseng

GINSENG

Ginseng ist im Westen seit den Tagen von Marco Polo bekannt, wird jedoch erst seit dem 18. Jahrhundert in größerem Umfang verwendet. In China ist die Wurzel seit mindestens 5000 Jahren als kräftigendes Tonikum in Gebrauch und ist die Grundsubstanz vieler Präparate. Die meisten Ginsengwurzeln entstammen heute dem kommerziellen Anbau.

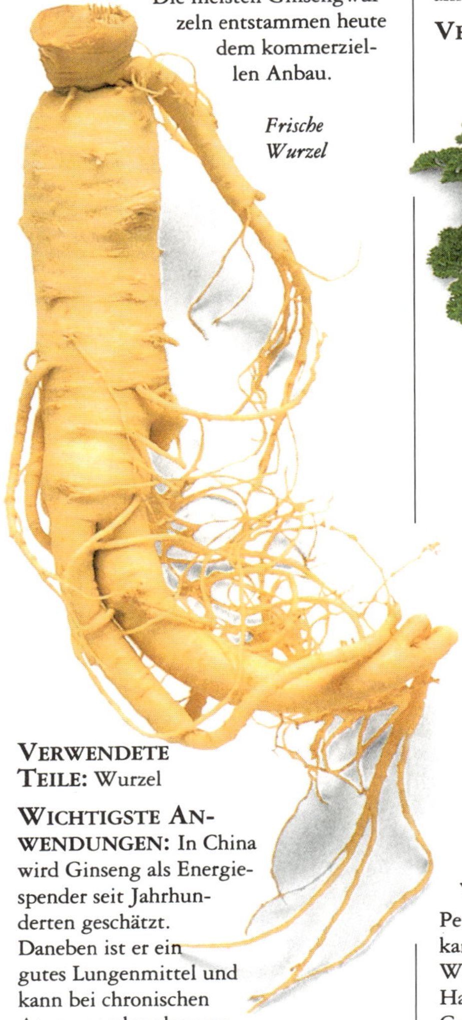

Frische Wurzel

VERWENDETE TEILE: Wurzel

WICHTIGSTE ANWENDUNGEN: In China wird Ginseng als Energiespender seit Jahrhunderten geschätzt. Daneben ist er ein gutes Lungenmittel und kann bei chronischen Atemwegerkrankungen die Genesung beschleunigen.

WARNHINWEISE:

- Längere Anwendung bzw. hohe Dosierung in der Schwangerschaft meiden.
- Nicht monatelang ununterbrochen einnehmen.

Petroselinum crispum

PETERSILIE

Die Petersilie entzieht dem Boden Mineralstoffe und Vitamine und konzentriert sie in ihren Blättern. Deswegen ist dieses traditionelle Küchenkraut eine gesunde Beigabe zu jeder Mahlzeit. Petersilie verträgt das Umpflanzen nicht gut und sollte darum von der Aussaat bis zur Ernte am selben Standort bleiben.

VERWENDETE TEILE: Blätter

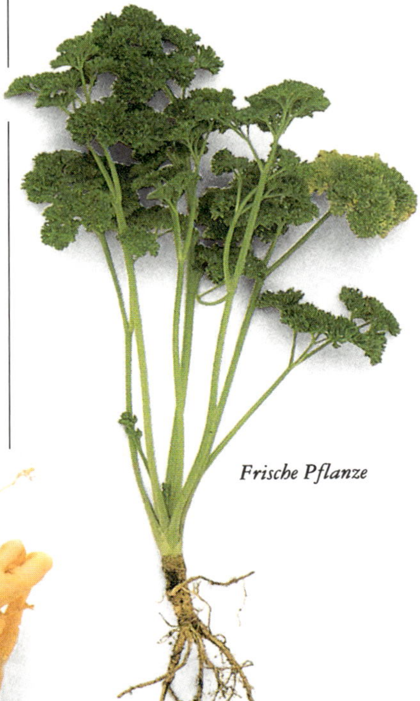

Frische Pflanze

WICHTIGSTE ANWENDUNGEN: Petersilie ergänzt die Ernährung und kann aufgrund ihrer harntreibenden Wirkung bei vielen Beschwerden des Harntrakts sowie Flüssigkeitsstau im Gewebe eingesetzt werden. Der hohe Mineralstoffgehalt hilft, Eisenmangel zu vermeiden; bei stillenden Müttern regt Petersilie den Milchfluß an.

WARNHINWEISE:

- Während der Schwangerschaft ist von übermäßigem Konsum abzuraten.

Plantago

WEGERICH

Der Große Wegerich (*Plantago major*, auch Breit-Wegerich genannt) war den Angelsachsen heilig. In Amerika nannten ihn die Ureinwohner „Fuß des Weißen Mannes", weil er sich im Gefolge der europäischen Siedler verbreitete. Breit- und Spitz-Wegerich (*Plantago lanceolata*) finden als Heilkräuter Verwendung. Der Große Wegerich wird als Erste Hilfe bei Bienenstichen eingesetzt, während Spitz-Wegerich verdauungsfördernd wirkt und ein wirksames Mittel bei Katarrhen ist.

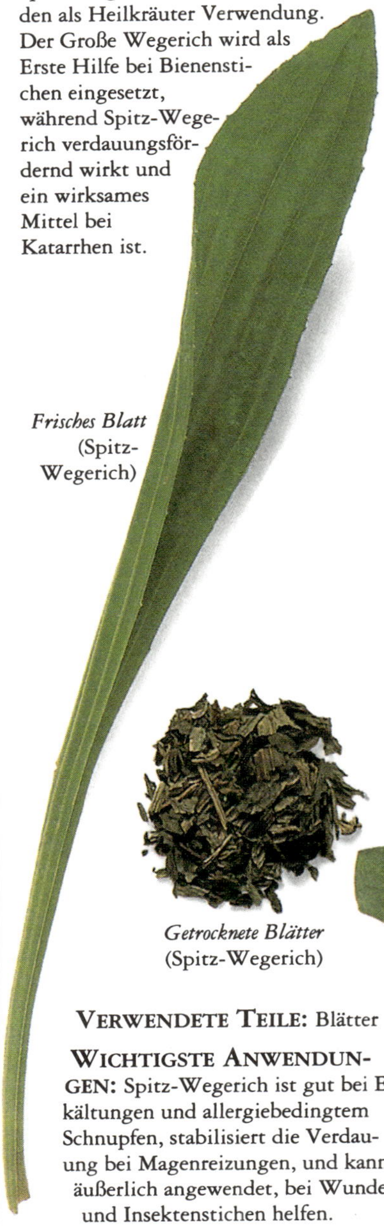

Frisches Blatt (Spitz-Wegerich)

Getrocknete Blätter (Spitz-Wegerich)

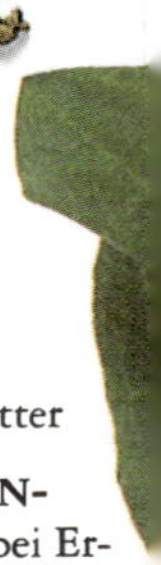

VERWENDETE TEILE: Blätter

WICHTIGSTE ANWENDUNGEN: Spitz-Wegerich ist gut bei Erkältungen und allergiebedingtem Schnupfen, stabilisiert die Verdauung bei Magenreizungen, und kann, äußerlich angewendet, bei Wunden und Insektenstichen helfen.

Polygonum multiflorum

HE SHOU WU

He Shou Wu gehört zu den in China meistverwendeten anregenden Heilkräutern; die Taoisten meinen, er bringe Langlebigkeit und Weisheit. Traditionell wurde er täglich als Wein getrunken, der graue Haare vertreiben und die Fruchtbarkeit stärken sollte. Der englische Name der Pflanze lautet „fleece flower", was etwa die Bedeutung „Wollblume" hat.

VERWENDETE TEILE: Wurzel

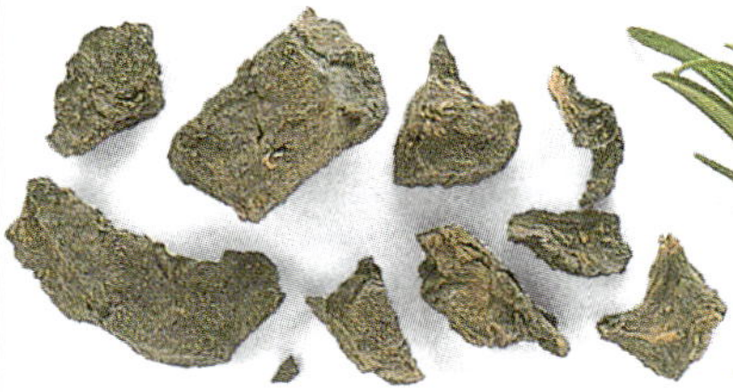

Getrocknete Wurzel

WICHTIGSTE ANWENDUNGEN: Als anregendes Mittel kann *He Shou Wu* für Frauen in den Wechseljahren hilfreich sein. Da es nach Ansicht der Chinesen die kreative Energie des Menschen steigert, ist es auch für überarbeitete Menschen empfehlenswert.

WARNHINWEISE:

- Es sollten nur die in chinesischen Kräuterläden erhältlichen, eigens präparierten Pflanzen verwendet werden.

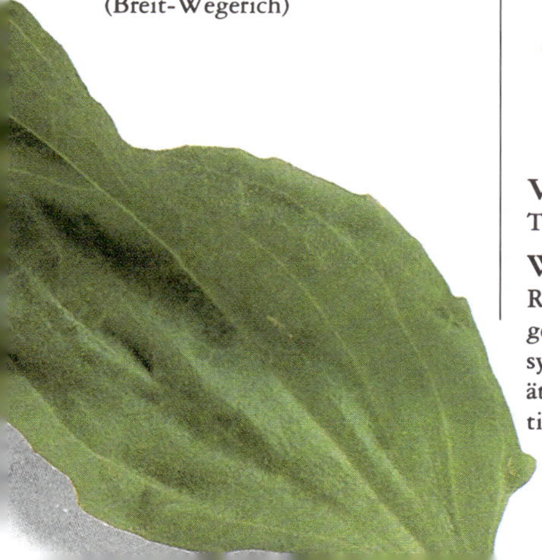

Frisches Blatt (Breit-Wegerich)

Rosmarinus officinalis

ROSMARIN

In Europa gilt Rosmarin seit langer Zeit als anregende Pflanze, die die Melancholie vertreibt. Rosmarin steht traditionell für das Gedenken an andere: Liebende schenkten einander Rosmarin, auch Gräber wurden damit geschmückt. Die anregenden Eigenschaften der Pflanze sind durch die Inhaltsstoffe des wohlriechenden Öls bedingt, das deshalb in der Aromatherapie Anwendung findet.

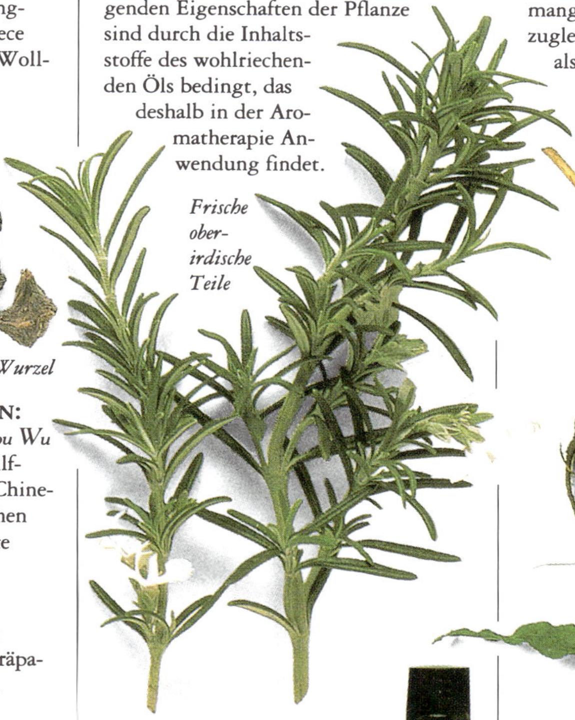

Frische oberirdische Teile

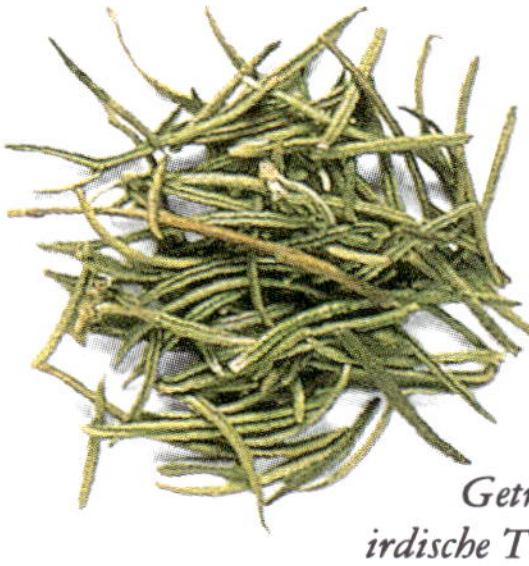

Getrocknete oberirdische Teile

Ätherisches Öl

VERWENDETE TEILE: oberirdische Teile, ätherisches Öl

WICHTIGSTE ANWENDUNGEN: Rosmarin fördert die Verdauung, hilft gegen Blähungen und regt das Nervensystem an. Äußerlich angewendet, ist das ätherische Öl gut bei Arthritis, Rheumatismus und Kopfschmerzen.

Rumex crispus

KRAUSER AMPFER

Der Krause Ampfer, ein häufig an Hecken vorkommendes Unkraut, ist nach der Form der Blätter benannt. Er war traditionell Bestandteil von leicht abführenden, nährstoffreichen Heiltränken, die man im Frühjahr nahm, um die mangelhafte Ernährung im Winter auszugleichen. Heute gilt er als Mittel, um die Verdauung zu fördern und „das Blut zu reinigen".

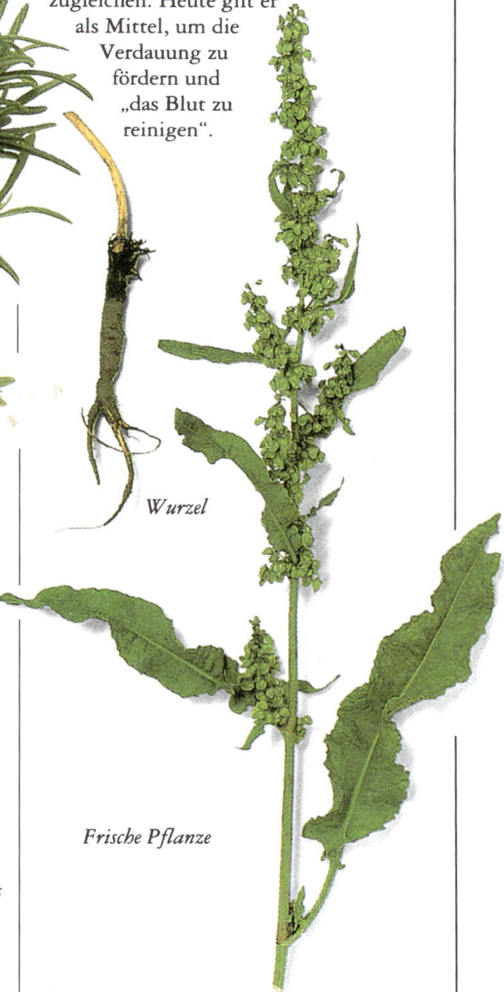

Wurzel

Frische Pflanze

VERWENDETE TEILE: Wurzel

WICHTIGSTE ANWENDUNGEN: Krauser Ampfer wird vor allem als reinigendes Mittel bei Hautproblemen, wie Ekzemen und Schuppenflechte, aber auch bei Arthritis und Rheumatismus angewendet. Er wirkt leicht abführend.

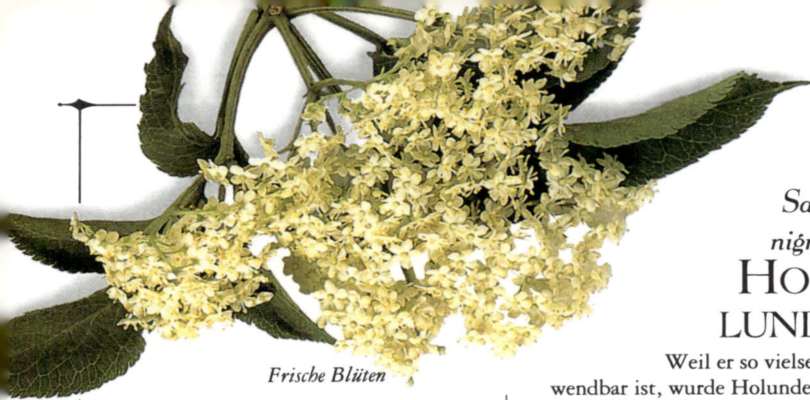

Frische Blüten

Sambucus nigra
HOLUNDER

Weil er so vielseitig verwendbar ist, wurde Holunder früher als „Medizinkästchen der Natur" bezeichnet. Heute werden nur noch die Blüten verwendet. Der Holunderstrauch ist in lichtem Wald und an Hecken oft anzutreffen; aus seinen dunklen, wohlschmeckenden Beeren lassen sich Marmelade oder Wein machen.

VERWENDETE TEILE: Blüten

WICHTIGSTE ANWENDUNGEN: Holunderblüten sind ein ausgezeichnetes Mittel gegen Katarrhe, wie Erkältungen, Grippe und Heuschnupfen. Sie helfen gegen Fieber und Entzündungen. Die Beeren sind wohlschmeckende Lieferanten von Vitamin C im Winter.

Salvia officinalis
SALBEI

Früher hieß es, ein prächtiger Salbeistrauch im Garten zeige an, daß die Frau im Haus „die Hosen anhabe". Der regelmäßige Genuß von Salbeitee sollte das Leben verlängern, die Pflanze wurde als kräftigendes Heilmittel bei allen Arten von Gesundheitsproblemen betrachtet.

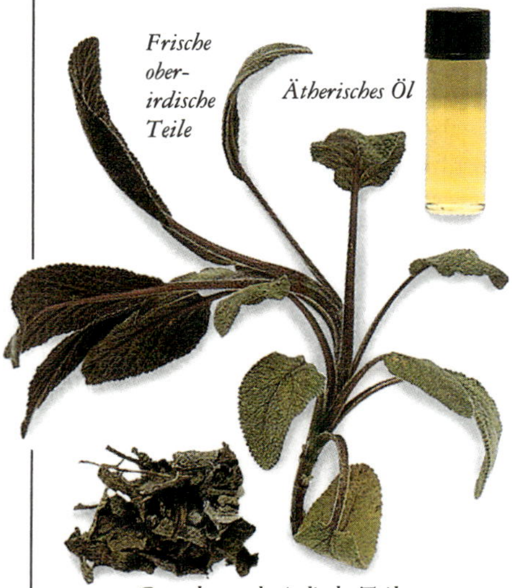

Frische oberirdische Teile

Ätherisches Öl

Getrocknete oberirdische Teile

VERWENDETE TEILE: Blätter, ätherisches Öl

WICHTIGSTE ANWENDUNGEN: Die Wirkung von Salbei konzentriert sich vor allem auf Mund, Rachen und die weiblichen Geschlechtsorgane. Er wird zur Behandlung von Geschwüren im Mundbereich und bei Hitzewallungen eingesetzt.

WARNHINWEISE:
- Schwangere Frauen sollten Salbei nicht in hoher Dosis verwenden.
- Personen, die an Epilepsie leiden, sollten Salbei meiden.

Schisandra chinensis
SCHISANDRA

Die Schisandra-Beeren gehören in China zu den beliebtesten Kräftigungsmitteln; sie sind als Aphrodisiakum bekannt. Wohlhabende Chinesinnen verschönerten damit ihre Haut. Der chinesische Name *Wu Wei Zi* bedeutet „Frucht der fünf Geschmacksrichtungen", doch der saure Geschmack ist vorherrschend.

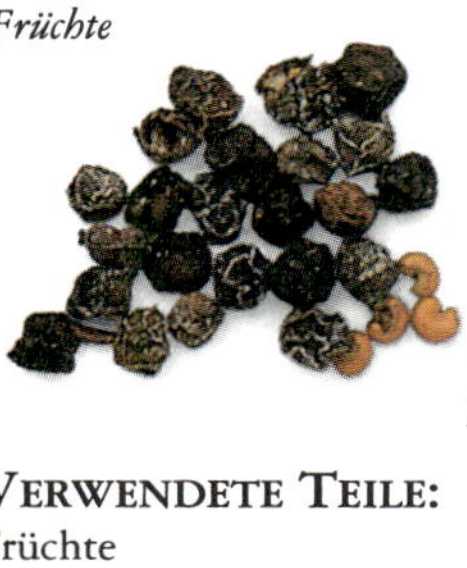

Getrocknete Früchte

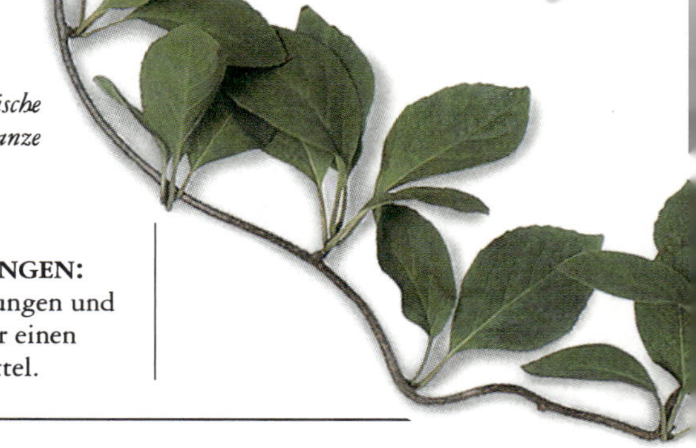

Frische Pflanze

VERWENDETE TEILE: Früchte

WICHTIGSTE ANWENDUNGEN: Schisandra hilft bei Schlafstörungen und Angstzuständen. Zudem hat er einen Ruf als sexuell anregendes Mittel.

Scutellaria lateriflora
HELMKRAUT

Die Pflanze wird ebenso wie das einheimische Sumpf-Helmkraut (*Scutellaria galericulata*) bei Nervenleiden verwendet. Der Name der Pflanze bezieht sich auf die gewölbten Samenkapseln, die Helmen ähneln.

VERWENDETE TEILE: oberirdische Teile

WICHTIGSTE ANWENDUNGEN: Helmkraut hat beruhigende und krampflösende Eigenschaften und eignet sich, um nervöse Spannungs- und Angstzustände, Übererregbarkeit, Schlafstörungen und streßbedingte Probleme zu behandlen.

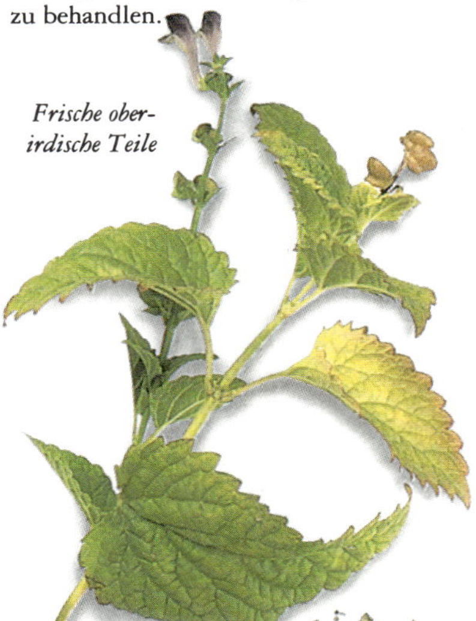

Frische oberirdische Teile

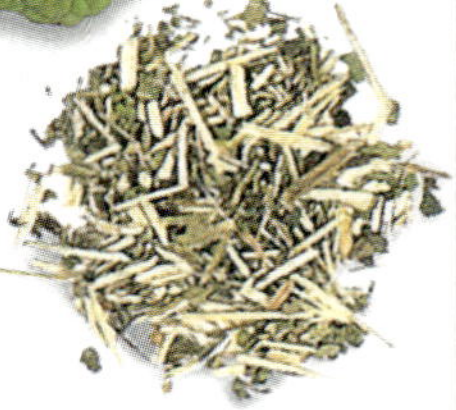

Getrocknete oberirdische Teile

Stachys betonica
HEIL-ZIEST

Im Mittelalter gehörte Heil-Ziest zu den beliebtesten Heilkräutern. Oft wurde er in Amuletten getragen, die Krankheiten abwehren sollten. Heute ist die hübsche Pflanze, die im Sommer strahlend rosa blüht, in Kräutergärten kaum noch anzutreffen.

VERWENDETE TEILE: oberirdische Teile

WICHTIGSTE ANWENDUNGEN: Heute nutzt man vor allem die beruhigende und verdauungsfördernde Wirkung des Heil-Ziest. Er regt den Kreislauf an und verbessert die Blutversorgung des Gehirns; daher seine Eignung bei Kopfschmerzen und als anregendes Mittel für ältere Menschen.

WARNHINWEISE:
- In der Schwangerschaft sind hohe Dosen zu meiden.

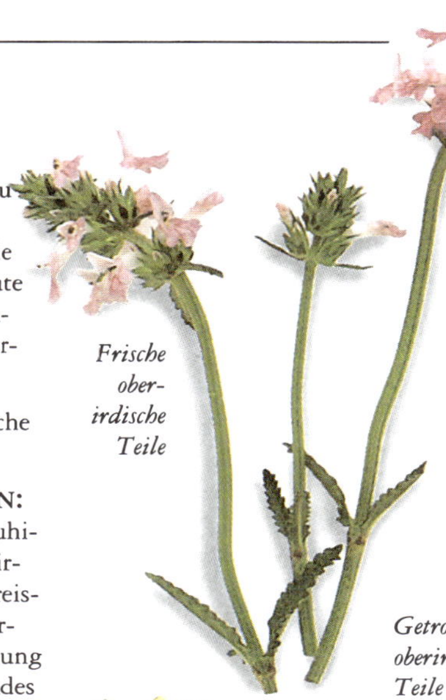

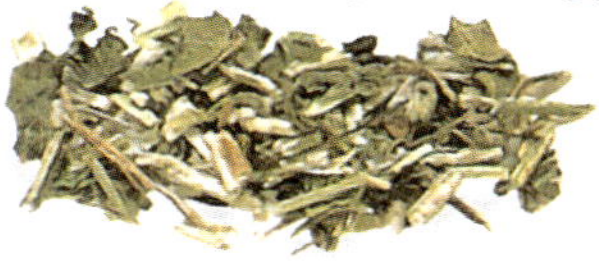

Tanacetum parthenium
MUTTERKRAUT

Die Kräuterkundler der Vergangenheit, wie John Parkinson im 17. Jahrhundert, empfahlen, die Blätter vor dem Verzehr zu rösten. Heute steht die Pflanze vor allem als Mittel gegen Migräne hoch im Kurs. Sie wird häufig im Garten gezogen und kann mit Kamille verwechselt werden.

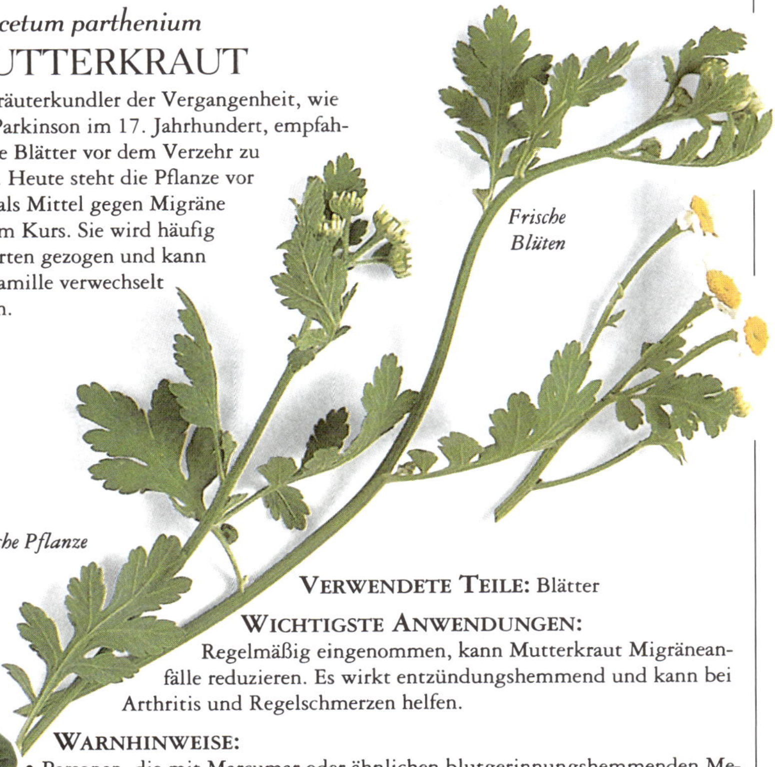

VERWENDETE TEILE: Blätter

WICHTIGSTE ANWENDUNGEN: Regelmäßig eingenommen, kann Mutterkraut Migräneanfälle reduzieren. Es wirkt entzündungshemmend und kann bei Arthritis und Regelschmerzen helfen.

WARNHINWEISE:
- Personen, die mit Marcumar oder ähnlichen blutgerinnungshemmenden Medikamenten behandelt werden, sollten Mutterkraut nicht anwenden.

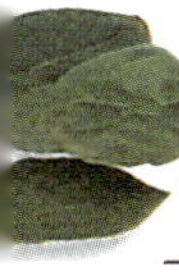

Taraxacum officinale
LÖWENZAHN

Löwenzahn wird in Europa erst seit dem 15. Jahrhundert zu Heilzwecken genutzt. Traditionell wurde er als harntreibendes Mittel eingesetzt. Von Gärtnern wird Löwenzahn als Unkraut bekämpft, doch die jungen Blätter ergeben einen feinen Salat.

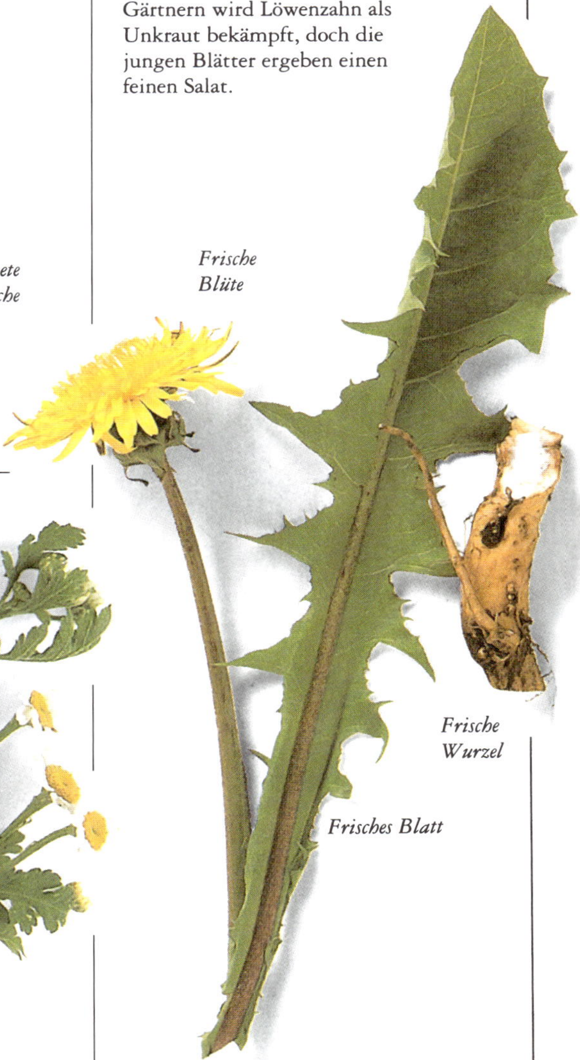

VERWENDETE TEILE: Blätter, Wurzel

WICHTIGSTE ANWENDUNGEN: Die Blätter des Löwenzahns enthalten viel Kalium und wirken stärker harntreibend als die Wurzel. Letztere fördert die Leberfunktion und hilft bei einer Reihe von Verdauungsbeschwerden.

Thymus vulgaris

GARTENTHYMIAN

Thymian entfaltet seine keimtötende Wirkung im Bereich der Atemwege und wird seit Jahrhunderten verwendet, um Bronchitis und Husten zu behandeln. Angeblich soll der Name der Pflanze auf einen griechischen Ausdruck für „Tapferkeit" zurückgehen, weil Thymian anregend und kräftigend wirkt.

VERWENDETE TEILE: oberirdische Teile, ätherisches Öl

WICHTIGSTE ANWENDUNGEN: Thymian ist ein wichtiges Mittel gegen Atemwegerkrankungen. Aufgrund seiner wärmenden, adstringierenden Wirkung gilt Thymian bei Darmgrippe und Durchfall als Verdauungshilfe. Das ätherische Öl wirkt keim- und pilztötend und kann in starker Verdünnung auf Verletzungen aufgetragen werden.

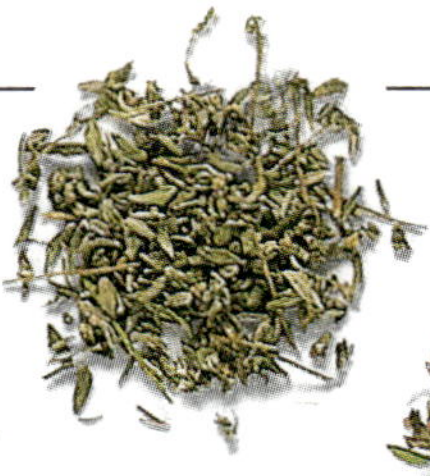

Getrocknete oberirdische Teile

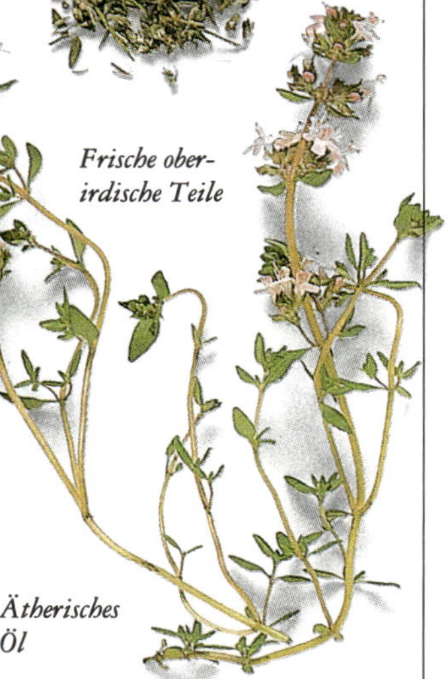

Frische oberirdische Teile

Ätherisches Öl

Urtica dioica

BRENNESSEL

Gärtner mögen den „Nährstoffräuber" Brennessel nicht, weil sie den Boden auslaugt. Doch gerade, weil sie in ihren Blättern Vitamine und Mineralstoffe sammelt, kann sie viele Mangelerscheinungen ausgleichen. Die Römer verwendeten verschiedene Nesselarten als wärmendes Mittel für – wenn auch schmerzhafte – Einreibungen. Bis vor nicht allzulanger Zeit war das Peitschen mit Nesseln ein verbreitetes Hausmittel gegen Arthritis und Rheumatismus.

VERWENDETE TEILE: oberirdische Teile

WICHTIGSTE ANWENDUNGEN: Mit den kreislaufanregenden und harntreibenden Brennesseln werden oft Hautreizungen behandelt. Sie fördern die Ausscheidung von Harnsäure und lindern Gicht und Arthritis.

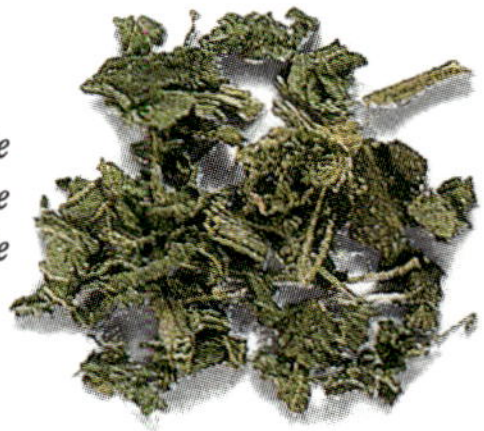

Getrocknete oberirdische Teile

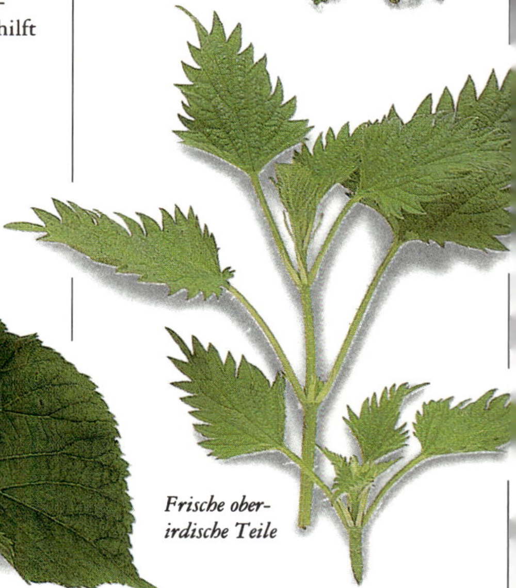

Frische oberirdische Teile

Tilia europaea

LINDE

In Europa ist die Linde ein typischer Alleebaum. Ihre charakteristischen Samen, die im Herbst wie auf Flügeln herabsegeln, sind ein vertrauter Anblick. Die beruhigende Wirkung von Lindenblütentee, der in Frankreich *tilleul* genannt wird, wird besonders nach dem Essen geschätzt.

VERWENDETE TEILE: Blüten

WICHTIGSTE ANWENDUNGEN: Lindenblüten lindern nervöse Anspannung und Ängste. Sie sollen zur Entspannung der Blutgefäße beitragen, der Arteriosklerose entgegenwirken und sich darum gut bei streßbedingtem Bluthochdruck eignen. Auch bei Fieber hilft Lindenblütentee.

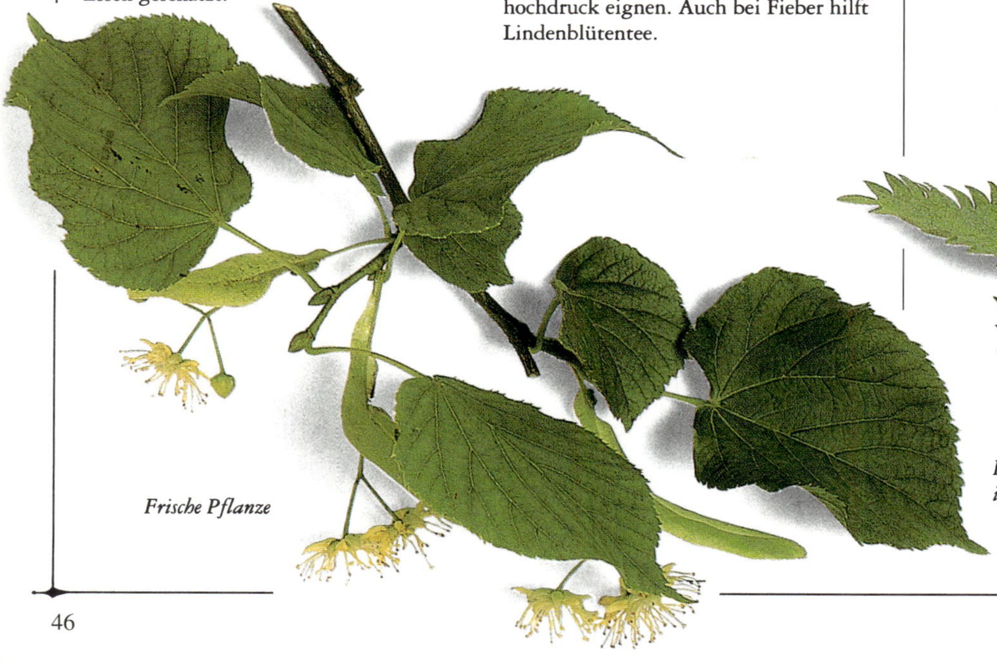

Frische Pflanze

Verbena officinalis

ECHTES EISENKRAUT

Das Eisenkraut war den keltischen Druiden heilig und wurde bis ins 17. Jahrhundert für Wahrsagerei und Hexenzauber verwendet. Traditionell sammelte man die Pflanze im Juli während der „Hundstage“, um die größtmögliche Wirkkraft zu erhalten.

VERWENDETE TEILE: oberirdische Teile

WICHTIGSTE ANWENDUNGEN: Eisenkraut regt die Lebertätigkeit an und trägt zur Entspannung bei; es wird bei Verdauungsproblemen, Depressionen und Spannungszuständen verwendet. Die Pflanze soll die Wehenschmerzen und Hautprobleme lindern.

WARNHINWEISE:
- Hohe Dosen sind während der Schwangerschaft zu vermeiden.

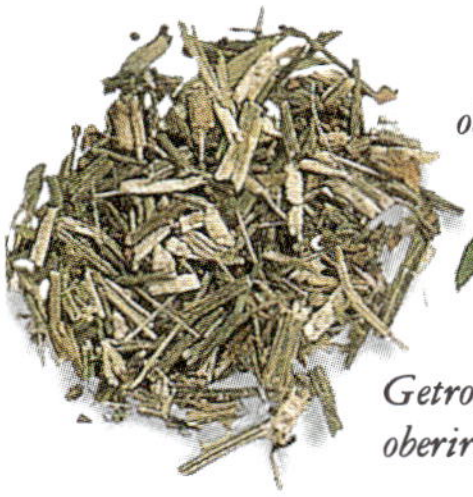

Getrocknete oberirdische Teile

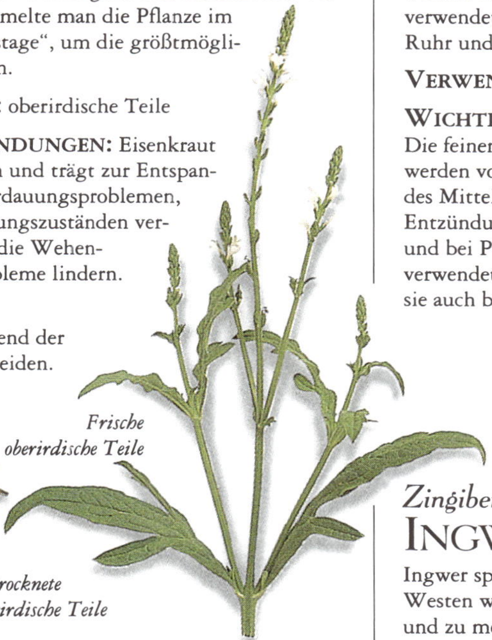

Frische oberirdische Teile

Viola tricolor

STIEFMÜTTERCHEN

Das Stiefmütterchen war früher eine beliebte Zutat zu Liebestränken. Die Griechen verwendeten es, um Wütende zu beruhigen und Kopfschmerzen zu lindern. Das Blümchen galt als Symbol angenehmer Gedanken und hat eine lange Tradition als Mittel bei Erkrankungen der Atemwege.

VERWENDETE TEILE: oberirdische Teile

WICHTIGSTE ANWENDUNGEN: Stiefmütterchen wirkt bei Husten schleimfördernd und hilft bei Hautentzündungen und -infektionen. Es wirkt leicht harntreibend und blutreinigend.

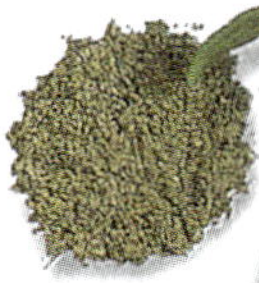

Pulver

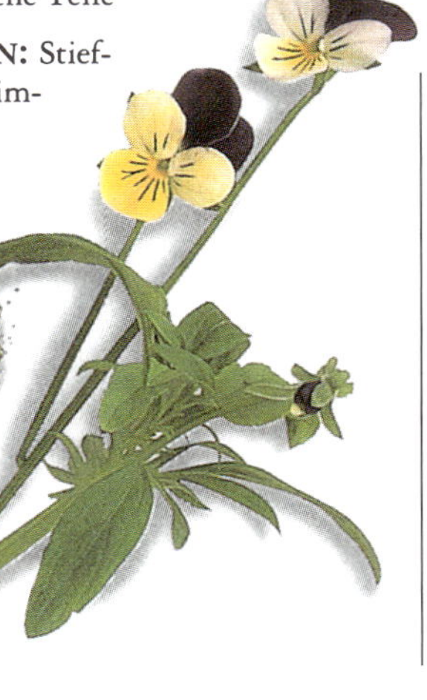

Frische oberirdische Teile

Zea mays

MAISGRIFFEL

Mais war das unentbehrliche Grundnahrungsmittel der Ureinwohner Lateinamerikas, die ihn auch zu medizinischen Zwecken verwendeten. Die Azteken nahmen gemahlenen Mais gegen Ruhr und Infektionen der Harnwege.

VERWENDETE TEILE: Maisgriffel

WICHTIGSTE ANWENDUNGEN: Die feinen, seidigen Maisgriffel werden vor allem als harntreibendes Mittel bei Reizungen oder Entzündungen der Harnblase und bei Prostatabeschwerden verwendet. Manchmal helfen sie auch bettnässenden Kindern.

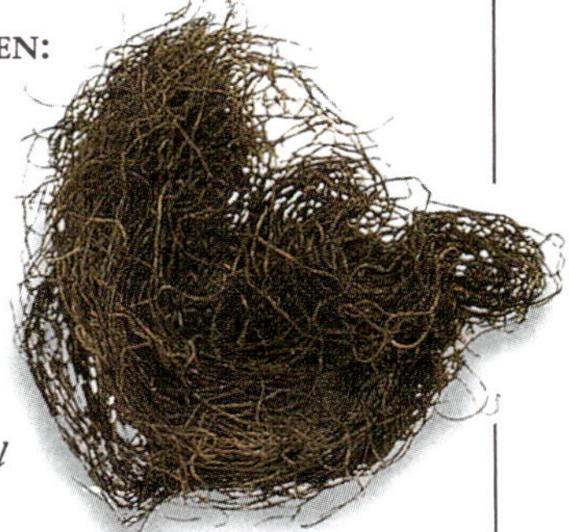

Getrocknete Maisgriffel

Zingiber officinalis

INGWER

Ingwer spielt in China eine bedeutende Rolle, aber auch im Westen wird er seit über 2000 Jahren in der Küche und zu medizinischen Zwecken eingesetzt.

VERWENDETE TEILE: Wurzel, ätherisches Öl

WICHTIGSTE ANWENDUNGEN: Wegen seiner wärmenden Wirkung empfiehlt sich Ingwer bei Erkältungen und als kreislaufanregendes Mittel. Er dämpft Brechreiz und kann bei Reisekrankheit oder morgendlicher Übelkeit genommen werden. Er fördert und beruhigt die Verdauung, reduziert Blähungen und hilft bei Magenverstimmung.

Ätherisches Öl

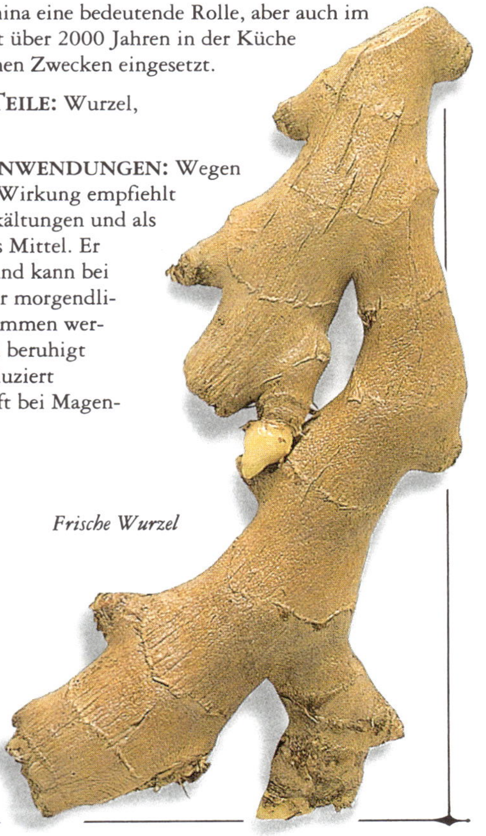

Frische Wurzel

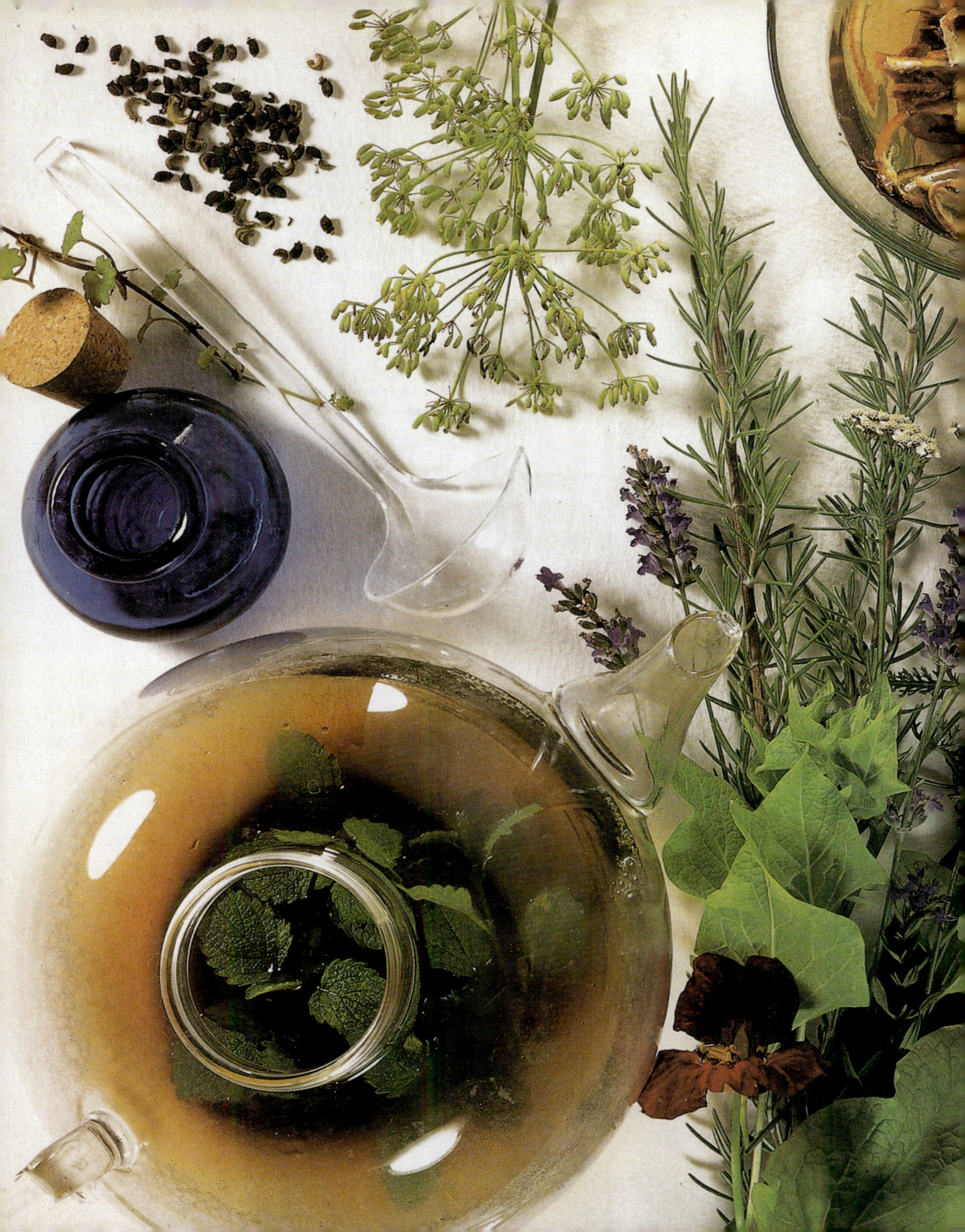

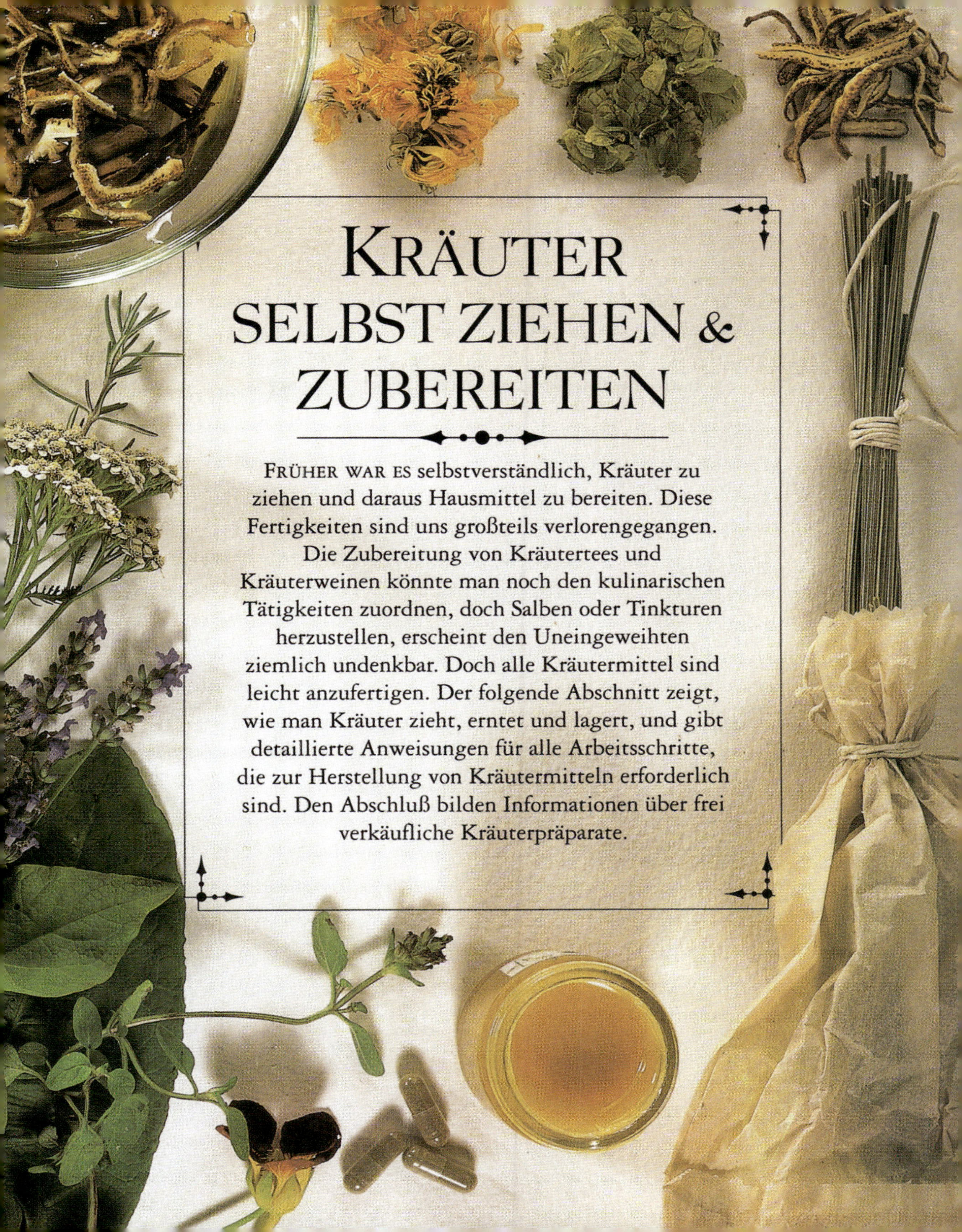

KRÄUTER SELBST ZIEHEN & ZUBEREITEN

FRÜHER WAR ES selbstverständlich, Kräuter zu ziehen und daraus Hausmittel zu bereiten. Diese Fertigkeiten sind uns großteils verlorengegangen. Die Zubereitung von Kräutertees und Kräuterweinen könnte man noch den kulinarischen Tätigkeiten zuordnen, doch Salben oder Tinkturen herzustellen, erscheint den Uneingeweihten ziemlich undenkbar. Doch alle Kräutermittel sind leicht anzufertigen. Der folgende Abschnitt zeigt, wie man Kräuter zieht, erntet und lagert, und gibt detaillierte Anweisungen für alle Arbeitsschritte, die zur Herstellung von Kräutermitteln erforderlich sind. Den Abschluß bilden Informationen über frei verkäufliche Kräuterpräparate.

KRÄUTER SELBST ZIEHEN

WIE WOHLTUEND, eine Handvoll Kräuter im eigenen Garten oder Blumenkasten zu pflücken und daraus Tees oder Salben zuzubereiten! Selbst gezogene und frisch getrocknete Kräuter können sogar wirksamer sein als gekaufte, die möglicherweise schon Monate gelagert haben. Ein weiterer Vorteil der eigenen Kräuterzucht ist, daß man sich damit auch für seltene Kräuter kontinuierlichen Nachschub sichert. Der Anbau von Kräutern ist einfach, viele verbreiten einen angenehmen Geruch, und viele Arten sehen überdies auch noch hübsch aus. Allerdings ist es ratsam, die Wildformen anzupflanzen. Bei Zuchtformen ist nicht sicher, daß sie die erhofften Wirkstoffe in ausreichender Menge enthalten.

Der Heilkräutergarten

In vielen Gärten wächst eine Vielfalt an Heilkräutern – nur gelten die meisten dort als Unkraut. So gibt es wohl kaum einen, in dem nicht Hirtentäschelkraut, Klebkraut, Löwenzahn, Brennessel oder Vogelmiere in einer vergessenen Ecke ihr Dasein fristen. Sie alle haben wertvolle therapeutische Eigenschaften. Auch viele Küchenkräuter, wie Basilikum, Salbei, Thymian und Petersilie, können zu medizinischen Zwecken eingesetzt werden.

Andere wichtige Heilkräuter, wie Kamille, Ysop und Heil-Ziest, finden sich kaum zufällig; sie müssen eigens gezogen werden. Überlegenswert ist auch, ob man nicht auch Odermennig, Mädesüß, Steinklee oder Johanniskraut im Kräutergarten anpflanzen will: Dort sind sie bequem zu erreichen, und man ist sicher vor den Umweltbelastungen, die an einem anderen Standort vorkommen können.

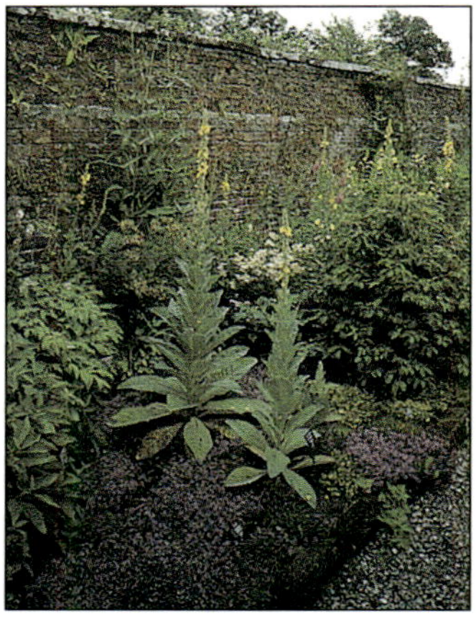

Kräutergarten mit den auffälligen, gelben Blütenständen der Königskerze.

Bei der Planung eines Kräutergartens muß man berücksichtigen, wie groß die ausgewählten Kräuter werden und ob sie sonnige oder schattige Standorte bevorzugen. Wenn Sie zum ersten Mal einen Kräutergarten anlegen, sollten Sie mit den zehn Kräutern beginnen, die rechts aufgelistet sind. Weitere nützliche Pflanzen, die sich leicht anbauen lassen, sind unter anderem Knoblauch, Stiefmütterchen, Frauenmantel, Majoran, Königskerze, Pfefferminze, Rosmarin, Brunelle, Eisenkraut und Schafgarbe.

Nützliche Zimmerpflanzen

Zimmerpflanzen werden seit Jahrhunderten kultiviert. In jüngster Zeit hat die Forschung einen besonderen Nutzen von Topfpflanzen entdeckt: Viele Pflanzen nehmen Schadstoffe aus der Umgebungsluft auf und wandeln sie in harmlose Substanzen um. So können Zimmerpflanzen die Lebensumgebung im Büro oder in der Wohnung für die Menschen, die hier leben oder arbeiten, verträglicher machen.

Aloe vera nimmt Schadstoffe aus der Umgebungslauft auf; als Heilpflanze kann sie zur ersten Hilfe bei Verbrennungen dienen (siehe S. 136). **Grünlilien, Azaleen** und **Ficus benjamina** entziehen der Umgebungsluft Formaldehyd, der sich in manchen Reinigungsmitteln findet und auch im Zigarettenrauch enthalten ist. **Efeu** sorgt für den raschen Abbau von Benzol, das in Autoabgasen enthalten ist. **Spathiphyllum** absorbiert Trichlorethylen, das in der Flüssigkeit zur chemischen Reinigung enthalten ist.

Anlage eines Kräutergartens

Kamille: Der aus den Blüten aufgegossene Tee hemmt Entzündungen und beruhigt die Verdauung.
Fenchel: Die Samen helfen bei Verdauungsbeschwerden.
Ysop: Ein hübscher, niedriger Strauch. Die oberirdischen Teile können in Mitteln gegen Atemweg- und Verdauungsbeschwerden verwendet werden.
Melisse: Die Blätter ergeben einen anregenden, das Gemüt beruhigenden Tee. Achtung: die Pflanze sät sich gern selbst aus und kann zur Plage werden.
Ringelblume: Die Pflanze kann innerlich bei Verdauungsbeschwerden oder Geschwüren im Mund angewendet werden. In Cremes verarbeitet, werden Ringelblumen bei Hautproblemen angewandt.
Salbei: Die Blätter werden für Mundwasser verwendet. Salbei sollte im Winter mit Stroh oder Sackleinwand geschützt werden.
Rosmarin: Daraus kann ein Öl gegen Arthritis gewonnen werden. Junge Pflanzen im Winter mit Sackleinwand abdecken.
Johanniskraut: Mit dem Öl aus den frischen Blüten werden Verbrennungen und Entzündungen behandelt. Der Tee aus den Blättern, in der Mitte des Sommers geerntet, wirkt antidepressiv.
Helmkraut: Ein beruhigendes Mittel bei Streß und Anspannung. Die Pflanze soll geerntet werden, wenn sich die typischen helmförmigen Samenkapseln bilden.
Thymian: Ist eine Pflanze mit hervorragenden antiseptischen Eigenschaften; sie kann bei Bronchialinfekten, als verdauungsförderndes Tonikum und für Mundspülungen verwendet werden.

Heilkräuter im Blumenkasten

Wer keinen Garten hat, kann Kräuter auch auf dem Fensterbrett ziehen. Die Pflanzen gedeihen darin für einige Zeit ausgezeichnet. Wichtig ist, jeden Frühling frische Kräuter zu setzen, damit man sicher sein kann, daß die Pflanzen gesund sind. Kräuter entwickeln sich auf nährstoffarmem Boden ausgezeichnet; lehmiger Kompost ist als Erde geeignet. Wenn der Kompost torfig ist, sollte auf fünf Teile ein Teil Sand beigemengt werden.

Heilkräuter im Blumenkasten: Es empfiehlt sich, langsam wachsende Kräuter zu wählen und solche mit ansprechenden Blättern und Blütenfarben. Pflanzen Sie die hängenden Kräuter an den Rand des Kastens.

Pfefferminzblätter *eignen sich für Tees gegen Verdauungsstörungen, Übelkeit und Kopfschmerzen.*

Salbei *gehört in jeden Kräutergarten. Mit einem Aufguß aus seinen Blättern kann man bei Halsschmerzen gurgeln und ihn zu Haarspülungen und Tees verwenden. Er wächst langsam und eignet sich daher gut für den Blumenkasten.*

Melisse *hat ein frisches Aroma, das viele in Tees schätzen. Die Zuchtform wächst langsamer als die Urform, bewahrt dabei aber ihre medizinische Wirksamkeit.*

Heil-Ziest *bringt Farbe in den Blumenkasten; der Blätteraufguß ergibt einen entspannenden Tee bei Streß und Anspannung.*

Thymian *wirkt entzündungshemmend bei Husten und Bronchialerkrankungen; er kann auch zu Mundspülungen verwendet werden.*

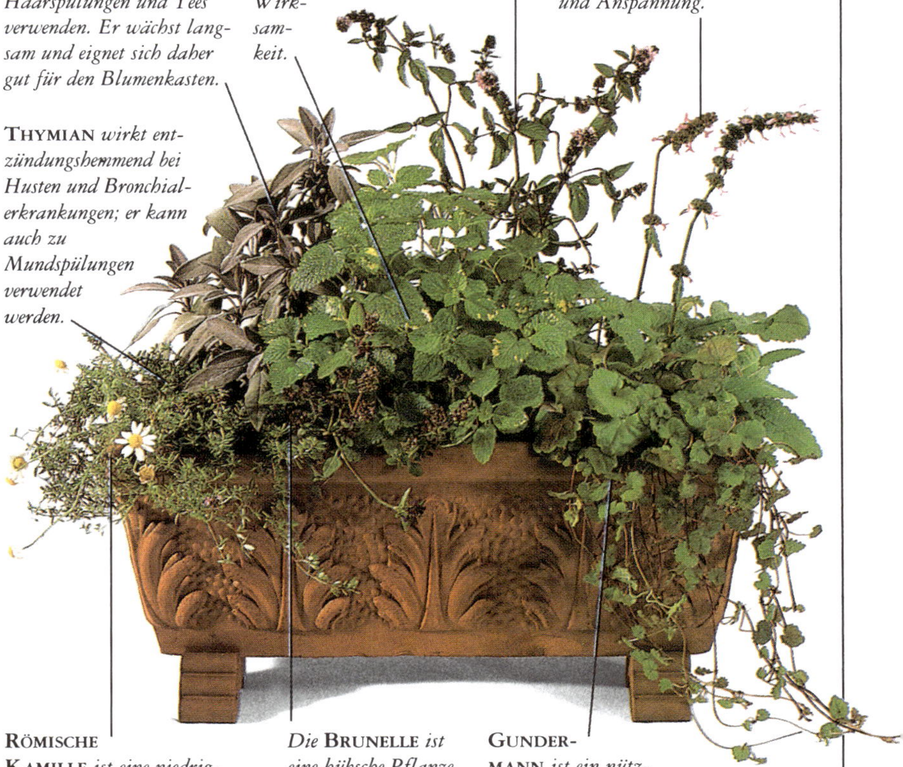

Römische Kamille *ist eine niedrigwüchsige, mehrjährige Pflanze, die den ganzen Sommer über blüht. Die Blüten können als Tee aufgebrüht werden.*

Die Brunelle *ist eine hübsche Pflanze und eignet sich für Augenbäder bei entzündeten oder übermüdeten Augen.*

Gundermann *ist ein nützliches Mittel gegen Katarrh. Die Blätter können in Kräutertees oder Tinkturen verwendet werden.*

Einkauf von Pflanzen

Man kann Kräuter aus Samen oder Ablegern ziehen; doch manche Pflanzen wachsen langsam oder sind schlecht zu vermehren. Hier schafft die Gärtnerei Abhilfe. Dort lernt man auch die vielen attraktiven Varietäten kennen, die es von Kräutern gibt. Wer mehr Wert auf das schmückende Element legt, weniger auf die sichere Heilwirkung, kann dort nach den Zuchtformen von Melisse und Beifuß, Spitzwegerich und den rosa, weiß und blau blühenden Arten von Ysop, Lavendel und Rosmarin Ausschau halten.

- Wählen Sie kräftige, gesunde Pflanzen mit vielen jungen Trieben; im Topf sollte ausreichend Platz für das weitere Wachstum sein; notfalls müssen Sie sie umtopfen.
- Die Pflanzen müssen frei von Schädlingen sein: Blattspinnmilben, Blattläuse und Mottenschildläuse sitzen meist an der Unterseite der Blätter oder auf jungen Trieben.
- Um den Zustand der Wurzeln und die Art, wie die Pflanze eingetopft wurde, zu überprüfen, drehen Sie den Topf um und klopfen leicht auf die Unterseite, so daß die Pflanze herausgleitet. Dabei sollten gesunde Wurzeln sichtbar werden, die Blumenerde sollte ihre Form bewahren.
- Vergewissern Sie sich, daß Sie auch die richtige Pflanze in Händen halten. Bitten Sie das Personal der Gärtnerei nachzuprüfen, falls Sie unsicher sind.
- Gärtnereien erwarten ihren größten Umsatz in der ersten Frühlingshälfte; darauf stellen sie ihre Produktion ein. Es ist ratsam, Kräuter zu dieser Zeit zu kaufen: Später im Jahr wachsen sie oft am Topf fest, die Pflanzen müssen umgetopft werden und ältere, mehrfach umgetopfte Pflanzen sind entsprechend teuer.

Kräuter aus Samen ziehen

Einjährige Pflanzen sät man am besten selbst aus. Bei mehrjährigen Pflanzen ist es meist sinnvoller, vorhandene Pflanzen zu teilen oder Ableger zu setzen.

- Samen für gängige Heilkräuter sind im allgemeinen in Gartenzentren erhältlich – allerdings finden Sie Steinklee, Heil-Ziest und ähnliches wahrscheinlich in der Abteilung für Wildblumen.
- Die meisten einjährigen Kräuter sollten im Frühling direkt am Standort ausgesät werden, an dem sie wachsen sollen. Bei mehrjährigen Pflanzen ist es günstiger, sie im Spätsommer zu säen, einzutopfen und im Glashaus zu überwintern.
- Folgende Heil- und Salatkräuter sollten Sie regelmäßig aussäen: Anis, Basilikum, Boretsch, Eschscholtzienkraut, Koriander, Feldsalat, Dill, Kamille, Kapuzinerkresse, Ringelblume und Gartenrauke.
- Petersilie ist zwar eine zweijährige Pflanze, dennoch sollte sie jährlich ausgesät werden. Ideal ist es, Petersilie von der Aussaat bis zur Ernte immer am selben Standort zu belassen. Auch andere zweijährige Pflanzen, wie Angelika, Steinklee und Königskerze, können aus Samen gezogen werden.
- Folgende mehrjährige Kräuter können Sie ebenfalls aus Samen ziehen: Echter Alant, Fenchel, Mutterkraut, Ysop, Frauenmantel, Salbei, Johanniskraut, Brunelle, Helmkraut und Thymian.

Die Aussaat

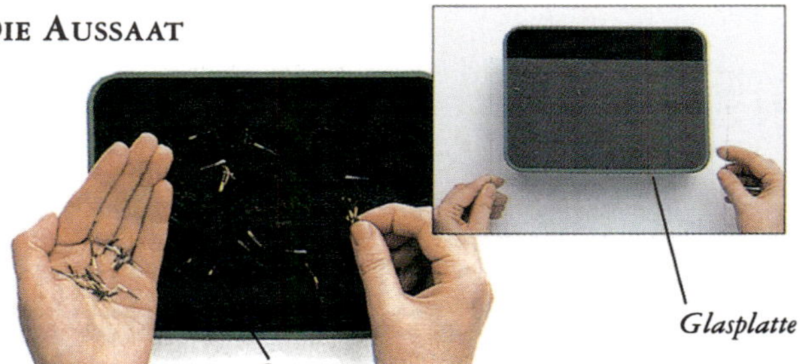

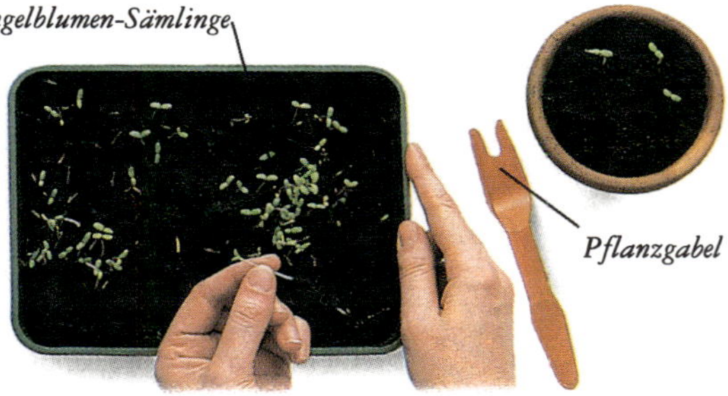

1 Verteilen Sie die Samen auf eine Keimschale mit gut durchfeuchtetem Kompost. Größere Samen werden mit einer Kompostschicht bedeckt. Die Keimschale mit einer Glasplatte abdecken. Danach an einem warmen Ort aufstellen (bis zu 20°C).

2 Füllen Sie einen Blumentopf mit Kompost. Heben Sie einen Sämling vorsichtig aus der Keimschale, setzen Sie ihn in eine kleine Vertiefung im Kompost.

Beschneiden

Manche schnellwüchsigen Kräuter müssen häufig beschnitten werden. Diese Triebe können Sie trocknen und zu Heilzwecken verwenden. Im allgemeinen sollten krautige Pflanzen beim Ernten oberirdischer Teile auf 10 bis 15 cm gekürzt werden. Wenn nur bestimmte Teile der Pflanze benötigt werden (z. B. Lavendelblüten), gelten die üblichen gärtnerischen Regeln für das Beschneiden.

- Rosmarin, Salbei und Lavendel sollten nach der Blüte im Spätsommer auf 10 bis 20 cm frischen Zuwachs zurückgestutzt werden.
- Mutterkraut, Frauenmantel, Melisse, Königskerze und Helmkraut können sich durch Selbstaussaat im ganzen Garten ausbreiten, wenn Sie nichts dagegen unternehmen.
- Minze oder Seifenkraut wachsen so schnell, daß sie andere Pflanzen ersticken können. Sie sollten auf einen kleinen Gartenbereich beschränkt werden.

BESCHNEIDEN

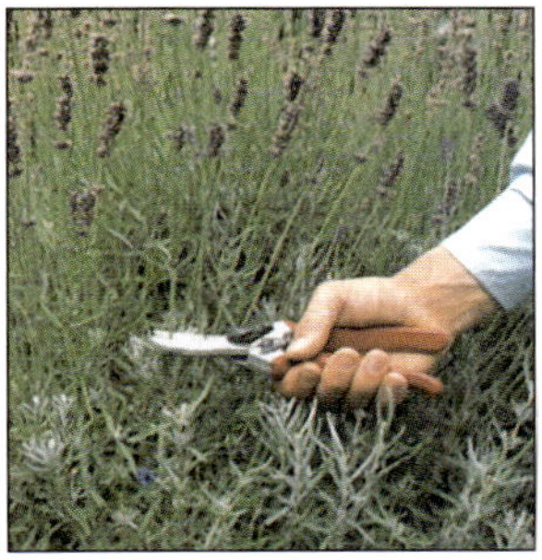

1 Schneiden Sie die abgestorbenen Blütenstände im Spätsommer so zurück, daß 10 bis 20 cm frischer Zuwachs stehenbleibt.

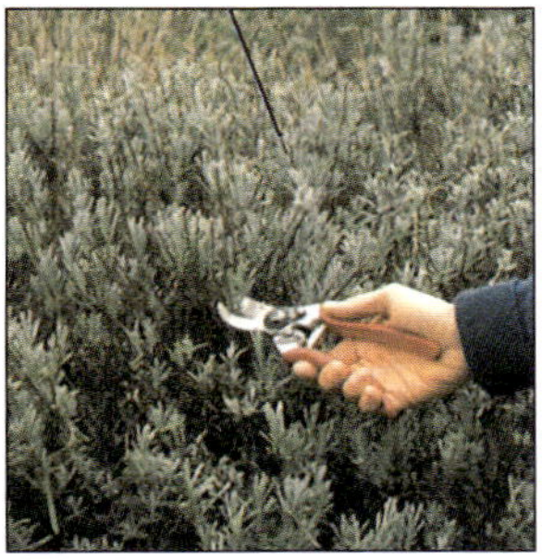

2 Stutzen Sie im Frühling die Triebe um 2,5 cm zurück. Achten Sie darauf, daß grüne Pflanzenteile erhalten bleiben.

Wurzeln teilen

Viele Kräuter lassen sich vermehren, indem man die Wurzelballen teilt. Schnittlauchballen können im Herbst geteilt werden, die Wurzeln von Liebstöckel werden im Frühling mit einem Spaten geteilt. Danach die Pflanzen wieder einsetzen und ausgiebig gießen. Auch Melisse und Thymian können so vermehrt werden. Alant, Römische Kamille und Pfefferminze bilden Ausläufer, die man einpflanzen kann.

Vermehrung durch Setzlinge

Mehrjährige Kräuter, die verholzen, wie Holunder, Ysop, Lavendel, Zitronenkraut, Rosmarin und Salbei, werden besser durch Setzlinge vermehrt als aus Samen gezogen. Die Setzlinge können von den noch weichen Seitentrieben buschiger Kräuter, wie Salbei oder Rosmarin, geschnitten werden; schneidet man sie hingegen im Frühsommer aus dem frischen, noch weichen Zuwachs, müssen sie sich rasch entwickeln, um zu überleben.

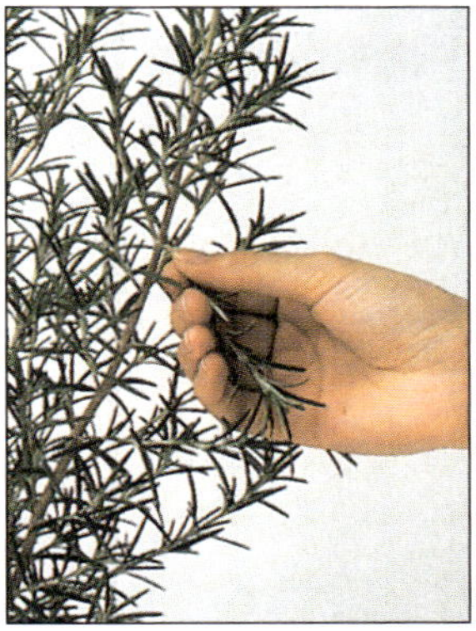

SETZLINGE SCHNEIDEN

1 Brechen oder schneiden Sie einen Trieb von der Pflanze, wobei ein Teil des Ansatzes, die Achsel, daranbleiben soll.

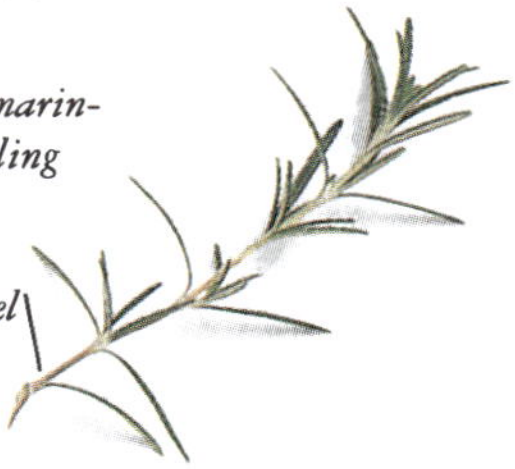

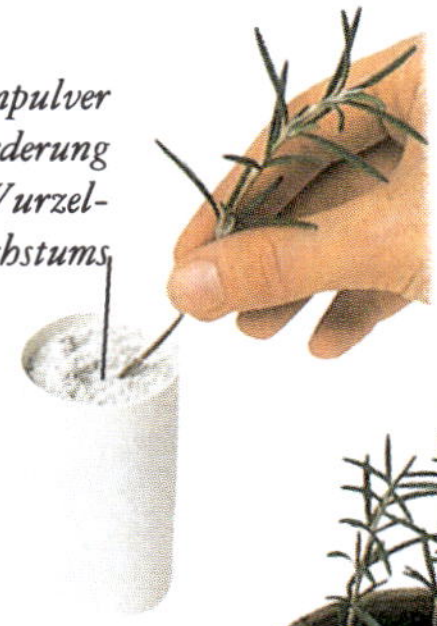

2 Tauchen Sie das untere Ende des Setzlings in Hormonpulver, um das Wurzelwachstum zu fördern.

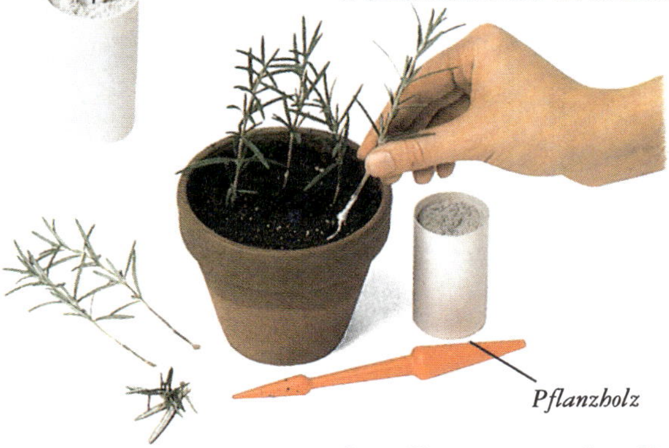

3 Füllen Sie einen Blumentopf mit Kompost, machen Sie mit dem Pflanzholz ein Loch, und stecken Sie einen Setzling hinein. Füllen Sie den Topf mit Setzlingen, und gießen Sie ausgiebig. Wenn nach einigen Wochen Wurzeln zu sehen sind, können Sie die Pflanzen vereinzeln.

Ernten & Trocknen

Pflanzen müssen geerntet, getrocknet und für die Zeit aufbewahrt werden, in denen keine frischen Kräuter verfügbar sind. Das Trocknen sollte so rasch wie möglich vor sich gehen, um zu verhindern, daß sich Substanzen verflüchtigen, und um die Oxidation wichtiger Bestandteile zu begrenzen.

Der Zeitpunkt der Ernte beeinflußt die Zusammensetzung der chemischen Wirkstoffe. Viele Kulturen haben das Sammeln von Heilkräutern in komplexe Rituale eingebunden, die teilweise einen überlieferten magischen Hintergrund haben, meist aber auch sicherstellen, daß die Kräuter dann geerntet werden, wenn ihre Wirksamkeit am größten ist.

Ernten Sie die Pflanzen an einem regenlosen Tag, nachdem der Tau getrocknet ist, und trocknen Sie sie rasch an einem schattigen Ort mit guter Luftzirkulation. Am besten eignet sich dafür ein Speicher mit leichtem Luftzug, doch Sie können die Pflanzen auch in einem warmen, geschützten Raum trocknen. Günstig ist beispielsweise eine trockene Gartenhütte, in der ein auf langsame Geschwindigkeit gestellter Ventilator läuft. Abzuraten ist hingegen vom Trocknen in der Garage, da die Kräuter dabei von Benzindämpfen umgeben sind. Der Trocknungsvorgang sollte bei einer konstanten Temperatur von 20 bis 32° C erfolgen.

Die meisten Kräuter sind nach fünf bis sechs Tagen völlig trocken, Samen können etwas länger brauchen.

Die richtige Erntezeit

Die meisten Kräuter werden im Sommer geerntet. Samen und die meisten Arten von Rinde werden im Frühherbst gesammelt, Wurzeln im Frühherbst oder Frühling. Die Blätter immergrüner Pflanzen, wie Rosmarin, Salbei und Thymian, können jederzeit gesammelt werden.

Frühlingsanfang

Wurzeln: Löwenzahn

Spätfrühling

Oberirdische Teile während der Blüte: Lungenkraut, Wohlriechendes Veilchen.
Blüten: Huflattich, Schlüsselblume, Holunder.

Frühsommer bis Sommermitte

Oberirdische Teile/Blätter vor der Blüte: Odermennig, Angelika, Katzenminze, Klebkraut, Löwenzahn, Dill, Fenchel, Mutterkraut, Knoblauch, Ysop, Frauenmantel, Melisse, Herzgespann, Petersilie, Pfefferminze, Wegerich, Salbei, Brennessel.
Rinde während der Blüte: Gemeiner Schneeball.
Blüten/blühende Spitzen: Boretsch, Kamille, Geißblatt, Linde, Ringelblume, Johanniskraut.

Sommermitte bis Spätsommer

Oberirdische Teile während der Blüte: Stiefmütterchen, Majoran, Eibisch, Mädesüß, Steinklee, Beifuß, Hirtentäschelkraut, Helmkraut, Thymian, Eisenkraut, Giftlattich, Heil-Ziest, Wermut, Ampfer.
Blüten: Hopfen, Lavendel, Königskerze.
Blätter nach der Blüte: Boretsch, Huflattich, Schlüsselblume, Bockshornklee, Lungenkraut, Wohlriechendes Veilchen.

Herbst

Wurzeln/Zwiebeln nach dem Verwelken der Blätter: Angelika (erstes Jahr), Wanzenkraut, Große Klette (erstes Jahr), Beinwell, Schlüsselblume, Alant (zwei- bis dreijährige Wurzeln), Knoblauch, Kanadische Gelbwurz, Liebstöckel, Eibisch, Echinacea, Seifenkraut, Tormentill, Baldrian. **Reife Samen / Früchte:** Bitterorange, Sellerie, Dill, Holunder, Fenchel, Bockshornklee, Weißdorn, Liebstöckel.

Blüten

Blütenköpfe werden im allgemeinen gesammelt, wenn die Pflanze in voller Blüte steht (siehe S. 54), und üblicherweise im Ganzen getrocknet. Schneiden Sie jeden Blütenkopf sorgfältig vom Stengel, entfernen Sie Insekten oder Verunreinigungen, und legen Sie die Blüten auf ein Tablett mit saugfähigem Papier. Kleine Blüten, wie Lavendel, werden wie Samen getrocknet: Hängen Sie die Stengel verkehrt herum auf, und hüllen Sie die Blüten in eine Papiertüte.

Blüten trocknen

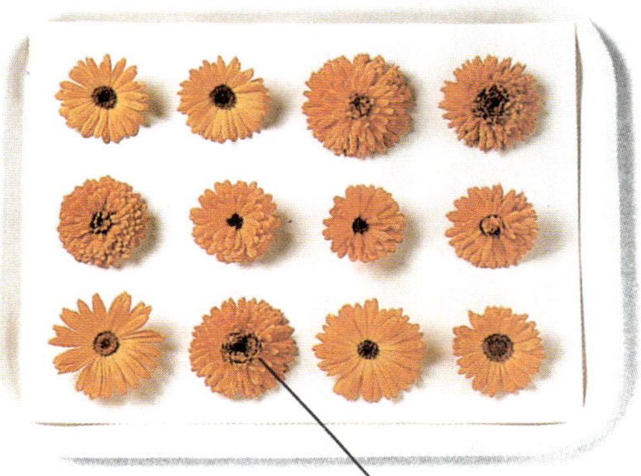

Ringelblumen-Blüten

1 Legen Sie die Blüten einzeln auf ein Tablett, das mit saugfähigem Papier ausgelegt ist. Stellen Sie es zum Trocknen an einen trockenen, warmen Ort, und wenden Sie die Blüten regelmäßig.

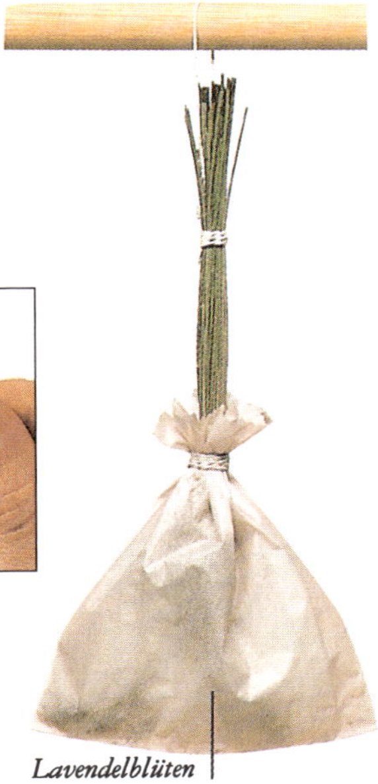

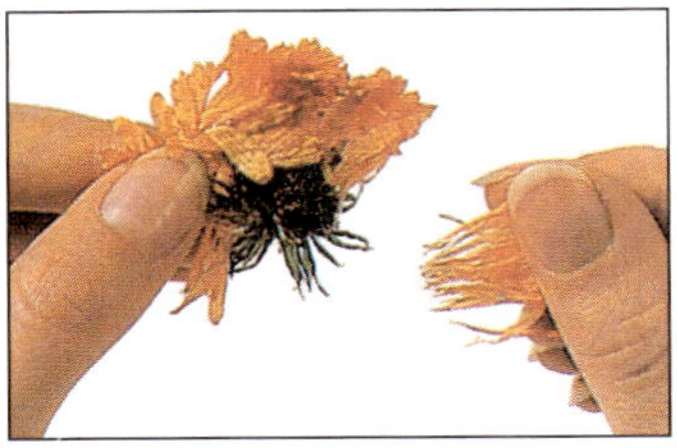

2 Die vollständig getrockneten Blüten kommen in einen dunklen, luftdichten Behälter. Bei Ringelblumen werden die Blütenblätter ausgezupft und ohne den Mittelteil der Blüte gelagert.

Lavendelblüten werden in einer Papiertüte am Stengel getrocknet.

Oberirdische Teile & Blätter

Die Blätter von Kräutern werden im allgemeinen kurz vor der Blüte gesammelt; eine Ausnahme bilden immergrüne Pflanzen, von denen das ganze Jahr hindurch geerntet werden kann. Große Blätter können einzeln abgeschnitten werden; bei kleinen Blättern empfiehlt es sich, sie am Stengel zu trocknen. Wenn alle oberirdischen Pflanzenteile verwendet werden sollen, erntet man am besten zur Blütezeit.

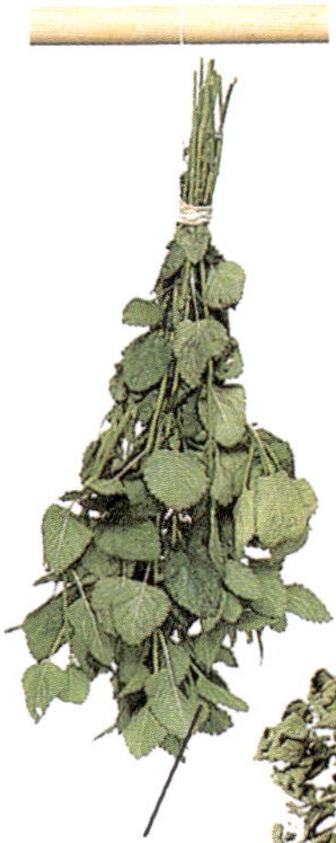

Melisse, oberirdische Teile

Oberirdische Teile & Blätter trocknen

1 Binden Sie fünf bis zehn Stauden zu einem Strauß, den Sie an einem warmen, trockenen Ort kopfüber aufhängen.

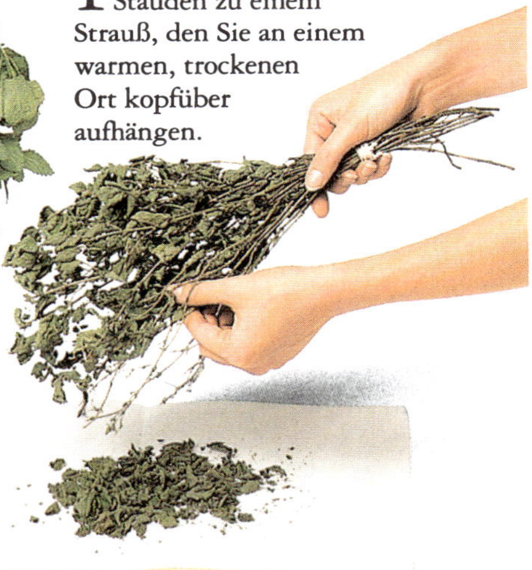

2 Wenn die Blätter nach fünf bis sechs Tagen bei Berührung knistern, aber noch nicht so trocken sind, daß sie zu Staub zerfallen, werden sie über einer Papierunterlage vom Stengel abgerieben und die gröberen Stengelteile entfernt.

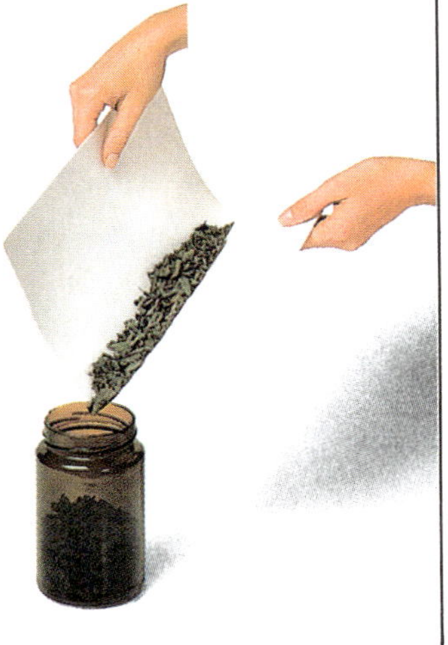

3 Füllen Sie die Blätter in einen dunklen, luftdichten Behälter.

Samen

Samen werden üblicherweise im Frühherbst geerntet (siehe S. 54), kurz bevor die Samen ganz reif sind. Schneiden Sie die Stengel etwa 15 bis 20 cm unter den Samenständen ab, binden Sie sie zu kleinen Sträußen und hängen Sie sie kopfüber auf. Darunter plazieren Sie ein mit Papier ausgelegtes Tablett.

Samen trocknen

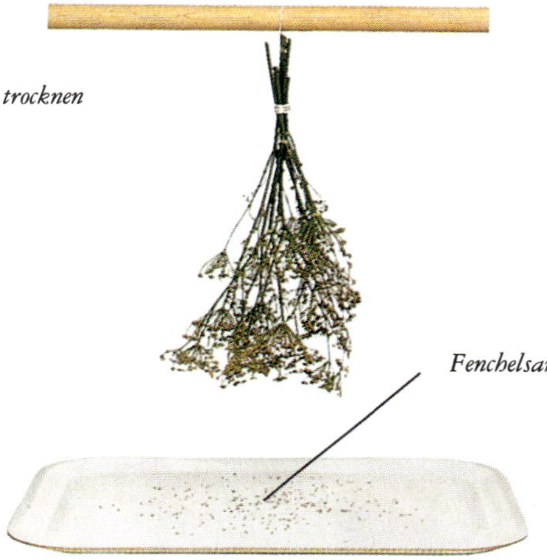

Fenchelsamen

Beeren

Beeren werden im Frühherbst geerntet, sobald sie reif, aber zum Trocknen noch nicht zu weich sind. Legen Sie die Beeren auf Tabletts, die Sie zuvor mit Papier bedeckt haben. Heizen Sie den Backofen an, und drehen Sie ihn wieder aus, sobald er heiß ist. Dann kommen die Tabletts für drei bis vier Stunden in den kühler werdenden Backofen. Stellen Sie die Tabletts danach an einen warmen, trockenen, gut gelüfteten Ort, und wenden Sie die Beeren regelmäßig.

BEEREN TROCKNEN

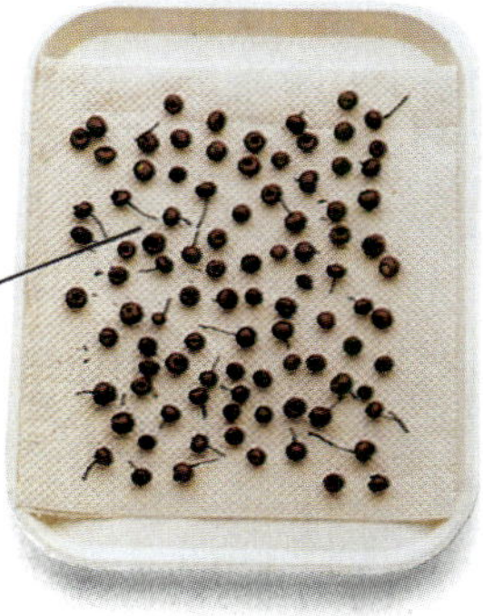

Weißdorn-beeren

Wurzeln

Mit Ausnahme von Löwenzahn, dessen Wurzeln im Frühling ausgegraben werden, sind Wurzeln im Herbst zu sammeln, sobald die oberirdischen Teile der Pflanze abgestorben sind. Einige Wurzelarten nehmen nach dem Trocknen wieder Feuchtigkeit auf. Regelmäßige Kontrollen sollen helfen, weich gewordene Wurzeln oder Wurzelteile zu entfernen.

WURZELN TROCKNEN

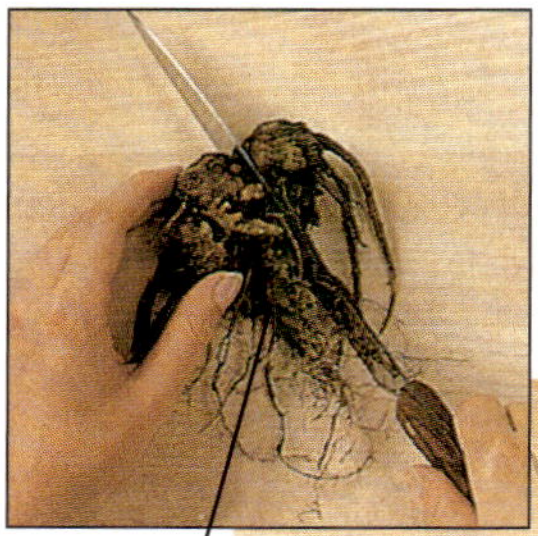

1 Waschen Sie die Wurzeln gründlich, um Erde und Sand zu entfernen, und schneiden Sie größere Wurzeln in kleine Stücke.

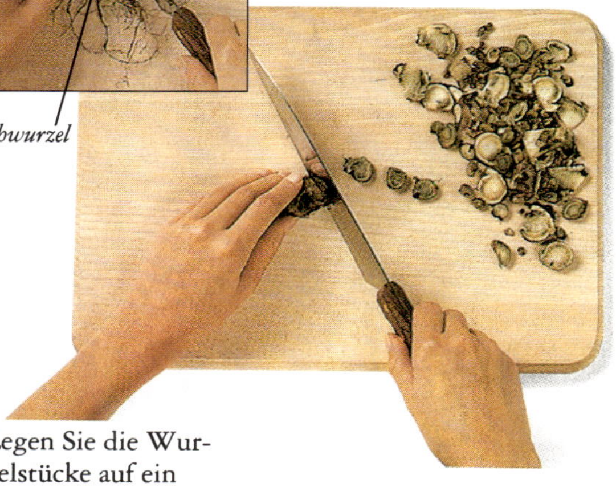

Eibischwurzel

2 Legen Sie die Wurzelstücke auf ein mit Papier bedecktes Tablett. Trocknen Sie sie wie bei „Beeren“ beschrieben im Backofen. Stellen Sie die Wurzeln danach an einen warmen, trockenen, gut gelüfteten Ort, bis sie trocken sind.

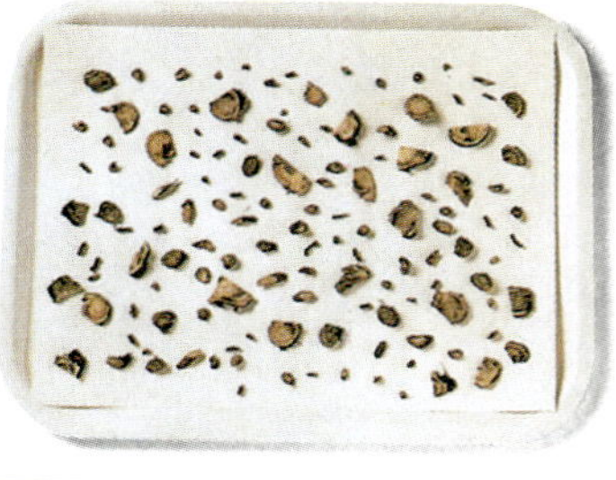

Zwiebeln

Zwiebeln sollten nach der Blüte ausgegraben werden, sobald die oberirdischen Teile abgestorben sind. Knoblauch müssen Sie rasch ernten, da er nach dem Verwelken der Blätter in die Tiefe sinkt.

Rinde

Wenn Sie die Rinde im Herbst von den Bäumen oder Sträuchern schneiden, schadet es ihnen relativ wenig. Entfernen Sie nie die ganze Rinde; bei Bäumen darf der abgeschälte Streifen nicht rund um den Stamm laufen. Die Rinde wird feucht abgewischt, danach wird sie in Stücke von 2 bis 5 cm gebrochen. Auf Tabletts an einem trockenen, gut gelüfteten Ort trocknen.

Pflanzensaft & Gel

Um aus Bäumen Pflanzensäfte zu gewinnen, wird ein tiefer Einschnitt gemacht oder ein Loch in die Rinde gebohrt; darunter hängt man, je nach erwarteter Menge, einen Becher oder einen Eimer, um den Saft aufzufangen. Saft sollte nur im Herbst gesammelt werden, um dem Baum möglichst wenig zu schaden. Den Milchsaft von Pflanzen, wie Giftlattich und Schöllkraut, gewinnt man, indem man sie über einer Schüssel ausquetscht. (Schützen Sie Ihre Hände mit Handschuhen; manche Pflanzensäfte greifen die Haut an.) Das Gel von Aloe vera ist für die Erste Hilfe nützlich (siehe S. 136).

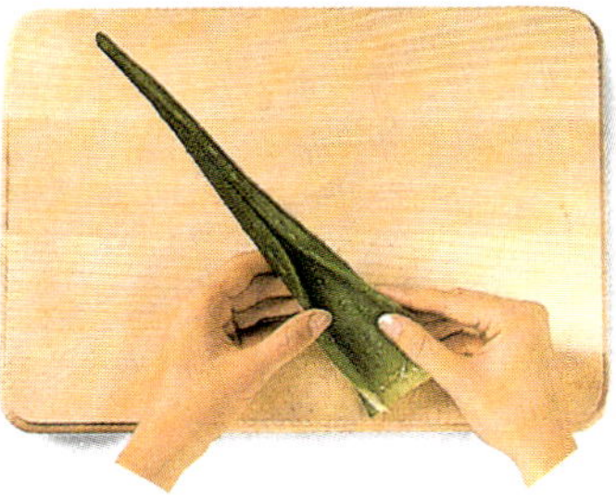

GEWINNUNG VON GEL

1 Schneiden Sie ein Blatt in der Mitte auf, und biegen Sie die Kanten zur Seite.

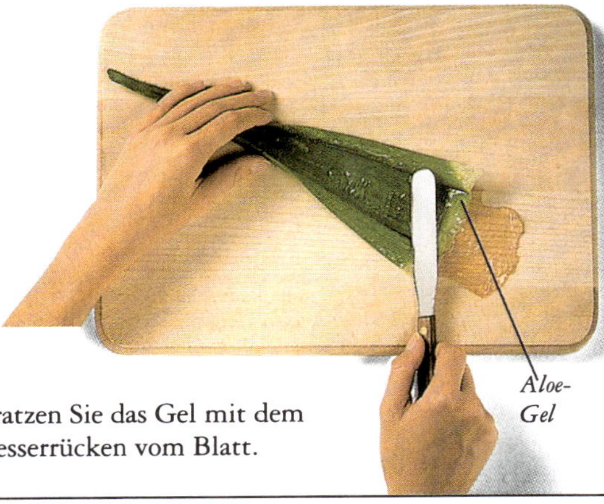

2 Kratzen Sie das Gel mit dem Messerrücken vom Blatt.

Kräuter einfrieren

Manche Heilkräuter und alle Küchenkräuter können in kleinen Mengen eingefroren werden. Packen Sie dazu ganze Fenchel- und Petersilienstauden oder Basilikumblätter in Plastikbeutel.

Getrocknete Kräuter einkaufen

- Kaufen Sie nur kleine Mengen, um unnötig lange Aufbewahrungszeiten zu vermeiden.
- Kräuter müssen in lichtundurchsichtigen Gefäßen aufbewahrt werden; sie dürfen nicht direkt im Sonnenlicht stehen. Kaufen Sie keine Kräuter, die aussehen, als hätten sie schon lange im Regal gestanden. Mit zunehmendem Alter und durch unsachgemäße Lagerung verlieren Kräuter ihre Farbe. Ein staubiges, farbloses Äußeres zeigt, daß sie sicher nicht mehr im Idealzustand sind.
- Mangelhaft sind auch Kräuter mit Verunreinigungen: Mäusekot, Schimmel, Insektenbefall oder größere Mengen anderen Pflanzenmaterials (z. B. Gras im Augentrostkraut).
- Vergewissern Sie sich, daß Sie auch die Kräuter bekommen, die Sie haben wollen. Manche haben eindeutige Erkennungszeichen (z. B. die typischen Samenkapseln von Helmkraut und Hirtentäschelkraut), andere lassen sich am charakteristischen Geruch erkennen.

Kräuter aufbewahren

Kräuter sollten in luftdichten, trockenen Behältern an einem kühlen Ort ohne direkte Sonneneinstrahlung gelagert werden. Auf diese Weise können die meisten ohne Qualitätsverlust bis zu einem Jahr aufbewahrt werden. Dicht schließende Keramikbehälter oder dunkle Gläser sind günstig; Behälter aus Weißglas sollten Sie am besten in einen Schrank stellen, der sie vor Licht schützt. Sehen Sie regelmäßig nach, ob sich Zeichen von Schimmel oder Insektenbefall zeigen – achten Sie auch auf Eier oder Larven, die besonders bei biologisch angebauten oder importierten Kräutern ein Problem darstellen. Die Gefäße sollten mit Etiketten versehen werden, auf denen Art des Krauts, Herkunft und Datum genau angegeben sind. Informationen über die Aufbewahrung von Kräuterpräparaten (Tees, Tinkturen, Cremes, Salben, Öle usw.) siehe S. 62–79.

TEEMISCHUNGEN

MIT KRÄUTERTEES WERDEN nicht nur bestimmte Leiden behandelt. Sie können auch den regelmäßigen Genuß von Tee oder Kaffee im Laufe des Tages oder nach den Mahlzeiten ersetzen. Kräutertees gibt es in vielen verschiedenen Geschmacksrichtungen. Als Ausgangsbasis kann man frische Kräuter selbst trocknen oder Kräuterteebeutel in Reformhäusern oder Drogerien kaufen. Bei fertigen Teemischungen bestimmen meist Fruchtschalen oder Beeren den Geschmack. Instanttees enthalten oft sehr viel Zucker. Detaillierte Anweisungen zur Herstellung von Kräutertees siehe Seite 64.

Karkade

Im Nahen Osten werden Reisende oft mit einem Glas „Karkade" begrüßt, einem köstlichen traditionellen Tee mit reinigender und kühlender Wirkung.

~ ZUTATEN ~

50 g getrocknete Hibiskusblüten
25 g Zucker oder Honig
2 Liter Wasser

~ ZUBEREITUNG ~

Hibiskusblüten ein bis zwei Stunden in einem Liter kaltem Wasser einweichen, aufkochen. Abseihen, die Flüssigkeit beiseitestellen. Blütenblätter mit einem Liter frischem Wasser erneut aufkochen und abseihen. Beide Extrakte mischen, Zucker oder Honig beigeben. Kalt oder heiß trinken.

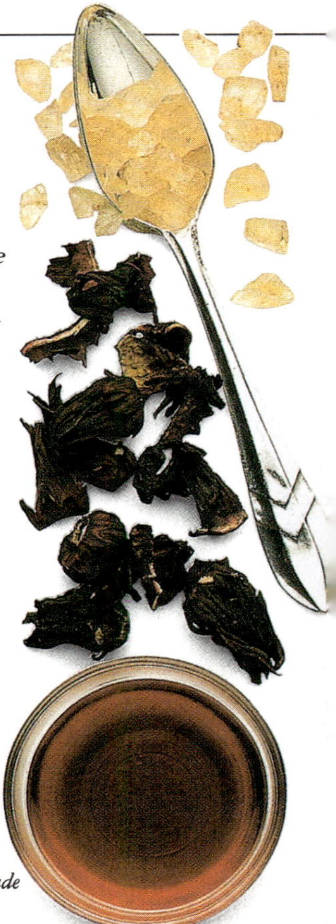

Karkade

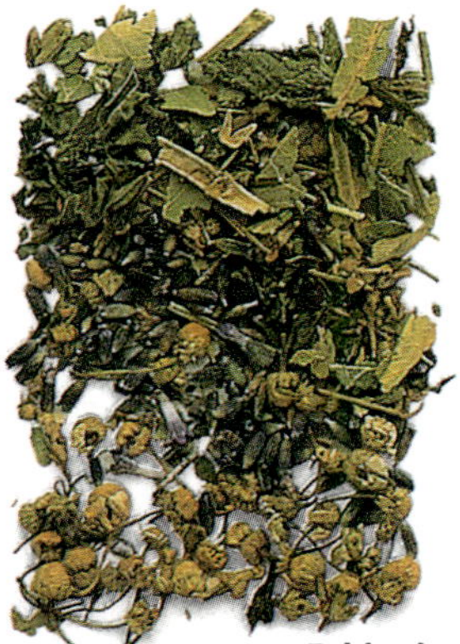

Belebender Tee

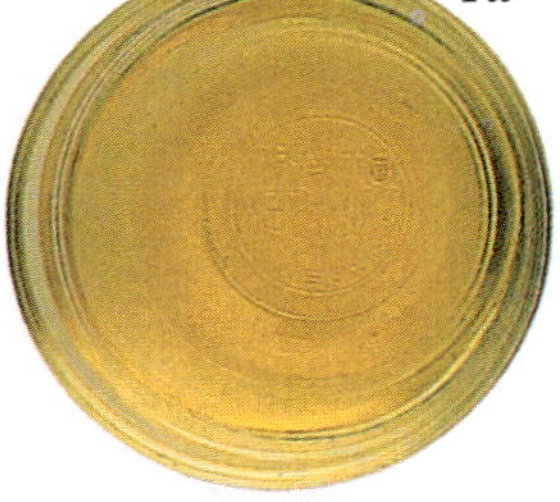

Belebender Tee

Ein kräftigendes Getränk aus belebenden Kräutern; hebt das Wohlbefinden und die Lebensfreude.

~ ZUTATEN ~

25 g getrocknete Kamillenblüten
50 g getrocknetes Eisenkraut
50 g getrocknete Pfefferminzblätter
50 g getr., zerriebene Lindenblüten
25 g getrocknete Lavendelblüten
25 g getrocknete Melissenblätter
Wasser

~ ZUBEREITUNG ~

Kräuter mischen. Ein bis zwei Teelöffel der Mischung in eine Kräuterteetasse geben, mit einer Tasse kochendem Wasser aufgießen, fünf bis zehn Minuten ziehen lassen, abseihen.

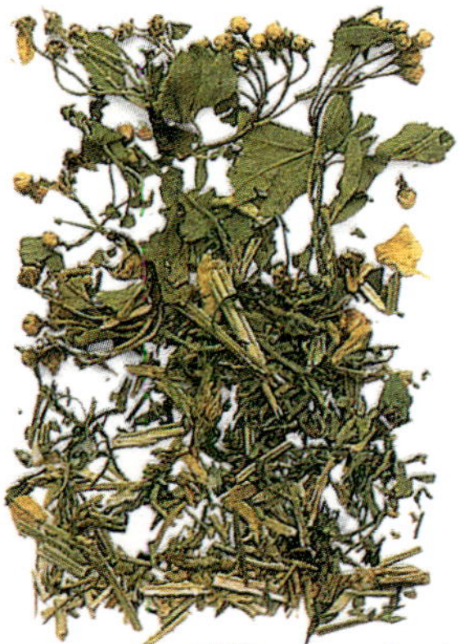

Abendtee

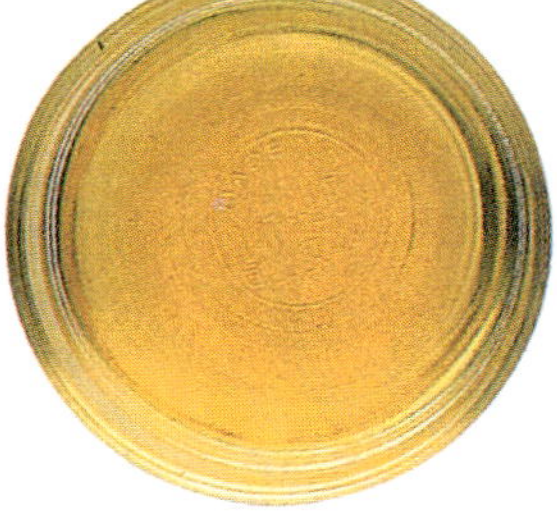

Abendtee

Abends eine Tasse heißen Tee aus Kräutern mit lösender, entspannender Wirkung zu trinken, kann eine erholsame Nachtruhe sichern.

~ ZUTATEN ~

25 g getr. Eschscholtzienkraut
25 g getr. Giftlattichblätter
25 g getr. Weißdornblüten
25 g getr. Steinklee
Wasser

~ ZUBEREITUNG ~

Kräuter mischen. Ein bis zwei Teelöffel der Mischung in eine Kräuterteetasse oder kleine Teekanne geben, mit einer Tasse kochendem Wasser aufgießen, fünf bis zehn Minuten ziehen lassen, abseihen.

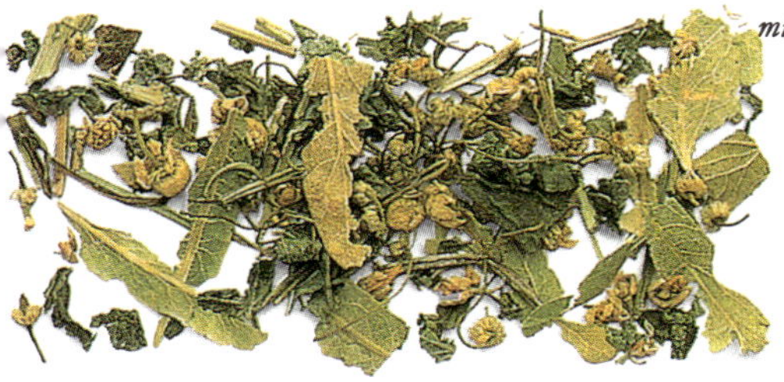

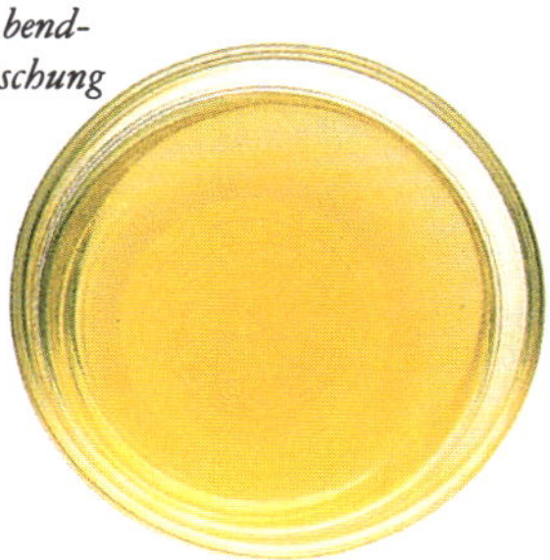

Abendmischung

Morgentee

Diese Mischung enthält anregende und verdauungsfördernde Kräuter, die für einen erfrischenden und belebenden Start in den Tag sorgen.

~ ZUTATEN ~

25 g getr. Pfefferminzblätter
50 g getr. Hibiskusblüten
50 g getr., zerriebene Erdbeerblätter
25 g getr., zerriebene Himbeerblätter
25 g getr. Ringelblumen-Blütenblätter
25 g getr. Kamillenblüten
25 g getr. Kornblumen
Wasser

~ ZUBEREITUNG ~

Kräuter mischen. Ein bis zwei Teelöffel der Mischung in eine Kräuterteetasse oder kleine Teekanne geben, mit einer Tasse kochendem Wasser aufgießen, fünf bis zehn Minuten ziehen lassen, abseihen. Tee morgens auf nüchternen Magen trinken.

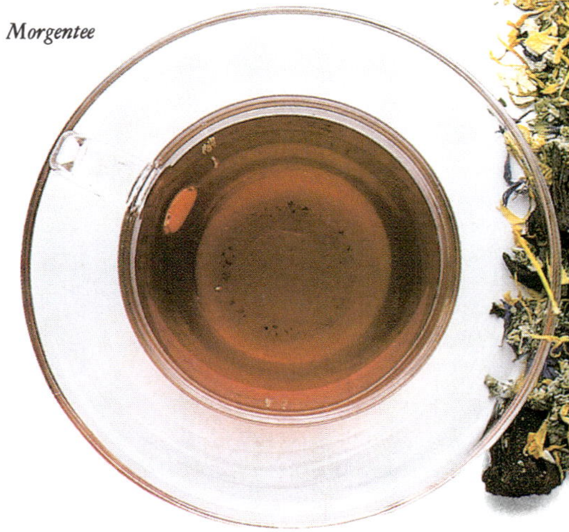

Morgentee

Abendmischung

Probieren Sie diese entspannende Mischung aus beruhigenden, lösenden Kräutern für einen geruhsamen Feierabend nach einem langen Arbeitstag.

~ ZUTATEN ~

50 g getr. Melissenblätter
50 g getr. Kamillenblüten
50 g getr., zerriebene Lindenblüten
Wasser

~ ZUBEREITUNG ~

Kräuter mischen. Ein bis zwei Teelöffel der Mischung in eine Kräuterteetasse geben, mit einer Tasse kochendem Wasser aufgießen, fünf bis zehn Minuten ziehen lassen, abseihen.

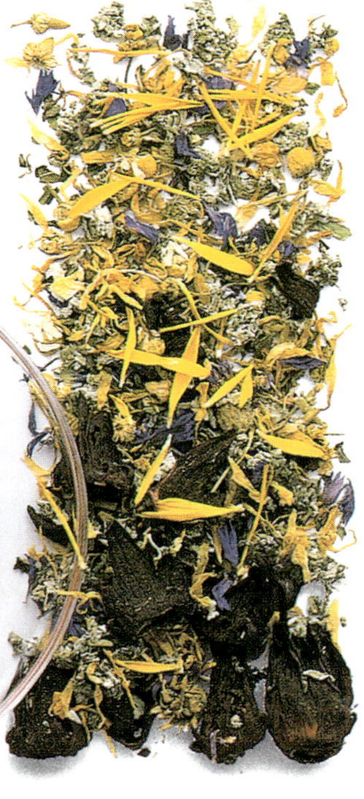

Kräuterteebeutel

Viele Kräuter sind gebrauchsfertig in Teebeuteln erhältlich. Das Aroma ist zwar nicht so gut wie bei frisch getrockneten Kräutern, doch die Teebeutel sind praktisch für Reisen oder am Arbeitsplatz.

KAMILLE – *sehr entspannend, lösend, gut gegen Blähungen. Gegenüber dem intensiven, köstlichen Aroma der frischen Blüten können getrocknete enttäuschend wirken. Wird der Geschmack als unangenehm empfunden, kann ein wenig schwarzer Tee beigemischt werden.*

HOLUNDERBLÜTE – *ein hilfreiches Mittel gegen Katarrhe und bei Heuschnupfen.*

FENCHEL – *bei Neigung zu Verdauungsstörungen ein ideales Getränk nach den Mahlzeiten.*

MELISSE – *ergibt einen belebenden Tee. Wird in handelsüblichen Produkten zur Beruhigung des Verdauungssystems manchmal mit Fenchel kombiniert.*

LINDENBLÜTE – *entspannender Tee nach den Mahlzeiten, wird zur Geschmacksverbesserung oft mit Pfefferminze kombiniert.*

PASSIONSBLUME – *wird meist mit anderen Kräutern, wie Lindenblüte oder Kamille, zu einem wirksamen Tee für die Nacht gemischt.*

PFEFFERMINZE – *beliebter Kräutertee, der bei Verdauungsstörungen und Schnupfen helfen kann. Nicht im Übermaß verwenden, da Pfefferminze irritierend wirken kann.*

HAGEBUTTE UND HIBISKUS – *eine beliebte handelsübliche Mischung, die bei heißem Wetter kühlend und erfrischend wirkt.*

EISENKRAUT – *fördert die Leberfunktion und beruhigt die Nerven. Die im Handel erhältlichen Teebeutel enthalten oft eine Mischung aus Eisenkraut und Pfefferminze.*

HEIL-ZIEST – *ein Kräutertee, der entspannend und beruhigend wirkt.*

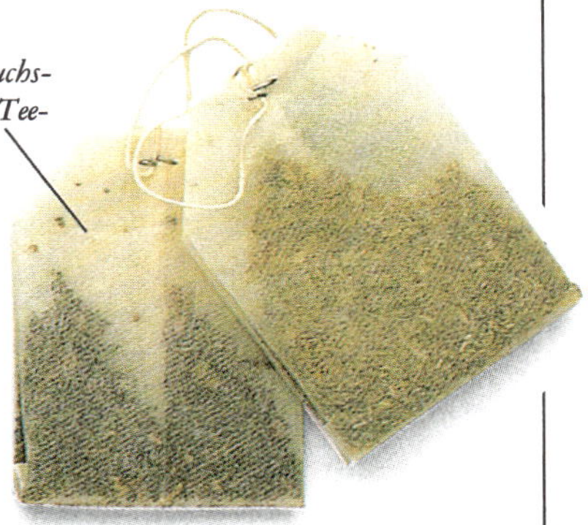

Gebrauchsfertige Teebeutel

SALATKRÄUTER

IM MITTELALTER WAR ein grüner Salat aus wohlschmeckenden Kräutern und rohem, geschnittenen Gemüse eine beliebte Speise, die im Frühling, wenn die Verdauung durch mangelhafte Ernährung träge geworden war, entschlacken sollte. Heute wie damals schätzt man die vorteilhaften Eigenschaften von Salatkräutern: Chicorée fördert die Galleproduktion und wirkt abführend, Fenchel lindert Verdauungsbeschwerden, Brunnenkresse liefert viele Mineralstoffe und Vitamine, und Kohl – einst als das „Medizinkästchen des armen Mannes“ bekannt – hilft bei einer Reihe von Problemen, von Arthritis bis zu Fadenwürmern.

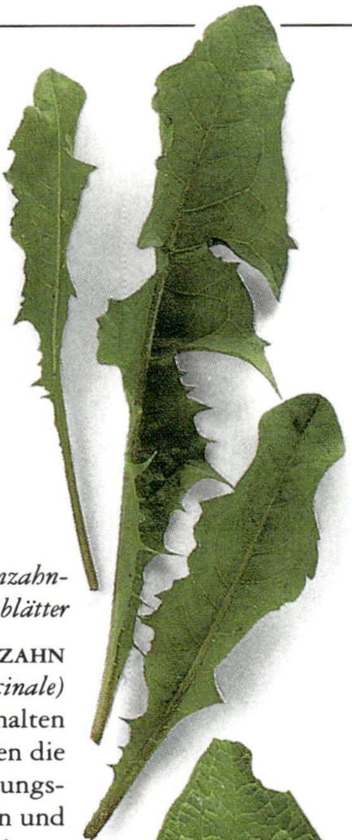

Löwenzahnblätter

LÖWENZAHN *(Taraxacum officinale)* Löwenzahnblätter enthalten viel Kalium. Sie regen die Leber- und Verdauungstätigkeit an und sind ein harntreibendes Mittel, mit dem Flüssigkeit aus dem Körper ausgeschwemmt werden soll.

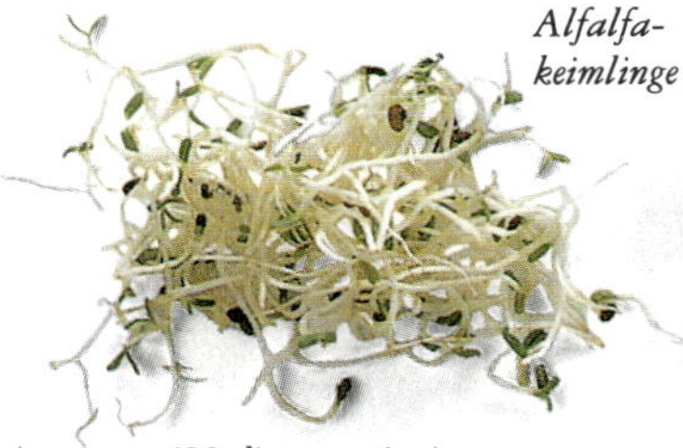

Alfalfakeimlinge

ALFALFA *(Medicago sativa)* Alfalfakeimlinge sind reich an Kalzium, Magnesium, Phosphor, Kalium und fast allen bekannten Vitaminen. In der östlichen Medizin werden sie als blutreinigendes Mittel angesehen.

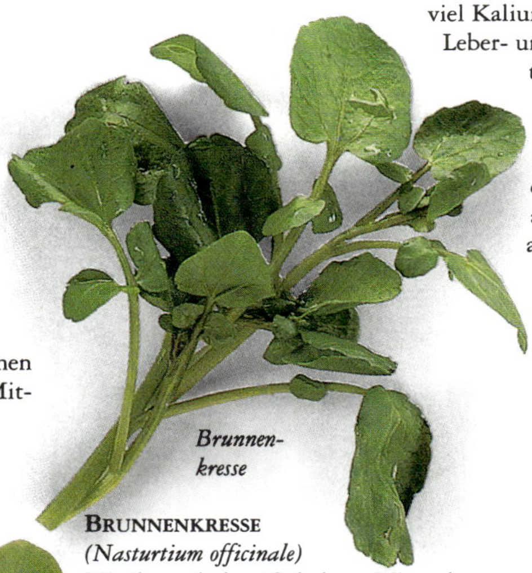

Brunnenkresse

BRUNNENKRESSE *(Nasturtium officinale)* Mit ihrem hohen Gehalt an Mineralstoffen und Vitamin C ist Brunnenkresse ideal als kräftigendes Mittel bei Blutarmut.

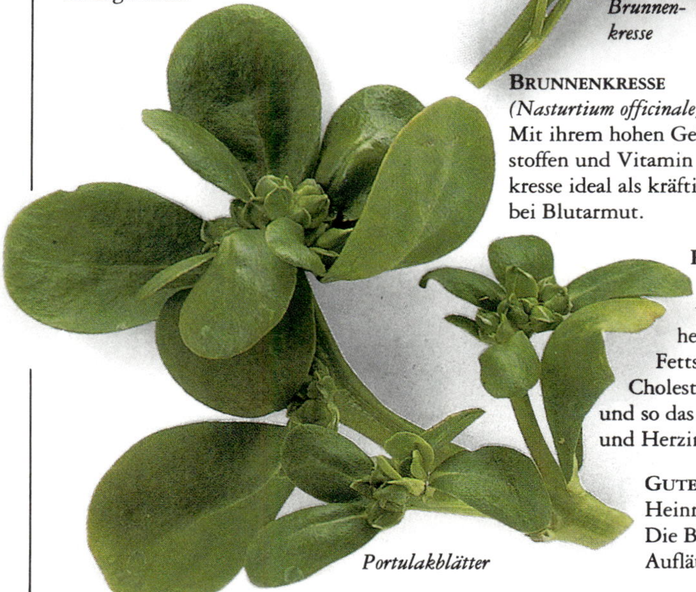

Portulakblätter

PORTULAK *(Portulaca oleracea)* Portulak wird wegen seines hohen Gehalts an Omega-3-Fettsäuren geschätzt, die den Cholesterinspiegel beeinflussen und so das Risiko von Blutgerinnseln und Herzinfarkten verringern sollen.

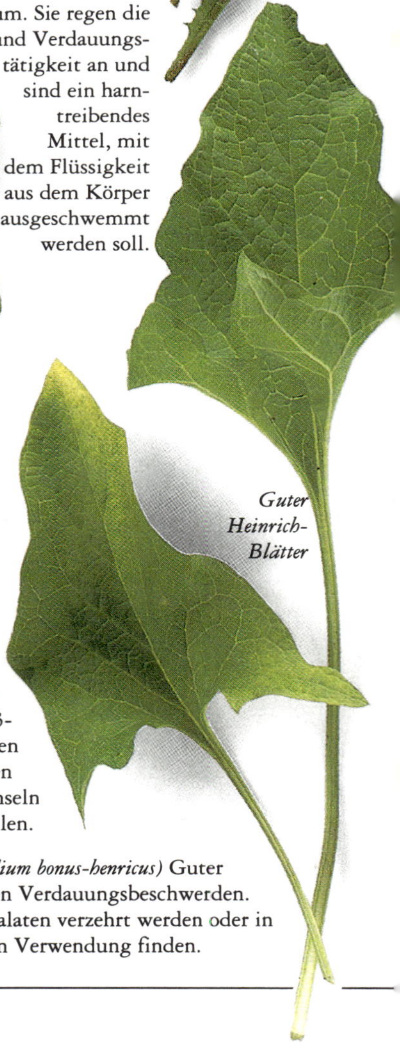

Guter Heinrich-Blätter

GUTER HEINRICH *(Chenopodium bonus-henricus)* Guter Heinrich ist ein Mittel gegen Verdauungsbeschwerden. Die Blätter können roh in Salaten verzehrt werden oder in Aufläufen oder Eiergerichten Verwendung finden.

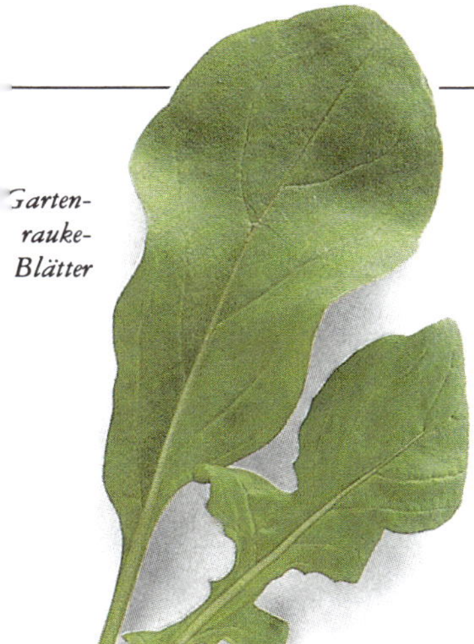

GARTENRAUKE
(Eruca vesicaria)
Sowohl die Blätter als auch die weißen Blüten können als Zutat zu Salaten verwendet werden, denen sie einen charakteristischen pfeffrigen Geschmack verleihen. Einst als Allheilmittel und Aphrodisiakum bekannt.

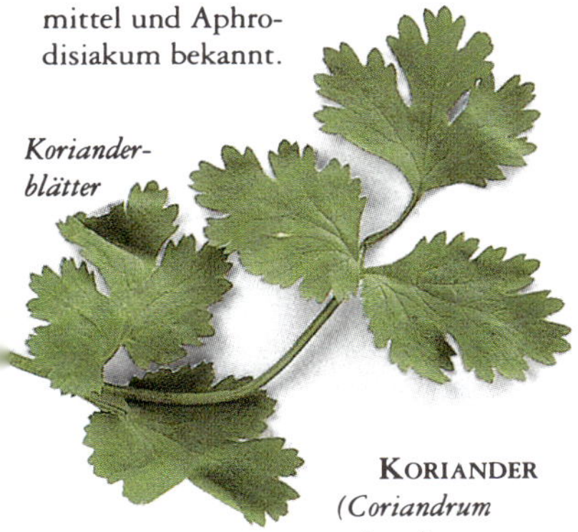

KORIANDER
(Coriandrum sativum)
Korianderblätter sind in Indien ein beliebtes Hausmittel gegen Verdauungsstörungen und Infektionen des Harntrakts.

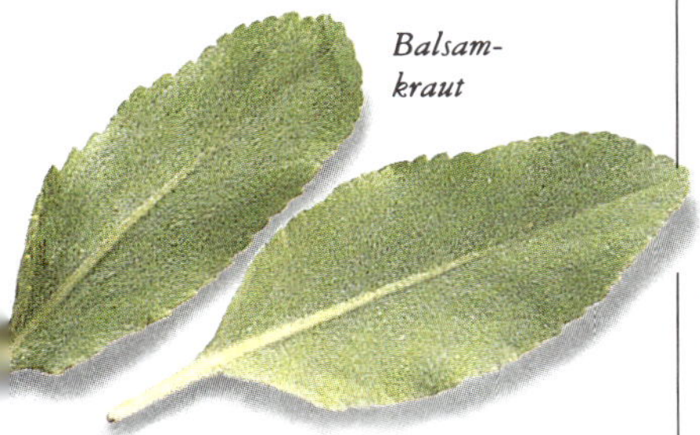

BALSAMKRAUT *(Chrysanthemum balsamita)* wirkt adstringierend und wird als leicht verdauungsförderndes Mittel verwendet.

Salatrezepte

BLATTSALAT, GEMÜSE UND Kräuter können in verschiedenen Kombinationen zu Salaten verarbeitet werden. Als Grundlage eignet sich Kopfsalat; wünschen Sie den Salat farbenfroher, können Sie Chicorée, Lollo Rosso, Rotkohl oder rote Gartenmelde dazumischen. Dann kommen, je nach persönlichem Geschmack oder Ernährungsbedürfnissen, Salatkräuter hinzu. Da Kräuter oft einen intensiven Eigengeschmack haben, sollte man sie mäßig verwenden, vor allem, wenn der Geschmack noch nicht vertraut ist.

AUFBAUENDER SALAT

Die folgende Mischung enthält Kräuter, die Leber und Nebennieren anregen und reich an Vitaminen und Mineralstoffen sind.

~ **ZUBEREITUNG** ~

Verwenden Sie als Basis Kopfsalat und Alfalfa-Sprossen. Dazu kommen grob gehackte Blätter von Basilikum, Löwenzahn, Guter Heinrich und Petersilie. Richten Sie den Salat mit Olivenöl und Zitronensaft an, und dekorieren Sie ihn mit Blüten von Kapuzinerkresse und Boretsch oder Schnittlauch.

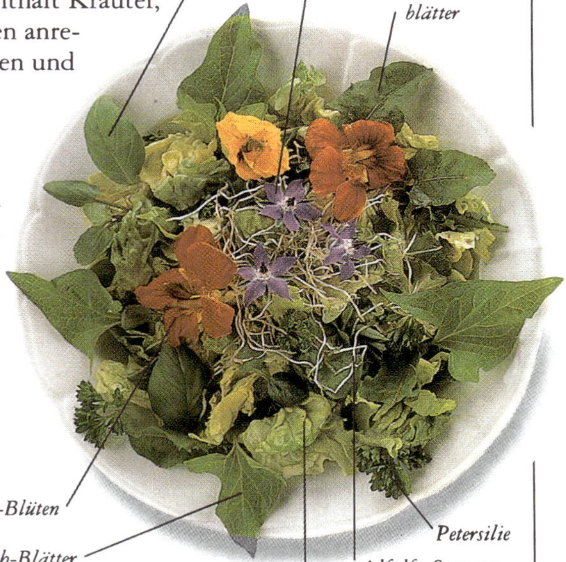

SALAT FÜR DIE VERDAUUNG

Dieser Salat hilft, eine gestörte Verdauung zu regulieren; er kombiniert windtreibende Kräuter mit Pflanzen, die die Gallenfunktion leicht anregen.

~ **ZUBEREITUNG** ~

Mischen Sie eine dünn aufgeschnittene Fenchelknolle mit Chicorée, und fügen Sie gehackte Blätter vom Marienblatt und eine Handvoll Melissenblätter hinzu. Richten Sie den Salat mit Olivenöl und Zitronensaft an, und dekorieren Sie ihn mit Sesamsamen oder Gartenrauke-Blüten.

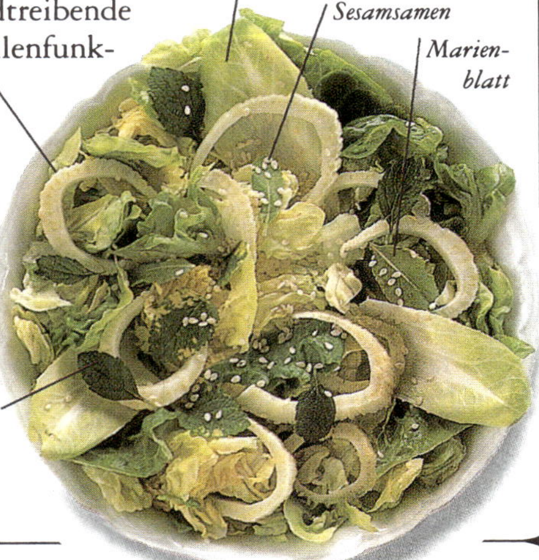

KRÄUTERMITTEL ZUBEREITEN

Ausrüstung

- Zu empfehlen sind Utensilien aus Gußeisen, Emaille, Glas, Keramik oder rostfreiem Stahl. Verwenden Sie Kochlöffel und Spatel aus Holz oder Stahl und Siebe aus Kunststoff. Aluminiumtöpfe sind nicht zu empfehlen. Kräutermittel sollten nicht über längere Zeit in Plastikbehältern aufbewahrt werden, da der Kunststoff die reaktionsfähigen chemischen Substanzen vieler Kräuter binden kann.
- Halten Sie alle Geräte sauber, sterilisieren Sie Flaschen und andere Behälter, bevor Sie darin Kräuter aufbewahren. Waschen Sie vor Gebrauch alles in sehr heißem Wasser, und trocknen Sie alle Metalltöpfe und -spatel gründlich im heißen Backofen. Außerdem sollte eine eigene Teekanne zur Verfügung stehen, in der nur Kräutertees zubereitet werden.
- Hinweise zum Einkauf der Ausrüstung siehe S. 140.
- Alle Zutaten und Mittel sollten deutlich beschriftet sein.

Messen & wiegen

KRÄUTER WIEGEN: Am einfachsten zu bedienen sind elektronische Waagen. Wenn das Wiegen von Mengen unter 10 g auf Ihrer Küchenwaage schwierig ist, können Sie die Mengen, die in einem Rezept angegeben sind, verdoppeln und die fertige Mischung in zwei Portionen teilen.

FLÜSSIGKEITEN MESSEN: Konische oder zylinderförmige Meßbehälter sind einfach zu verwenden (siehe S. 74). Wenn das Abmessen kleiner Flüssigkeitsmengen Schwierigkeiten bereitet, können Sie es mit einem Tropfer versuchen. Zwanzig Tropfen aus der Pipette entsprechen etwa 1 ml.

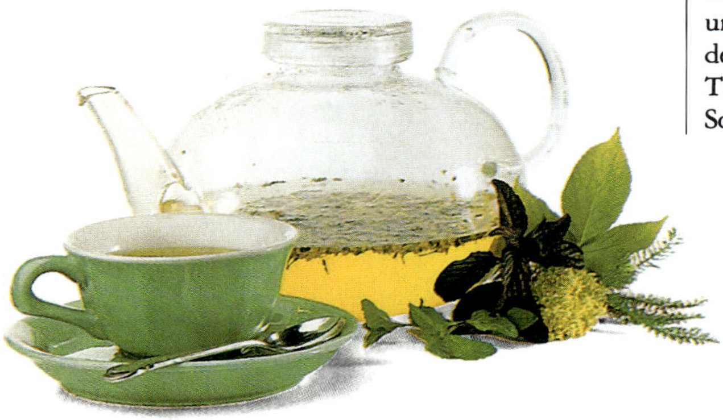

Ausrüstung sterilisieren

Viele Kräutermittel schimmeln leicht. Bei Tinkturen tötet der Alkohol die Bakterien ab, aber Cremes und Sirupe können schnell verderben.

Kräuterbehältnisse lassen sich gut mit Mitteln sterilisieren, die für die Weinproduktion zu Hause oder für Babyflaschen angeboten werden. Meist wirken sie auf der Basis von Natriumdisulfit oder Natriumhypochlorit. Weichen Sie alle Behälter und die Deckel vor dem Gebrauch mindestens 30 Minuten in einer verdünnten Mischung (laut Gebrauchsanweisung auf der Packung) ein, spülen Sie die Gefäße danach mit frisch abgekochtem Wasser aus, und trocknen Sie sie im heißen Backofen.

Glasbehälter können Sie auch gründlich in frisch abgekochtem Wasser waschen und danach etwa eine Stunde in den heißen Backofen stellen (mindestens 160°C).

Warnhinweise

PFLANZEN SAMMELN: Wildpflanzen sollten Sie botanisch bestimmen, bevor Sie daraus Kräutermittel herstellen. Manche ähnlich aussehenden Pflanzen sind leicht zu verwechseln: So wird zum Beispiel der Fingerhut oft für Beinwell gehalten, und die Alkannawurzel für Boretsch. Weitere Informationen über Pflanzen, die mit Vorsicht zu behandeln sind, finden Sie auf Seite 135.

ÄTHERISCHE ÖLE: Handelsübliche ätherische Öle können synthetisch hergestellt sein. Einen sicheren Schutz davor gibt es nicht. Verwenden Sie ätherische Öle nicht innerlich.

DOSIERUNG: Die Dosierung für Erwachsene, die auf den folgenden Seiten angegeben wird, muß für ältere Menschen und Kinder reduziert werden. Hinweise dazu finden Sie auf den Seiten 128 und 83. Schwangere sollten alkoholhaltige Tinkturen meiden; eine Liste der Kräuter, die in der Schwangerschaft zu meiden sind, finden Sie auf S. 126.

MESSEN

1 ml = 20 Tropfen	20 ml = 1 Eßlöffel
5 ml = 1 Teelöffel	60 bis 75 ml = 1 Likörglas
10 ml = 1 Dessertlöffel	150 ml = 1 Teetasse od. Weinglas

Sirup

Kräutertee oder Kräuterabsud können mit Honig oder braunem Zucker zu Sirup verarbeitet werden. So werden die Wirkstoffe der Pflanze erhalten, und die Süße kaschiert den Geschmack mancher Kräuter, wie beispielsweise den der Kanadischen Gelbwurz. Sirupe werden häufig Medikamenten für Kinder zugesetzt. Honig wirkt beruhigend und wird oft mit schleimlösenden Kräutern zu Hustensirup verarbeitet.

Ausrüstung

• *Teekanne* • *Kasserolle* • *Kunststoffsieb* • *Krug* • *Holzlöffel* • *Luftdichte, sterile, dunkle Glasflaschen mit Korken* • *Trichter (nicht unbedingt erforderlich)*

Verwendete Teile
Oberirdische Teile, Rinde, Blüten, Blätter, Wurzeln

Übliche Menge
500 ml Tee oder Absud auf 500 g Honig oder braunen Zucker.

Übliche Dosierung
5 bis 10 ml dreimal täglich

Aufbewahrung
Sirup kann in sterilisierten, dunklen Glasflaschen mit Korken bis zu drei Monate aufbewahrt werden.

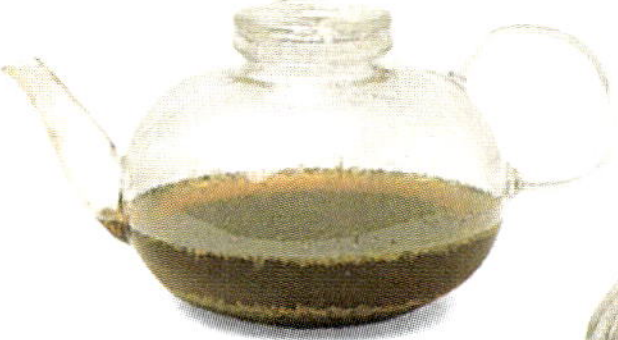

1 Bereiten Sie 500 ml Tee oder Absud aus der gewählten Pflanze (übliche Zubereitung siehe S. 64–67).

*Dieser Sirup wird aus Ysop-Tee (*Hyssopus officinalis*) und flüssigem Honig zubereitet.*

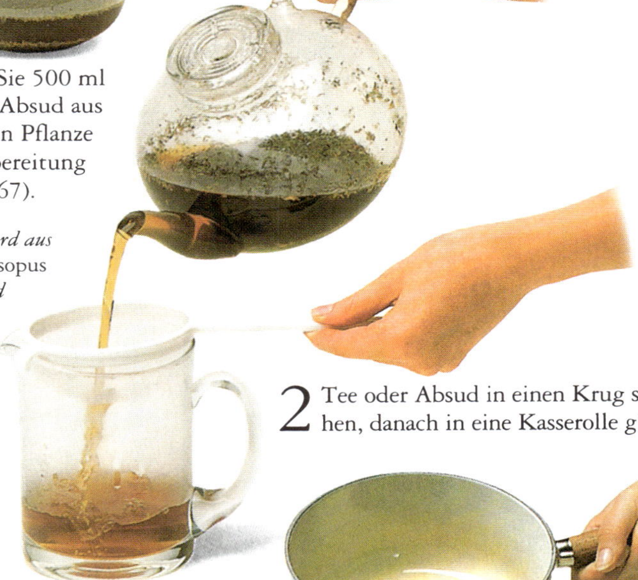

2 Tee oder Absud in einen Krug seihen, danach in eine Kasserolle gießen.

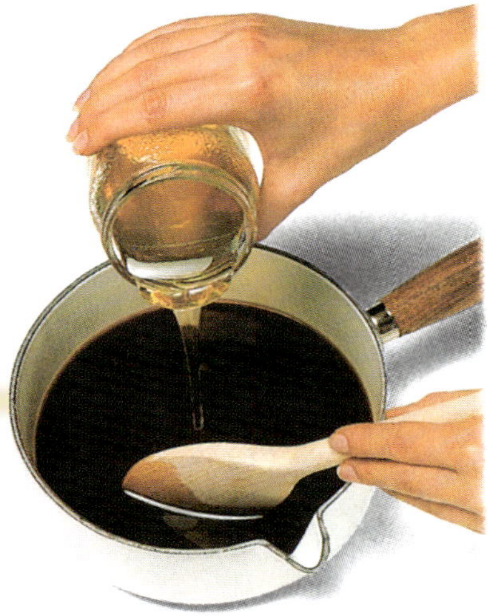

3 Rühren Sie für je 500 ml Flüssigkeit 500 g Honig in den Tee oder Absud ein, bis der Honig völlig aufgelöst ist. Lassen Sie die Mischung köcheln, bis sie sirupartig geworden ist; danach vom Feuer nehmen und auskühlen lassen.

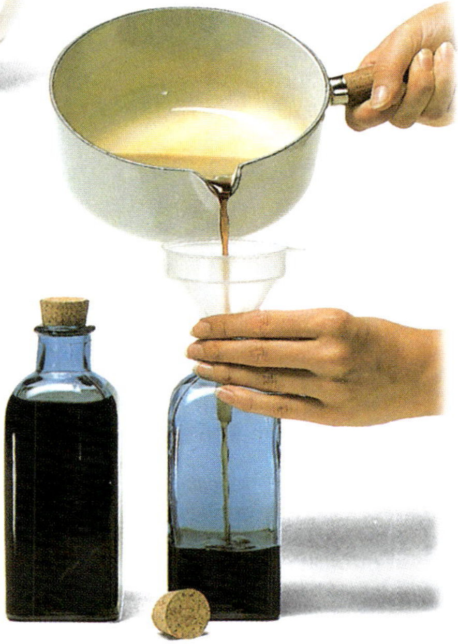

4 Füllen Sie den Sirup in die vorbereiteten Flaschen, und verschließen Sie sie mit einem Korken. Wenn Sirup verdirbt, gärt er; Korkstopfen springen dann einfach heraus, während zugeschraubte Flaschen explodieren können.

KRÄUTERTEE (AUFGUSS)

KRÄUTERTEES SIND EIN Mittel, um Beschwerden zu behandeln, man kann sie aber auch einfach als Getränk genießen. Der Teeaufguß wird ähnlich wie schwarzer Tee zubereitet. Das Wasser sollte frisch abgekocht sein, aber nicht mehr sprudeln – im Dampf von siedendem Wasser können wertvolle flüchtige Öle verlorengehen. Kräutertees können aus einer einzigen Pflanze oder einer Kräutermischung zubereitet und heiß oder kalt getrunken werden. Am besten bereiten Sie sie täglich frisch zu.

Kräuterteetassen

Wer nur eine Tasse Tee aufbrühen will, kann dazu eine kleine Teekanne oder eine Kräuterteetasse verwenden.

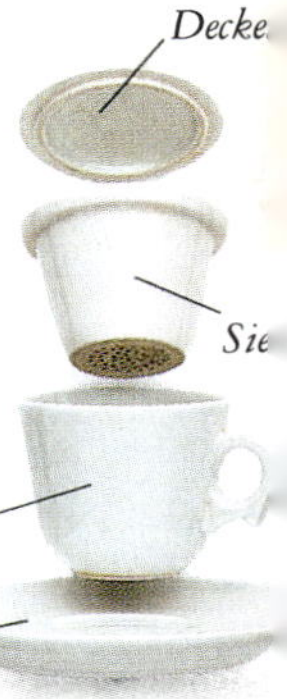

AUSRÜSTUNG

• Teekessel • Teekanne aus Glas oder Keramik für mind. 500 ml Wasser • Teesieb aus Kunststoff • Teetasse • Teelöffel • Krug mit Deckel zur Aufbewahrung

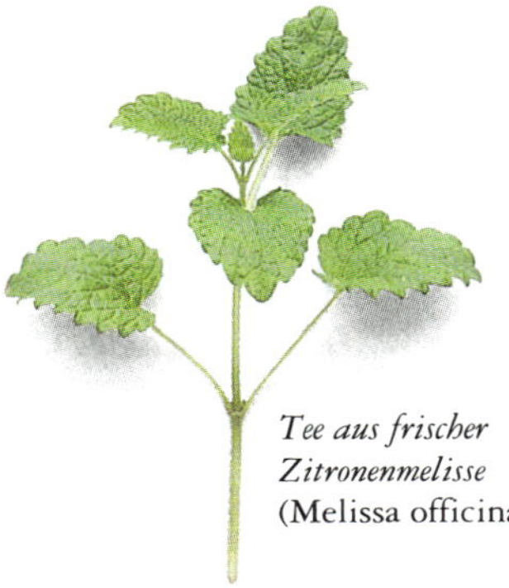

Tee aus frischer Zitronenmelisse (Melissa officinalis).

VERWENDETE TEILE

Blätter, Blüten und die meisten oberirdischen Teile

ÜBLICHE MENGE

Meist verwendet man 25 g getrocknete oder 75 g frische Kräuter auf 500 ml Wasser; diese Menge ergibt drei Portionen. Bei Kräutermischungen darf das Gesamtgewicht der kombinierten Kräuter die übliche Menge nicht überschreiten.

ÜBLICHE DOSIERUNG

Nehmen Sie dreimal täglich eine Tasse voll, und fügen Sie nach Geschmack ein wenig Honig oder braunen Zucker hinzu. Für Kinder und ältere Menschen reduziert sich die Dosis (siehe S. 83, 128).

AUFBEWAHRUNG

Kräutertee zugedeckt und kühl bis zu 48 Stunden aufbewahren.

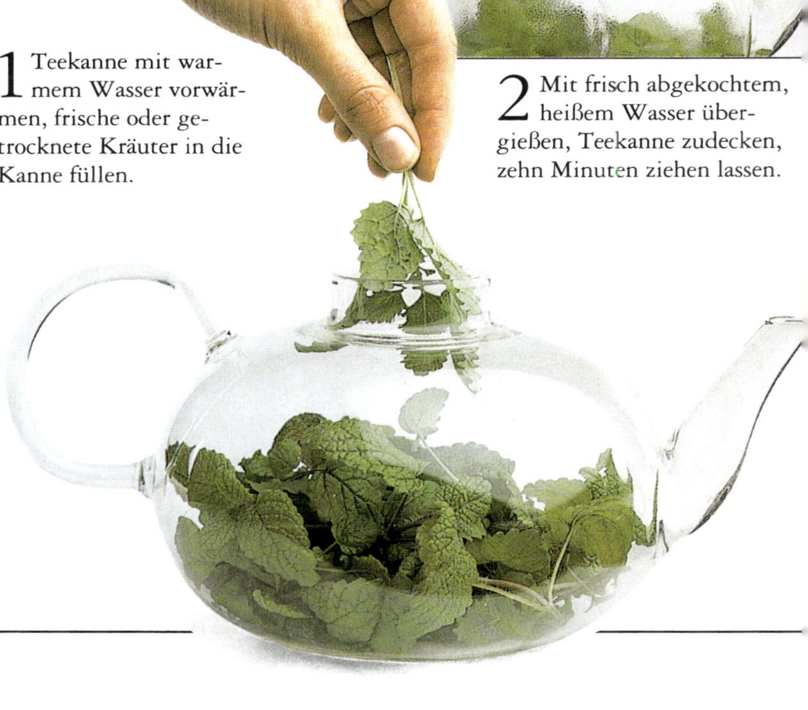

1 Teekanne mit warmem Wasser vorwärmen, frische oder getrocknete Kräuter in die Kanne füllen.

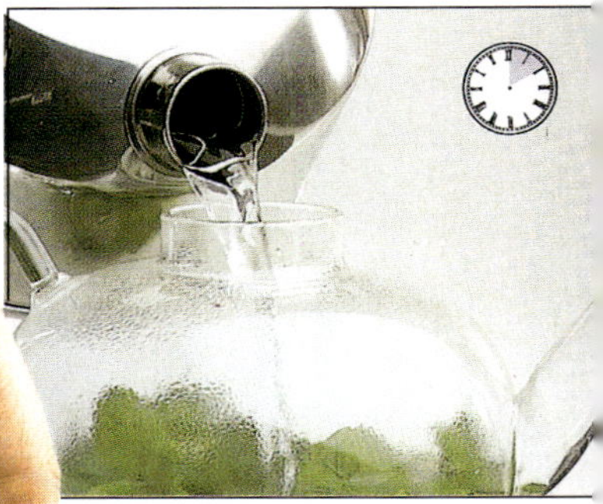

2 Mit frisch abgekochtem, heißem Wasser übergießen, Teekanne zudecken, zehn Minuten ziehen lassen.

1 Zwei Teelöffel Trockenkräuter in das Sieb füllen, Sieb einhängen.

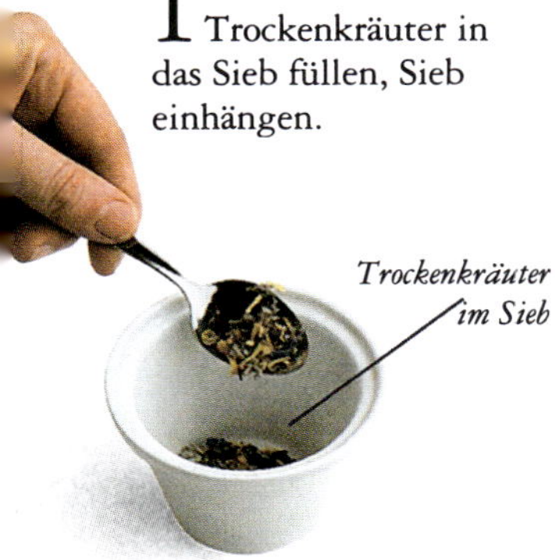

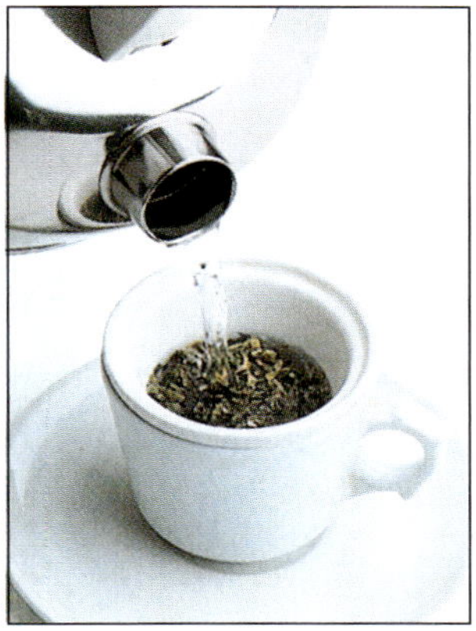

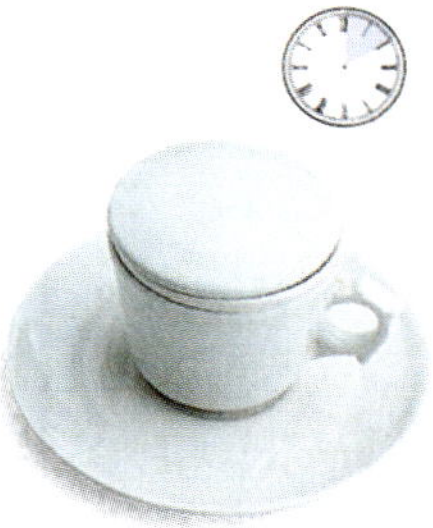

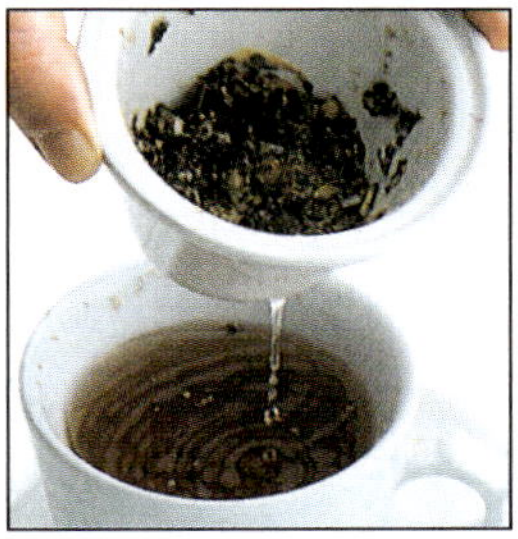

2 Frisch abgekochtes Wasser über die Kräuter gießen, Tasse zudecken, und Aufguß zehn Minuten ziehen lassen. Sieb vorsichtig herausheben.

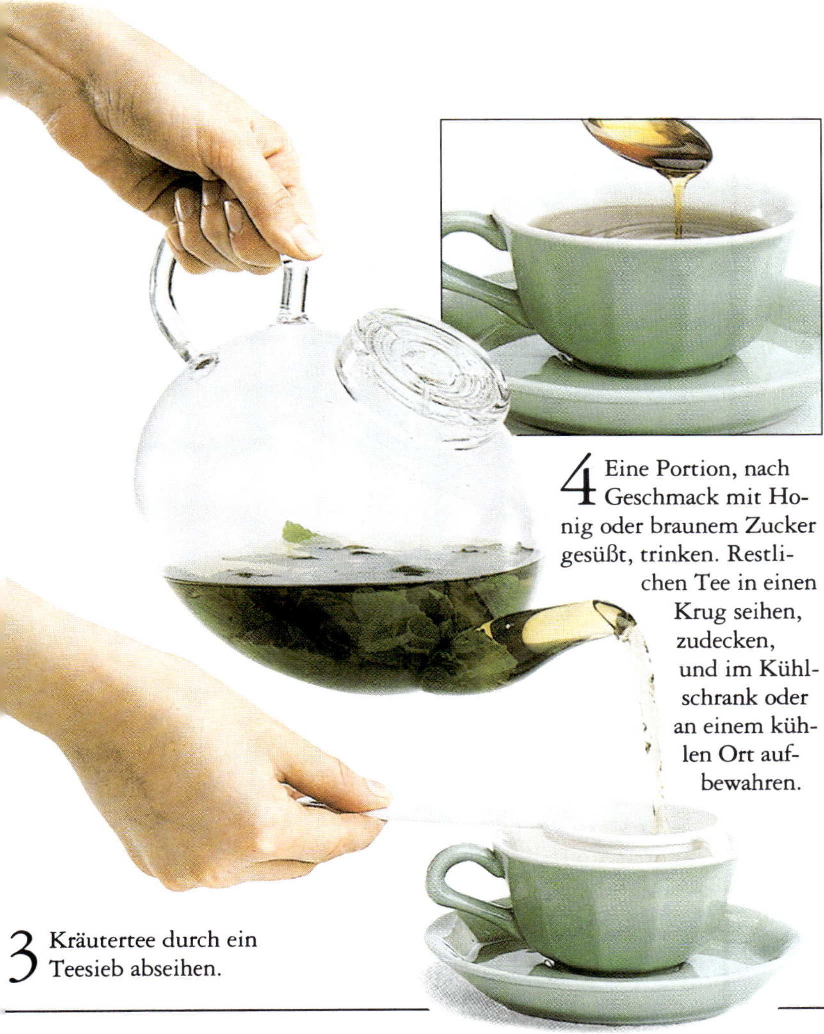

4 Eine Portion, nach Geschmack mit Honig oder braunem Zucker gesüßt, trinken. Restlichen Tee in einen Krug seihen, zudecken, und im Kühlschrank oder an einem kühlen Ort aufbewahren.

3 Kräutertee durch ein Teesieb abseihen.

Kräuterteebeutel

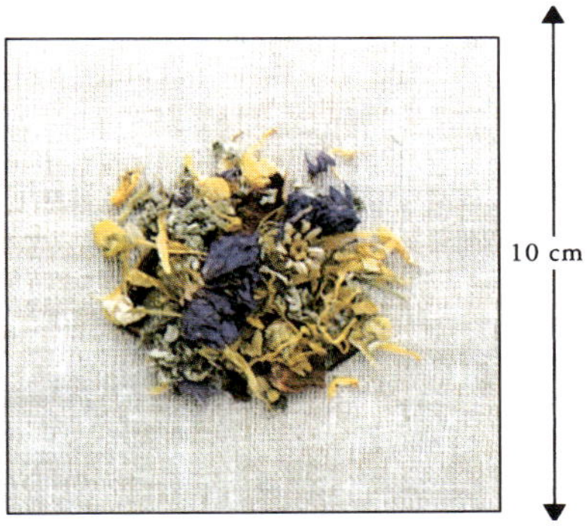

Selbstgemachte Teebeutel sind sehr praktisch. Geben Sie ein bis zwei Teelöffel Kräuter auf ein Stück Musselin, das Sie mit einem Faden zuschnüren. Teebeutel zehn Minuten in einer Tasse mit frisch abgekochtem Wasser ziehen lassen.

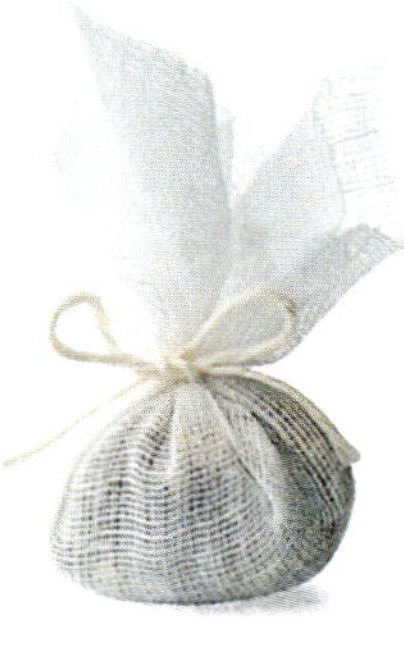

ABSUD (DEKOKT)

MIT EINER ABKOCHUNG wird hartes pflanzliches Material, wie Rinde, Beeren oder Wurzeln, bei denen das Aufgießen nicht ausreicht, um alle Wirkstoffe zu extrahieren, zu Tee verarbeitet. Für einen Absud bringt man Wasser mit den pflanzlichen Zutaten zum Sieden und kocht die Mischung 20 bis 40 Minuten auf kleiner Flamme weiter. Die Menge, die für drei Portionen ausreicht, sollte jeden Tag frisch zubereitet werden. Der Absud kann kalt oder warm getrunken werden; oft verwendet man ihn auch, ähnlich wie Teeaufguß, als Grundlage für andere Zubereitungsformen, wie beispielsweise Sirup.

AUSRÜSTUNG

• Kasserolle (vorzugsweise aus Keramik, Steingut, Emaille oder rostfreiem Stahl – keine Aluminiumtöpfe verwenden!) • Kunststoffsieb • Krug mit Deckel zur Aufbewahrung

VERWENDETE TEILE
Rinde, Beeren, Wurzeln

ÜBLICHE MENGE
Man nimmt 30 g getrocknetes oder 60 g frisches Material auf 750 ml Wasser. Diese Menge reduziert sich durch den Kochvorgang auf 500 ml. Bei Kräutermischungen sollte das Gesamtgewicht der Kombination die übliche Menge nicht überschreiten.

ÜBLICHE DOSIERUNG
Eine Portion entspricht einer Teetasse oder einem Weinglas voll; nehmen Sie dreimal täglich eine Portion (gegebenenfalls aufwärmen), und fügen Sie nach Geschmack Zucker oder Zitronensaft hinzu. Für Kinder und ältere Menschen reduziert sich die Dosis (siehe S. 83, 128)

AUFBEWAHRUNG
Kräuterabsud kann in einem Krug mit Deckel im Kühlschrank oder an einem kühlen Ort bis zu 48 Stunden aufbewahrt werden.

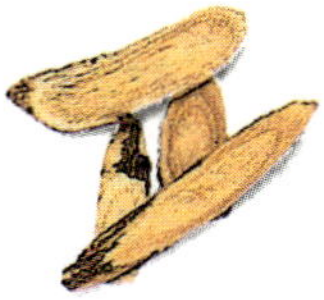

Süßholzwurzel

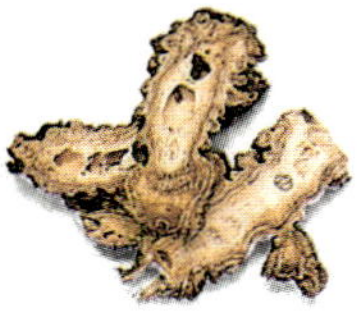

Gao Ben

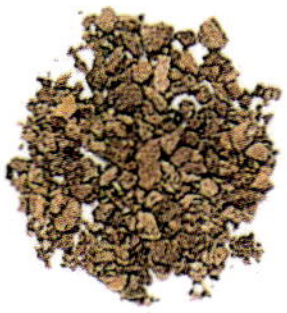

Teufelskralle

*Dieser Absud wird aus getrockneter Süßholzwurzel (*Glycyrrhiza glabra*), getrocknetem Gao Ben (*Ligusticum sinense*) und getrockneter Teufelskralle (*Harpagophytum procumbens*) zubereitet.*

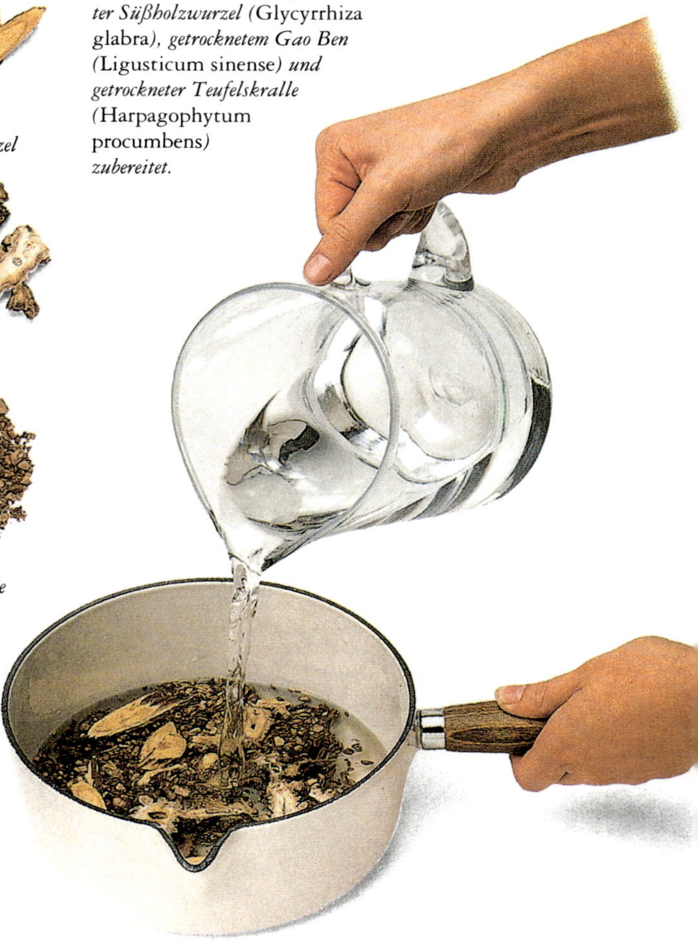

1 Kräutermaterial in die Kasserolle geben und kaltes Wasser darübergießen.

2 Zum Sieden bringen und 20 bis 40 Minuten auf kleiner Flamme weiterköcheln lassen, bis die Menge auf etwa zwei Drittel eingekocht ist.

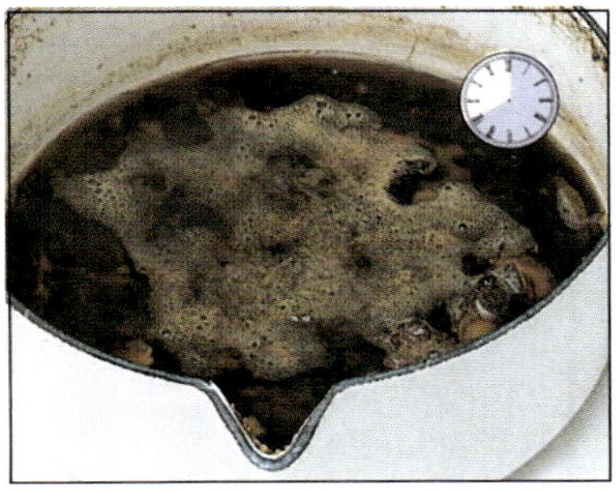

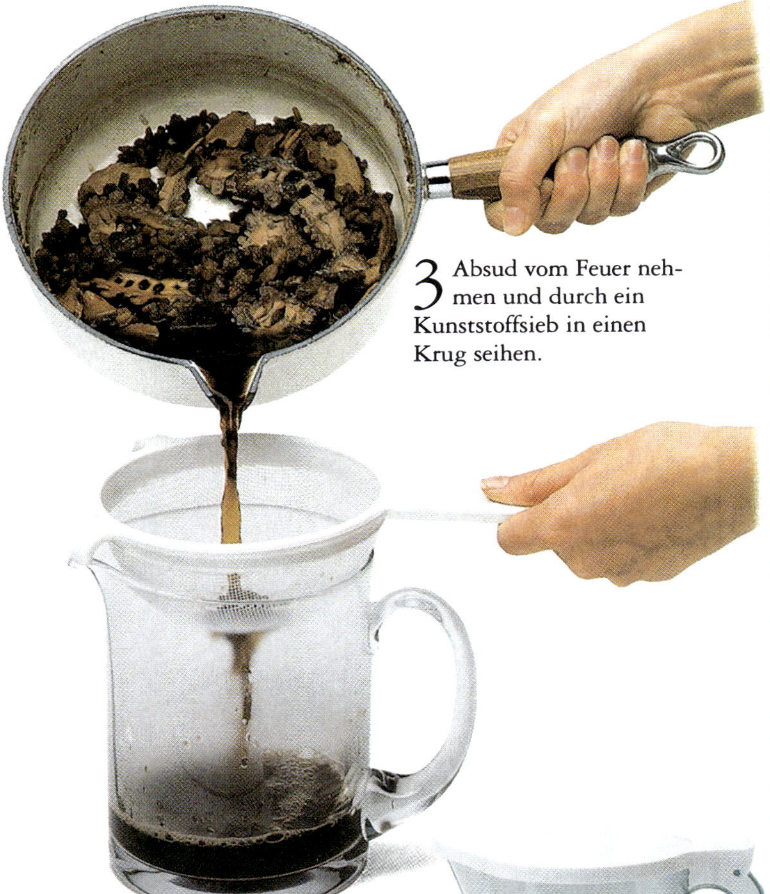

3 Absud vom Feuer nehmen und durch ein Kunststoffsieb in einen Krug seihen.

4 Absud in einen Krug füllen, zudecken, und an einem kühlen Ort oder im Kühlschrank aufbewahren.

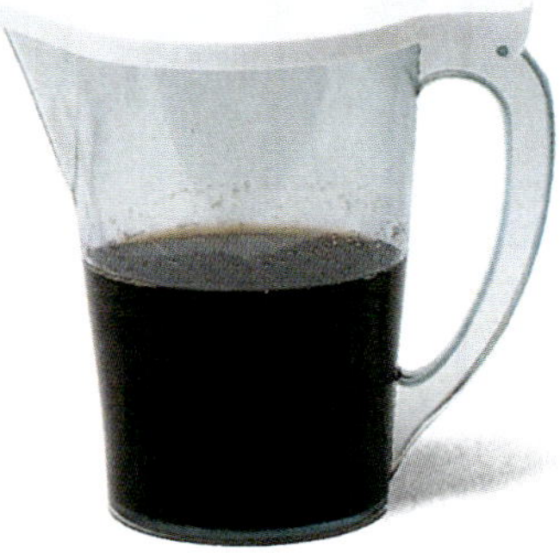

Mischung aus Absud und Tee

Wenn Rinde, Beeren oder Wurzeln mit Blüten oder Blättern zu kombinieren sind, empfiehlt sich folgendes:

1. Rinde, Beeren oder Wurzeln in einer Kasserolle aus Gußeisen, rostfreiem Stahl oder Emaille mischen und mit 750 ml kaltem Wasser übergießen.
2. Absud herstellen: Zum Sieden bringen, und 20 bis 40 Minuten auf kleiner Flamme weiterköcheln lassen, bis die Menge auf etwa zwei Drittel eingekocht ist.
3. Inzwischen die für das Mittel benötigten Blüten und Blätter mischen, und in eine Teekanne aus Glas oder Keramik füllen.
4. Die Trockenkräuter in der Teekanne mit dem heißen Absud übergießen, und 10 bis 15 Minuten ziehen lassen.
5. Das Endprodukt in einen Krug seihen, zudecken und an einem kühlen Ort aufbewahren. Dreimal täglich eine Teetasse voll trinken. Nach Geschmack mit etwas Honig oder braunem Zucker süßen.

Mazeration

Der kalte Aufguß ist bei Kräutern wie Eibischwurzel die beste Zubereitungsart. Geben Sie dazu 25 g getrocknetes Material in eine Kasserolle, fügen Sie 500 ml Wasser hinzu, und lassen Sie die Mischung über Nacht stehen. Danach abseihen. Der Tee kann angewärmt werden.

Chinesischer Absud

In China werden Kräuter meist in höherer Konzentration als im Westen zubereitet. Dazu werden bis zu 150 g des Trockenmaterials mit einem Liter Wasser angesetzt und die Mischung für drei Portionen auf 300 bis 400 ml eingekocht.

Tinktur (Alkoholischer Auszug)

Für eine Tinktur werden Kräuter mit Alkohol und Wasser angesetzt. Tinkturen sollten immer nur aus einer einzelnen Pflanze hergestellt werden; fertige Tinkturen können dann nach Bedarf gemischt werden. Der Alkohol entzieht dem Pflanzenmaterial Inhaltsstoffe, zusätzlich wirkt er als Konservierungsmittel. Tinkturen halten sich bis zu zwei Jahre. Die Flüssigkeit besteht üblicherweise aus 25 % Alkohol und 75 % Wasser. In handelsüblichen Tinkturen wird Äthylalkohol verwendet. Sie können aber auch verdünnte Spirituosen verwenden. Ideal ist Wodka.

Tinkturverhältnis: *Bei Tinkturen heißt es oft: „Nehmen Sie 5 ml einer 1:4 hergestellten Tinktur." Diese Verhältnisangaben beziehen sich auf das Verhältnis Gewicht zu Volumen. Eine 1:4-Tinktur kann daher aus 1 kg Kräutern und 4 l Alkohol-Wasser-Mischung oder aus 100 g Kräutern und 400 ml Alkohol-Wasser-Mischung zubereitet werden. Die absoluten Mengen können größer oder kleiner sein.*

Ausrüstung

• Krug mit Maßeinteilung • Großes Glas mit Schraubverschluß • Musselinbeutel • Weinpresse • Großer Krug • Sterilisierte, dunkle Glasflaschen mit Schraubverschluß

Verwendete Teile
Alle Pflanzenteile

Übliche Menge
200 g getrocknetes oder 600 g frisches Kräutermaterial auf einen Liter Alkohol-Wasser-Mischung (25 % Alkohol, 75 % Wasser; z. B. eine Literflasche Wodka mit 500 ml Wasser verdünnen).

Übliche Dosierung
Dreimal täglich 5 ml Tinktur, mit etwas warmem Wasser verdünnt, einnehmen. Ein wenig Honig oder Fruchtsaft kann den Geschmack verbessern.

Aufbewahrung
In dunklen Glasflaschen bis zu zwei Jahren

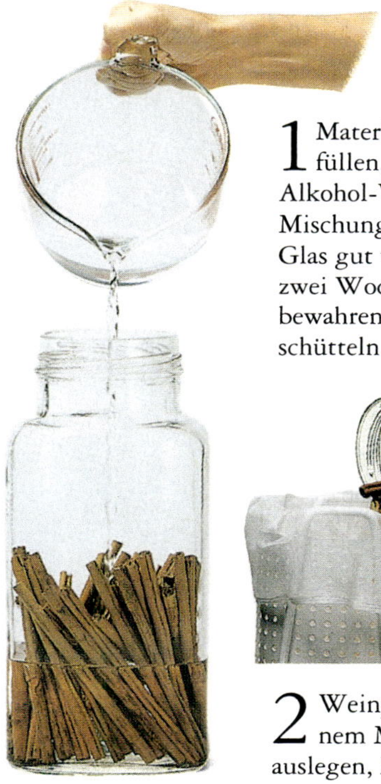

1 Material in ein Glas füllen, und mit der Alkohol-Wasser-Mischung bedecken. Glas gut verschließen, zwei Wochen kühl aufbewahren, gelegentlich schütteln.

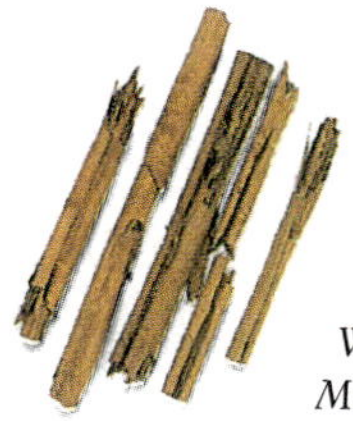

Diese Tinktur wird aus Zimtstangen (Cinnamomum zeylanicum) *und einer Wodka-Wasser-Mischung hergestellt.*

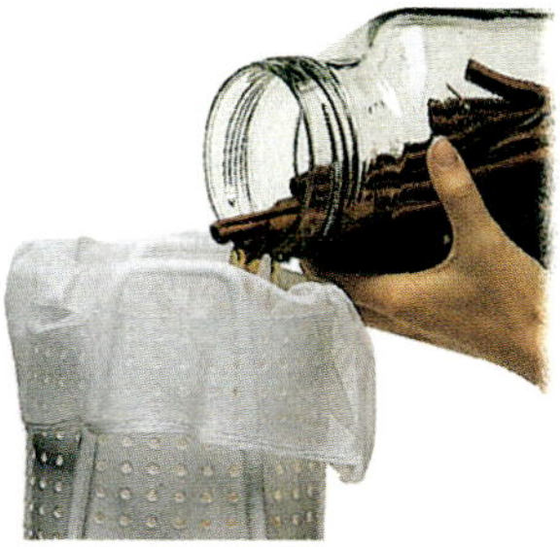

2 Weinpresse mit einem Musselinbeutel auslegen, Mischung hineingießen.

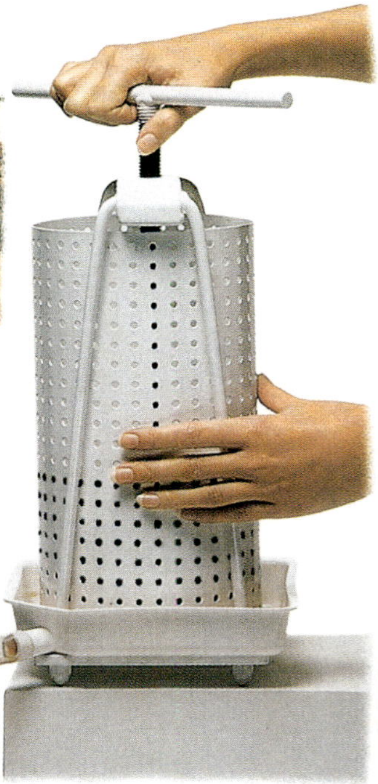

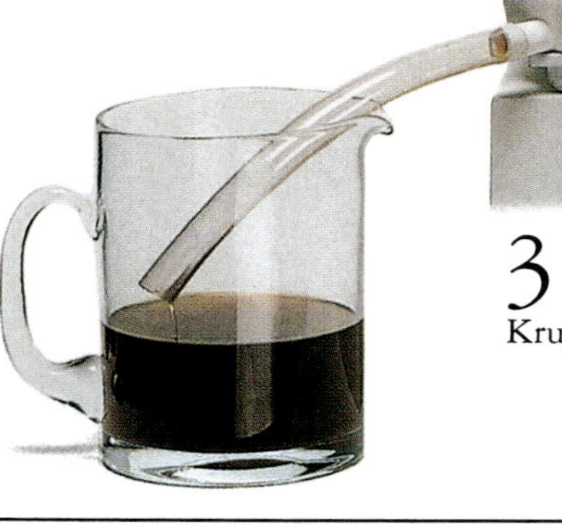

3 Mischung durch die Weinpresse in einen Krug pressen.

Alkoholreduzierte Tinkturen

Schwangere, Kinder, „trockene“ Alkoholiker und Menschen mit Magen- oder Lebererkrankungen sollten Alkohol nicht einmal in Form von Tinkturen zu sich nehmen. Für sie gießt man 5 ml Tinktur in eine Tasse, fügt 25 bis 50 ml siedendes Wasser hinzu und läßt diese Mischung auskühlen. Dabei verdampft der größte Teil des Alkohols.

Warnhinweise

- *Industriealkohol, Brennspiritus und Alkohol zum Einreiben (Isopropylalkohol) sind extrem giftig und dürfen nicht zur Herstellung von Tinkturen verwendet werden.*
- *Hinweise zur Einnahme von Tinkturen durch Kinder, schwangere Frauen und Ex-Alkoholiker finden Sie unter der Unterschrift „Alkoholreduzierte Tinkturen“.*

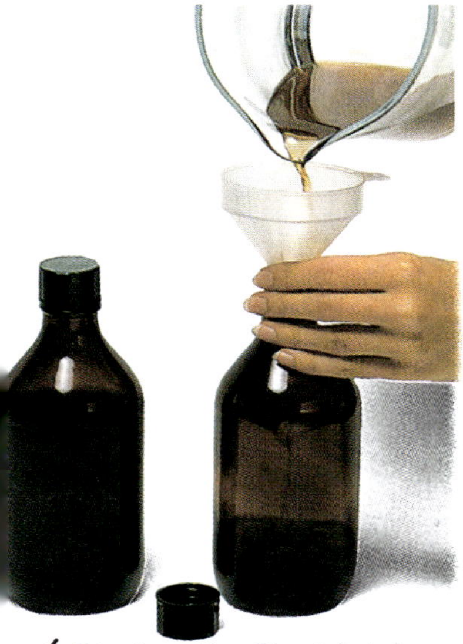

4 Die abgeseihte Flüssigkeit in sterilisierte, dunkle Glasflaschen füllen.

Kräuterwein

In vielen Ländern werden Kräuter in Wein eingelegt und als kräftigendes Mittel genommen. Häufig verwendet man die anregenden chinesischen Kräuter *Dang Gui, Dang Shen, He Shou Wu* und koreanischen Ginseng, doch auch Pflanzen aus unseren Breiten können genommen werden – zum Beispiel Alant. Am einfachsten ist die Herstellung von Kräuterwein in einem Essigfäßchen aus Keramik; der Kräuterwein kann durch den Spund am unteren Ende bequem entnommen werden. Die Kräuter sollten stets von Wein bedeckt sein. Eine Mischung mit schimmeligen Kräutern muß weggeschüttet werden.

Ausrüstung

• Essigfäßchen oder • Krug mit gut schließendem Deckel. Daraus wird der Wein abgegossen. Rühren Sie die Mischung regelmäßig um.

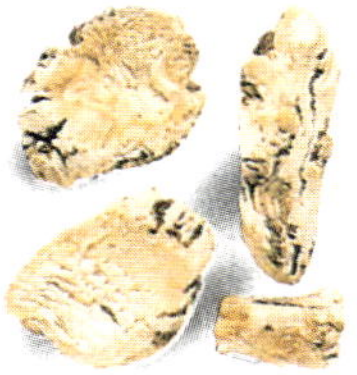

Wein aus Dang Gui *und Rotwein*

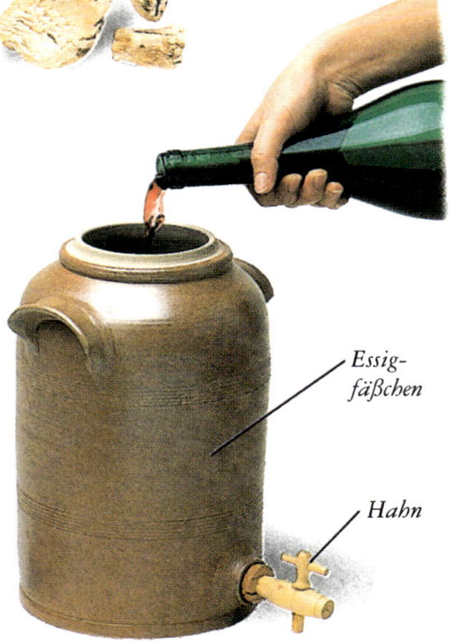

Verwendete Teile

Wurzeln (getrocknet)

Übliche Menge

Essigfäßchen zu mindestens zwei Dritteln mit den Kräuterwurzeln füllen und mit Rot- oder Weißwein übergießen; die Wurzeln müssen vollständig bedeckt sein. Krug mit restlichem Wein vollfüllen.

Übliche Dosierung

Täglich ein Likörglas voll.

Aufbewahrung

Kräuterwein kann 3 bis 4 Monate aufbewahrt werden, sofern regelmäßig Wein nachgegossen wird. Wenn die Kräuterwurzeln schimmeln, Mischung wegschütten.

1 Essigfäßchen zu mindestens zwei Dritteln mit dem Wurzelmaterial füllen und mit Wein übergießen; die Mischung muß vollständig von Wein bedeckt sein.

2 Nach zwei Wochen täglich eine Portion zapfen. Achten Sie darauf, daß die Kräuterwurzeln stets mit Wein bedeckt sind, und füllen Sie das Fäßchen regelmäßig nach.

Kapseln

Kräuter können in Pulverform genommen werden: Man kann die gemahlenen Kräuter über Speisen streuen, in Wasser einrühren oder in Kapseln füllen. Zu diesem Zweck verwendet man am besten kommerziell hergestelltes Kräuterpulver, das im Fachhandel erhältlich ist. Gelatinekapseln bekommen Sie in der Apotheke.

Ausrüstung

- *Untertasse oder flacher Teller*
- *Kapselhülsen* • *Dunkle, luftdichte Behälter zur Aufbewahrung*

Verwendete Teile
Alle Pflanzenteile (getrocknet und zu Pulver vermahlen)

Übliche Menge
200 bis 250 mg Pulver pro Kapselhülse, Größe 00.

Übliche Dosierung
Täglich 2–3 x 2 bis 3 Kapseln.

Aufbewahrung
Kapseln können luftdicht und dunkel verpackt, drei bis vier Monate kühl gelagert werden.

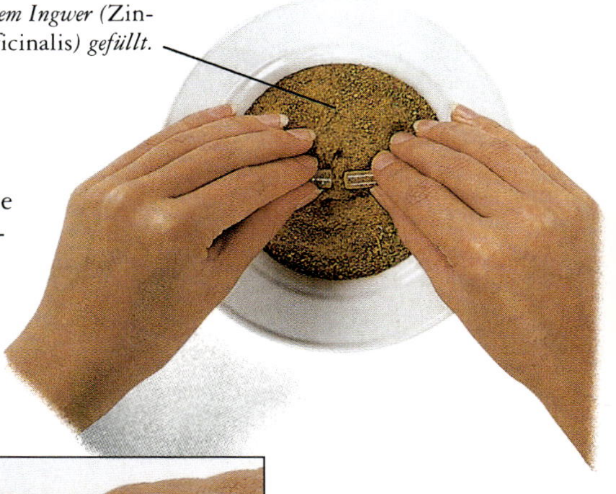

*Diese Kapseln werden mit gemahlenem Ingwer (*Zingiber officinalis*) gefüllt.*

1 Kräuterpulver in eine Untertasse oder einen flachen Teller schütten. Die beiden Hälften der Kapselhülse auseinandernehmen und zum Befüllen durch das Kräuterpulver ziehen.

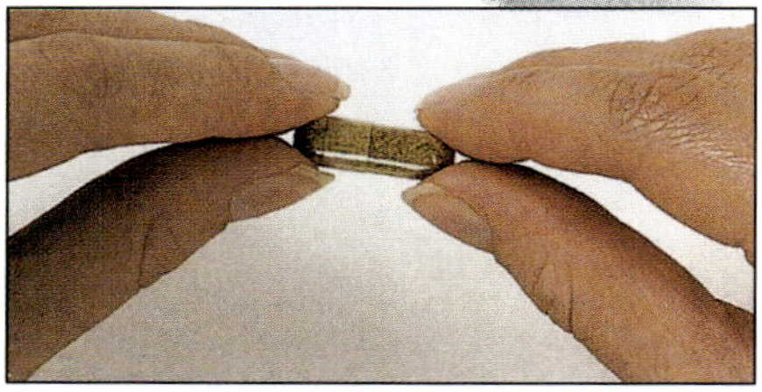

2 Die beiden Kapselhälften ineinanderschieben. Kapseln in dunklen, luftdichten Behältern an einem kühlen Ort aufbewahren.

Zäpfchen

Zäpfchen sind wachsartig und können als Scheiden- oder Rektalzäpfchen (Suppositorien) verwendet werden. Sie werden eingeführt, schmelzen bei Körpertemperatur und setzen den Wirkstoff frei. Zäpfchen werden häufig verwendet, wenn der Wirkstoff, oral eingenommen, im Verdauungsprozeß aufgespalten und daher wirkungslos würde. Man kauft sie am besten fertig. Herstellung von Scheidenzäpfchen:

[1] Benutzen Sie dazu entweder eine Zäpfchenform (im Fachhandel erhältlich), oder machen Sie selbst 24 Formen aus Küchenfolie (2 cm lang und 1 cm im Durchmesser, an einem Ende auf 0,5 cm verjüngt). Formen auf ein Drahtgestell legen. Ein Gleitmittel aus 10 g weicher Seife, 50 ml Glyzerin und 40 ml Methylalkohol mischen, und in die Formen gießen; Formen nach einigen Sekunden wieder ausleeren.

[2] 20 g Kakaobutter im Wasserbad erwärmen, vom Feuer nehmen und 30 Tropfen ätherisches Öl hinzufügen. Diese Mischung in die Formen gießen und beiseitestellen. Nach etwa drei Stunden, wenn die Masse fest ist, Form öffnen bzw. Küchenfolie vorsichtig entfernen.

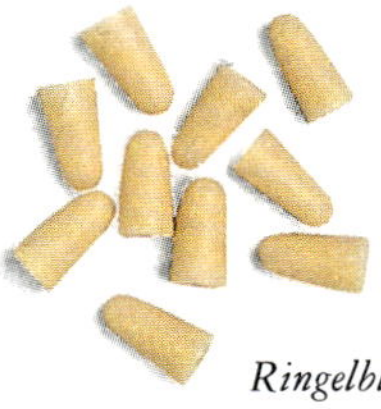

Ringelblumen-Thymian-Scheidenzäpfchen

[3] Scheidenzäpfchen in einem mit fettabweisendem Papier ausgelegten Gefäß an einem kühlen Ort aufbewahren.

UMSCHLAG

KALTE ODER HEISSE Umschläge (Kompressen) werden mit in Tee, Kräuterextrakt oder Tinkturen getränkten Tüchern gemacht und können bei Gelenk- und Muskelschmerzen verwendet werden. Sie eignen sich auch, um Hautausschläge und -reizungen zu kühlen und zu lindern. Kalte Umschläge werden manchmal auch bei Kopfschmerzen angewendet.

AUSRÜSTUNG

• *Tuch* • *Schüssel*

ÜBLICHE MENGE
500 ml Teeaufguß oder Absud, oder 50 ml Tinktur, verdünnt mit 500 ml Wasser.

ÜBLICHE ANWENDUNG
So oft wie notwendig anwenden.

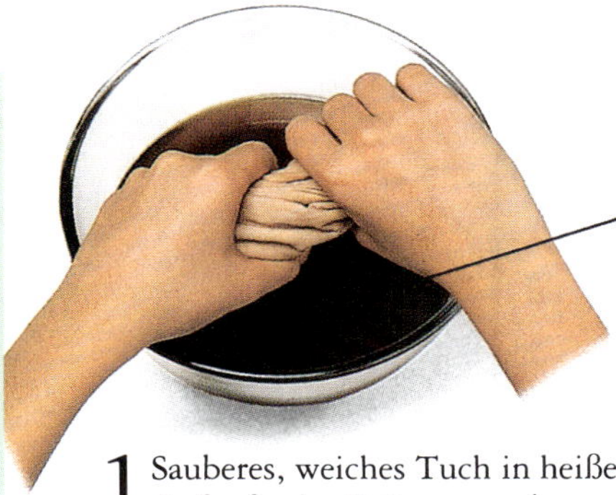

1 Sauberes, weiches Tuch in heißen Aufguß oder Kräuterextrakt tauchen und auswringen.

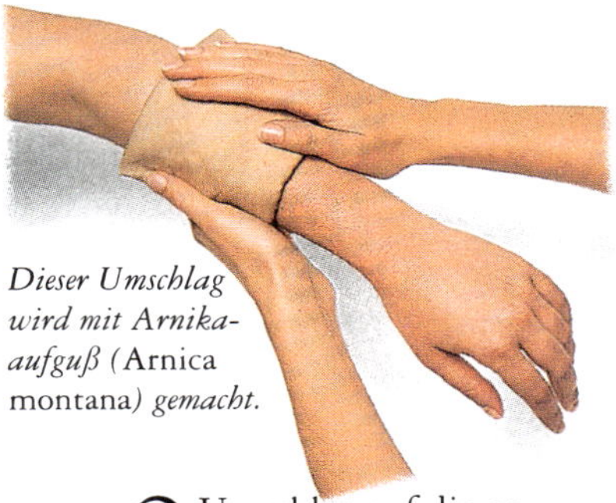

*Dieser Umschlag wird mit Arnikaaufguß (*Arnica montana*) gemacht.*

2 Umschlag auf die gewünschte Stelle legen. Sobald das Tuch auskühlt oder trocknet, wiederholen.

BREIUMSCHLAG

EIN UMSCHLAG AUS Brot- oder Kartoffelbrei, getränkt mit Kräuterextrakt, war früher ein beliebtes Hausmittel bei kleineren Verletzungen und Leiden. Heute werden Breiumschläge meist aus frisch gehackten Kräuter bereitet. Sie werden in der Regel heiß angewendet.

AUSRÜSTUNG

• *Kasserolle* • *Gaze/Baumwollstreifen*

VERWENDETE TEILE
Geschnittene, ganze Pflanzen (frisch oder getrocknet)

ÜBLICHE MENGE
Ausreichendes Material, um den ganzen Bereich abzudecken.

ÜBLICHE ANWENDUNG
Breiumschläge alle zwei bis vier Stunden oder häufiger anwenden.

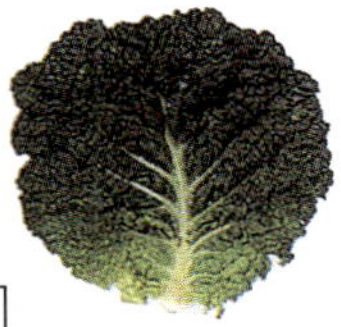

*Dieser Breiumschlag wird aus frisch gehackten Kohlblättern bereitet (*Brassica oleracea*).*

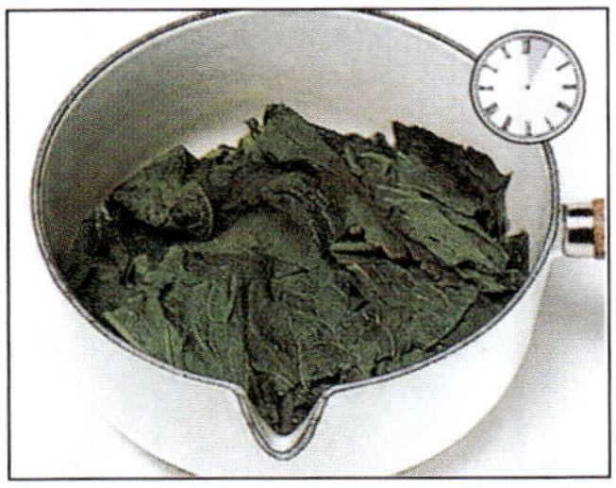

1 Frische Pflanze abkochen, Flüssigkeit ausdrücken, Material auf die Körperpartie auflegen. Zuvor Haut einölen, damit der Umschlag nicht anklebt.

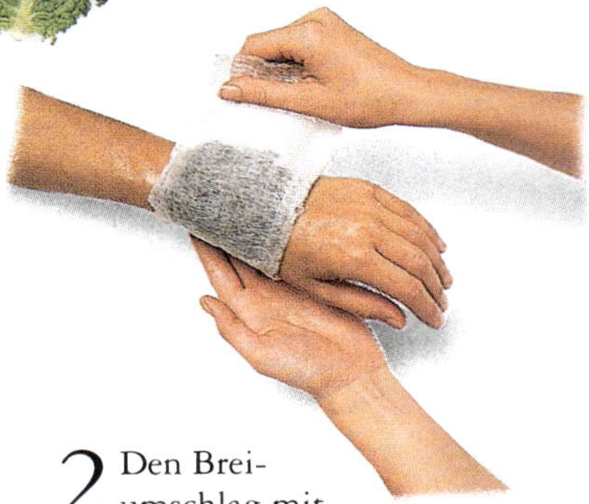

2 Den Breiumschlag mit Gaze- oder Baumwollstreifen fixieren.

Heiss ausgezogenes Öl

Pflanzliche Wirkstoffe können mit Öl extrahiert und zur äußerlichen Anwendung weiterverarbeitet werden. Kräuteröle halten sich bis zu einem Jahr. Frische Öle wirken am stärksten, darum empfiehlt sich die häufigere Herstellung kleiner Mengen. Kräuteröle können kalt oder warm zubereitet werden, wobei sich die heiße Methode vor allem für Kräuter, wie Beinwell, Vogelmiere, Brennessel und Rosmarin, eignet.

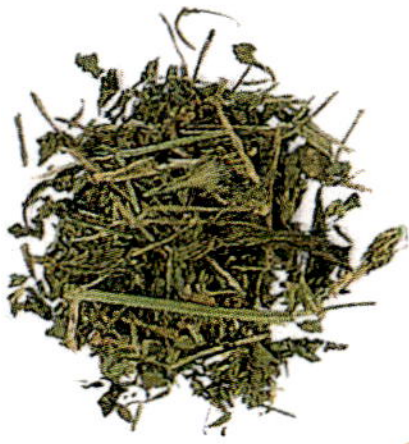

Dieses heiß ausgezogene Öl wird aus getrockneter Vogelmiere (Stellaria media) *hergestellt.*

Ausrüstung

- *Glasschüssel und Kasserolle bzw. Simmertopf* • *Musselinbeutel und Weinpresse (oder Gelee-Seihbeutel)* • *Großer Krug* • *Luftdichte, sterilisierte, dunkle Glasflaschen zur Aufbewahrung* • *Trichter*

Verwendete Teile

Oberirdische Teile, Blätter

Übliche Menge

250 g getrocknete Kräuter auf 500 ml Sonnenblumenöl

Aufbewahrung

Luftdicht verschlossen, kühl und lichtgeschützt aufbewahrt, bis zu einem Jahr.

Geeignete Kräuter

- *Blasentang* für arthritische Schmerzen.
- *Vogelmiere* für Ekzeme.
- *Klebkraut* für Schuppenflechte.
- *Beinwell* für Verstauchungen und Gelenkschmerzen.
- *Brennessel* für allergiebedingte Hautausschläge und Ekzeme.
- *Rosmarin* für schmerzende Körperpartien.

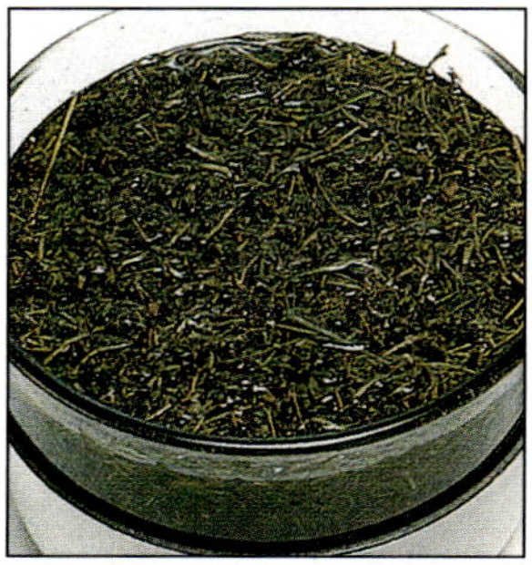

1 Öl und getrocknetes Pflanzenmaterial in einer Glasschüssel im Wasserbad oder in einem Simmertopf erwärmen, und drei Stunden lang auf kleiner Hitze warmhalten.

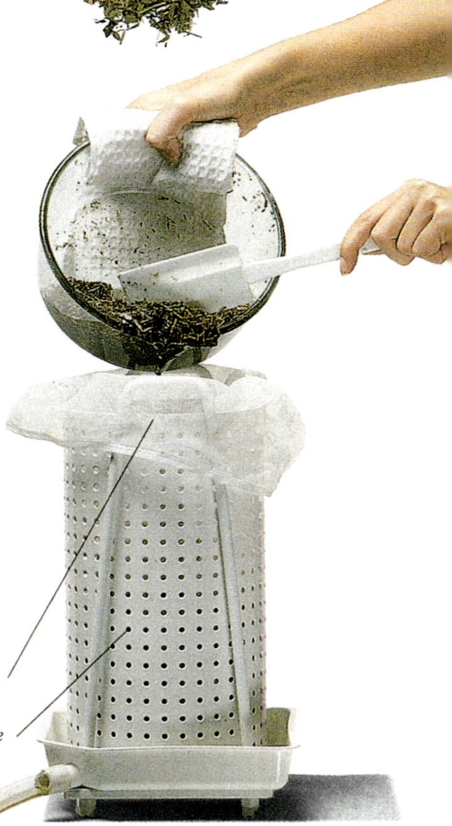

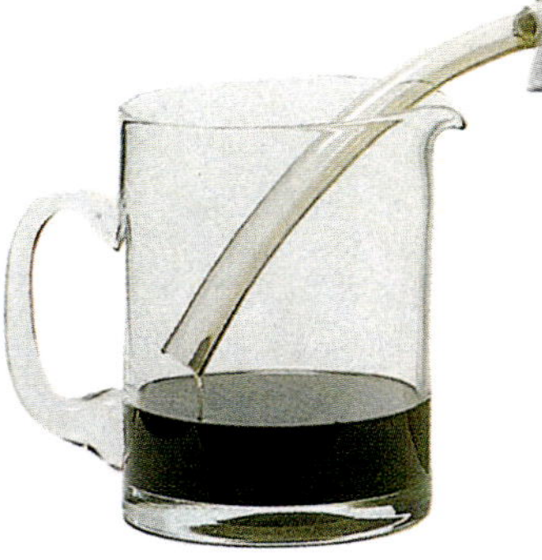

2 Musselin- oder Seihbeutel in die Weinpresse geben, und die Kräuter-Öl-Mischung abseihen.

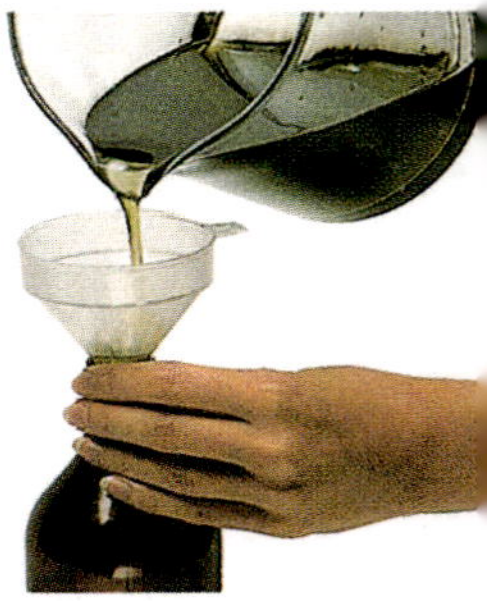

3 Kräuteröl zur Aufbewahrung in Glasflaschen füllen.

Kalt ausgezogene Öle

DIESE METHODE ZUR HERSTELLUNG von Kräuteröl eignet sich für Blüten, wie Ringelblumen oder Johanniskraut. Das Verfahren ist zeitaufwendig: Blüten und Öl werden für mehrere Wochen in einem Glas stehengelassen; danach wird das Öl noch einmal mit frischen Kräutern angesetzt, um soviel Wirkstoffe wie möglich zu erhalten. Kalt ausgezogene Öle werden für Massageöl oder als Grundlage für Salben und Cremes verwendet.

AUSRÜSTUNG

• Großes Glas mit Schraubverschluß • Gelee-Seihbeutel und Faden • Großer Krug • Luftdichte, sterilisierte, dunkle Glasflaschen zur Aufbewahrung

VERWENDETE TEILE
Oberirdische Teile, Blüten

ÜBLICHE MENGE
Ausreichend Pflanzenmaterial, um das Glas zweimal zu befüllen, und etwa ein Liter kalt gepreßtes Distelöl (Safloröl) oder Walnußöl (die Menge hängt von der Größe des verwendeten Glases ab).

AUFBEWAHRUNG
In sterilisierten, luftdicht verschlossenen dunklen Glasflaschen an einem kühlen, lichtgeschützten Ort bis zu einem Jahr.

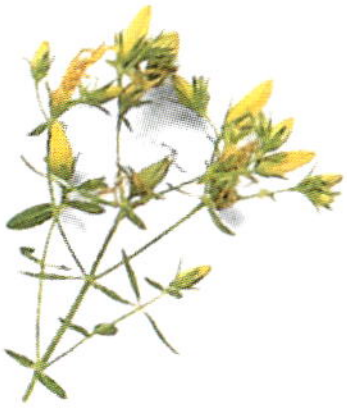

*Dieses Kräuteröl wird aus den frischen, blühenden Spitzen von Johanniskraut (*Hypericum perforatum*) hergestellt.*

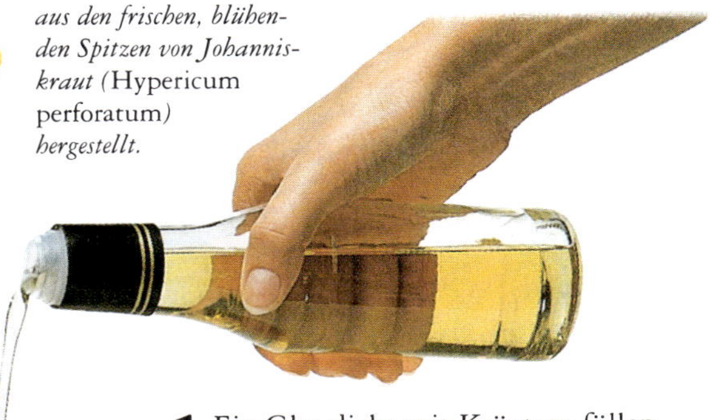

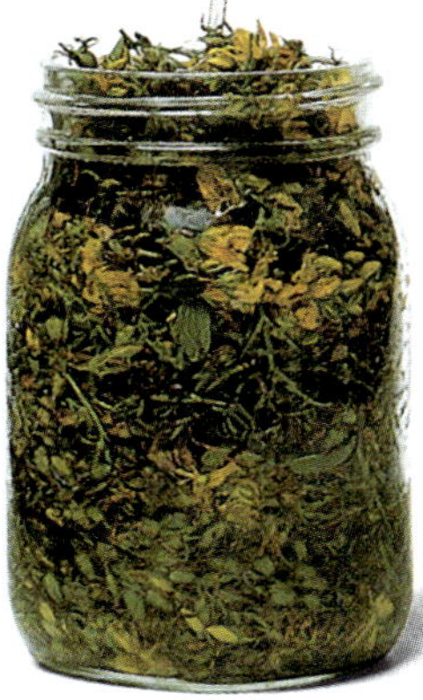

1 Ein Glas dicht mit Kräutern füllen, mit Öl vollständig bedecken. Schließen, und zwei bis drei Wochen an einem sonnigen Platz stehenlassen.

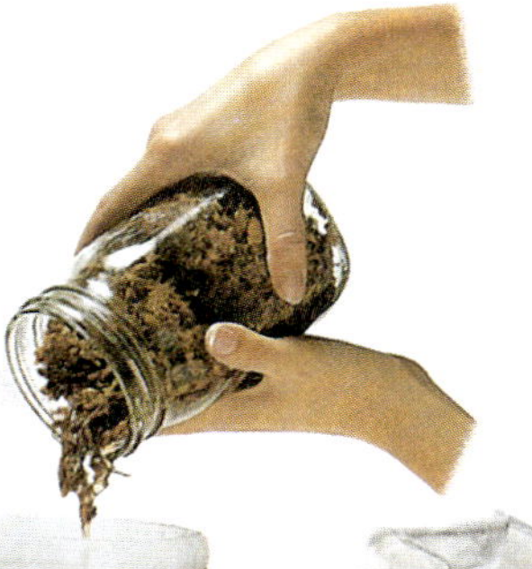

Gelee-Seihbeutel

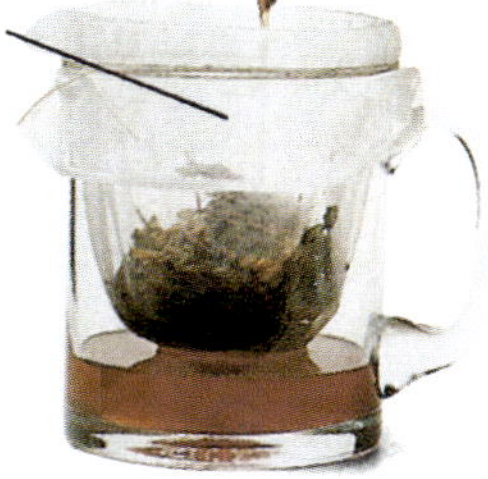

2 Einen Gelee-Seihbeutel mit Faden oder Gummiring in einem Krug fixieren, Mischung durchseihen. Sie können auch Musselinbeutel und Weinpresse verwenden.

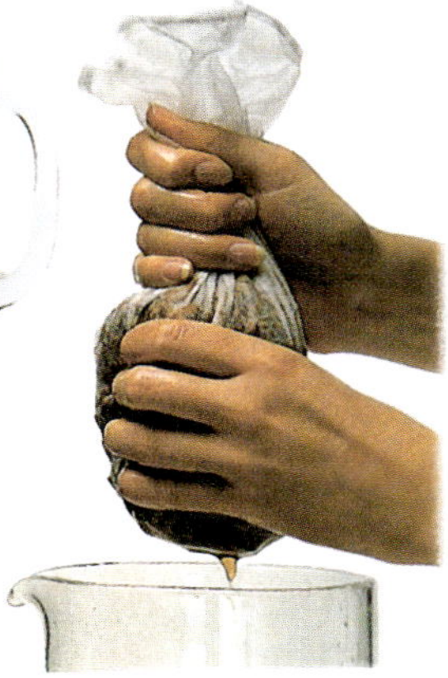

3 Restliches Öl aus dem Beutel pressen. Schritte 1 und 2 mit dem einmal ausgezogenen Öl und frischen Kräutern wiederholen. Nach einigen Wochen noch einmal abseihen und in Glasflaschen füllen.

Geeignete Kräuter

- *Echter Steinklee* (getrocknet) für krampfadernbedingte Ekzeme.
- *Ringelblume* (frische oder getrocknete Blütenblätter) für Abschürfungen, trockene Ekzeme und Pilzinfektionen, wie Soor oder Fußpilz.
- *Johanniskraut* (frische, blühende Pflanzenspitzen) für Sonnenbrand, kleinere Verbrennungen, Abschürfungen und entzündete Gelenke.

Massageöl

Für ein Massageöl werden einige Tropfen ätherisches Öl mit einem neutralen Öl vermischt – am besten eignen sich süßes Mandel-, Weizenkeim- oder Sonnenblumenöl. Da ätherische Öle schnell ihre Wirkkraft verlieren, ist es vorteilhaft, häufig kleine Mengen herzustellen. Richtiges Massieren will gelernt sein und erfordert Praxis. Bei manchen Beschwerden sind Massagen nicht ratsam (siehe Warnhinweise weiter unten).

Ausrüstung

• Meßzylinder • Sterilisiertes, luftdichtes dunkles Fläschchen (50 ml Inhaltsmenge) • Trichter

Verwendete Teile
Ätherisches Öl

Übliche Menge
Die Konzentration des ätherischen Öls sollte grundsätzlich zehn Prozent nicht überschreiten, also bis zu 5 ml ätherisches Öl auf 45 ml Trägeröl. Für Kinder, ältere Menschen oder bei empfindlicher Haut sollte das Öl nur halb so konzentriert sein (5 %).

Übliche Anwendung
2 bis 5 ml (1/2 bis 1 Teelöffel) Massageöl in die Hand (nicht direkt auf den Körper) gießen und sanft verreiben.

Aufbewahrung
Massageöl in sterilisierten, luftdicht verschlossenen Glasflaschen an einem kühlen Ort aufbewahren.

Warnhinweise für Massagen

- *Während der ersten drei Schwangerschaftsmonate keine ätherischen Öle verwenden.*
- *Massieren Sie niemanden, der an einer Infektion, Epilepsie, einer ansteckenden Krankheit, akuten Rückenschmerzen oder einer entzündlichen Erkrankung, wie Thrombose oder Venenentzündung, leidet.*
- *Abzuraten ist auch von Massagen entzündeter oder geprellter Körperpartien.*

*Dieses Massageöl wird aus ätherischen Ölen von Lavendel (*Lavandula angustifolia*) und Thymian (*Thymus vulgaris*) hergestellt.*

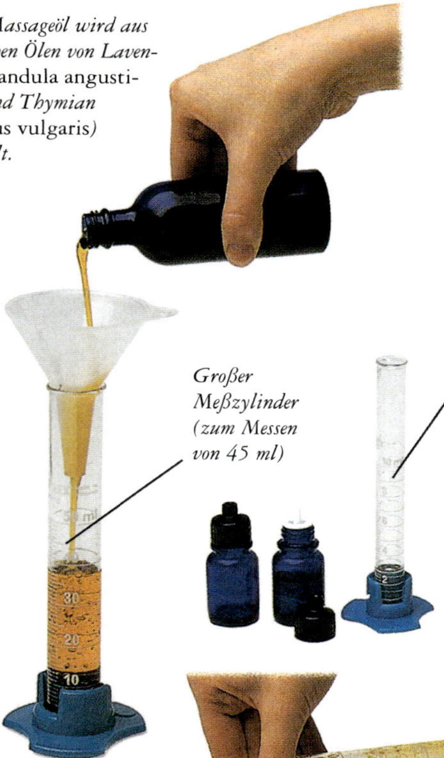

Großer Meßzylinder (zum Messen von 45 ml)

Kleiner Meßzylinder (zum Messen von 5 ml)

1 Trägeröl im großen Meßzylinder, ätherisches Öl im kleinen Meßzylinder abmessen (wenn nötig, Trichter verwenden).

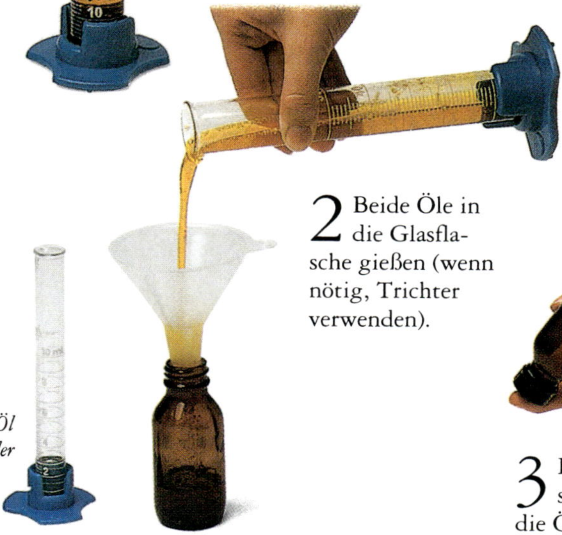

Ätherisches Öl im Meßzylinder

2 Beide Öle in die Glasflasche gießen (wenn nötig, Trichter verwenden).

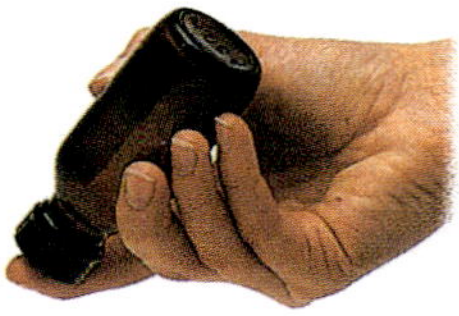

3 Flasche gut schütteln, um die Öle zu mischen.

Salben

Salben enthalten Öle oder Fette, aber kein Wasser; sie ziehen nicht in die Haut ein. Salben wendet man bei weicher Haut an, oder wenn sie vor Feuchtigkeit geschützt werden muß, wie beispielsweise bei Windelausschlag. Basis für Salben können tierische Fette sein (Wollfett, Schweineschmalz, Bienenwachs) oder die Erdölprodukte Vaseline oder Hartparaffin. Statt des Pflanzenmaterials kann auch Kräuteröl verwendet werden.

Ausrüstung

• Glasschüssel und Kasserolle • Kochlöffel • Gelee-Seihbeutel und Faden • Krug • Gummihandschuhe • Sterilisierte, dunkle Gläser oder Tiegel mit dichten Schraubverschlüssen

Verwendete Teile
Alle Pflanzenteile

Übliche Menge
500 g Vaseline oder Hartparaffin und 60 g getrocknete oder 150 g frische Kräuter.

Übliche Anwendung
Körperpartien zwei- bis dreimal täglich mit etwas Salbe einreiben.

Aufbewahrung
Luftdicht verschlossen, dunkel gelagert drei bis vier Monate.

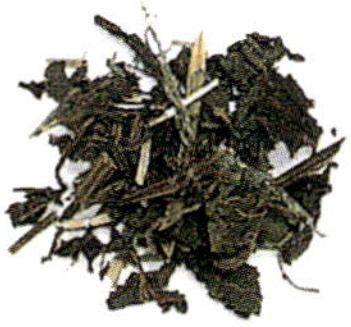

*Diese Salbe wird aus getrockneter Brennessel (*Urtica dioica*) hergestellt.*

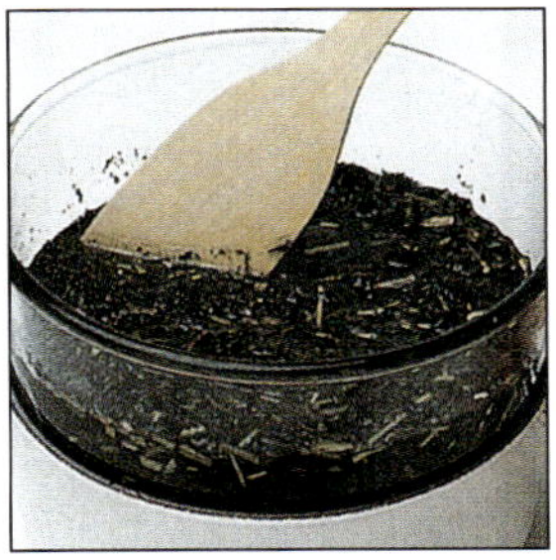

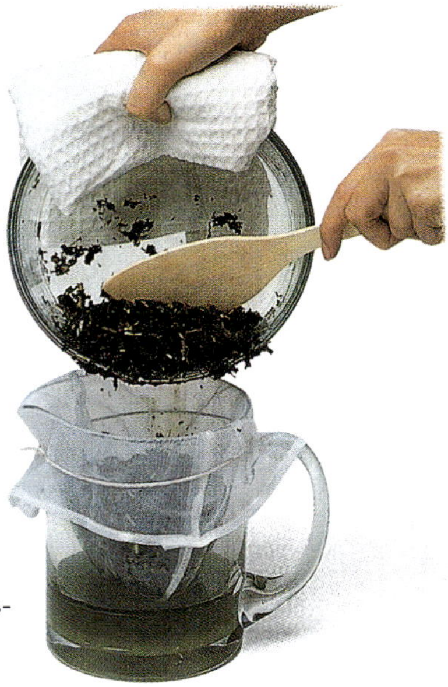

1 Fett im Wasserbad erwärmen, Kräuter hinzufügen und zwei Stunden auf dem Feuer lassen, bis das Kräutermaterial knistert. Achten Sie darauf, daß immer ausreichend Wasser in der Kasserolle bleibt.

2 Mischung durch einen Gelee-Seihbeutel gießen, der mit Faden oder Gummiband in einem Krug fixiert ist, oder Musselinbeutel und Weinpresse verwenden.

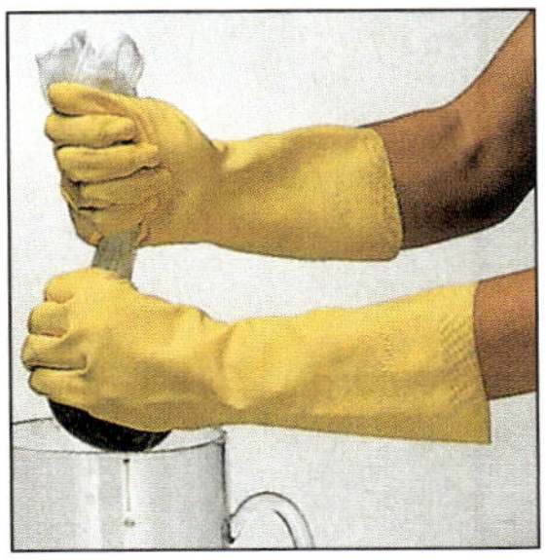

3 Tragen Sie Gummihandschuhe, wenn Sie den Rest der heißen Mischung durch den Beutel in den Krug pressen.

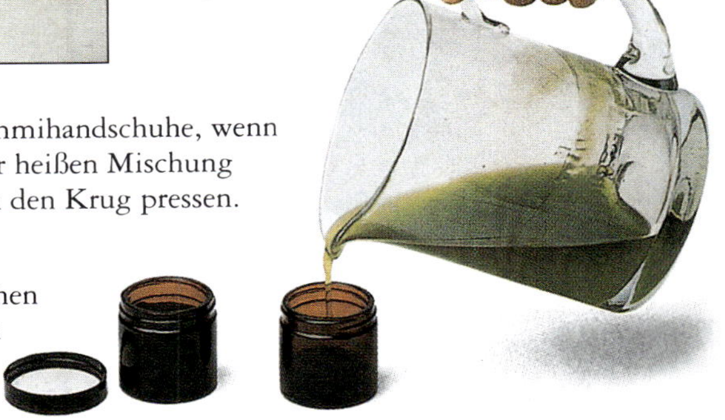

4 Nach dem Abseihen die Flüssigkeit in Tiegel abfüllen und erkalten lassen.

Geeignete Kräuter

- *Arnika* für Prellungen, Verstauchungen und Frostbeulen.
- *Kamille* für Ekzeme und allergiebedingte Hautprobleme.
- *Vogelmiere* für Hautreizungen, Hühneraugen, Furunkel oder Splitter.
- *Holunderblüte* für rissige Hände.
- *Stiefmütterchen* für Ausschläge.
- *Echter Steinklee* für Schwellungen und krampfadernbedingte Ekzeme.
- *Wegerich* für trockene Ekzeme.
- *Brennessel* für Hämorrhoiden und Ekzeme.

Creme

Als Creme bezeichnet man eine Mischung aus Wasser und Fetten oder Ölen, die in die Haut einzieht. Sie kann aus emulgierfähiger Salbenbasis hergestellt werden (in Apotheken erhältlich), die mit Wasser oder Tinkturen mischbar ist. Hausgemachte Creme hält einige Monate; soll sie länger halten, kann man sie im Kühlschrank aufbewahren und einige Tropfen Benzoetinktur als Konservierungsmittel beigeben. Cremes aus organischen Fetten und Ölen verderben rasch. Die hier vorgestellte Zubereitungsmethode ist für die meisten Kräuter geeignet.

Ausrüstung

• Glasschüssel und Kasserolle oder Simmertopf • Kochlöffel oder Spachtel aus Holz • Weinpresse und Musselinbeutel (oder Gelee-Seihbeutel und Krug) • Schüssel • Kleines Streichmesser • Kleine, dunkle Gläser oder Tiegel, sterilisiert

Verwendete Teile
Alle Pflanzenteile (frisch oder getrocknet)

Übliche Menge
150 g Salbenbasis, 70 ml Glyzerin, 80 ml Wasser und 30 g getrocknete oder 75 g frische Kräuter.

Übliche Anwendung
Körperpartien zwei- bis dreimal täglich mit etwas Creme einreiben.

Aufbewahrung
Luftdicht verschlossen, dunkel und kühl aufbewahrt, bis zu drei Monate.

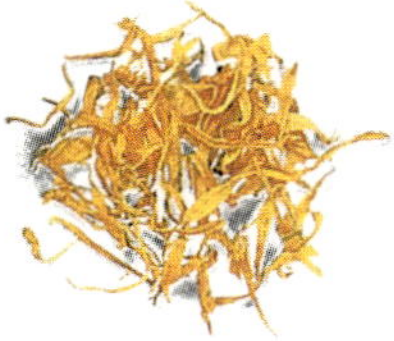

*Diese Creme wird aus getrockneten Ringelblumenblüten (*Calendula officinalis*) zubereitet.*

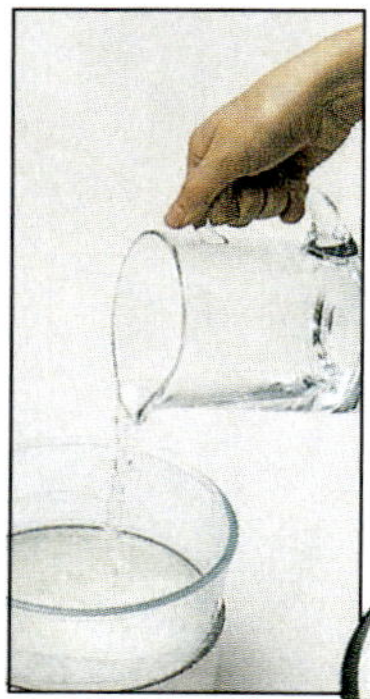

1 Salbenbasis im Wasserbad schmelzen, Glyzerin und Wasser hinzufügen und durchrühren. Die Mischung wird beim Eingießen der Flüssigkeit fester – Schüssel daher über dem kochenden Wasser belassen und rühren, um alles noch einmal zu schmelzen.

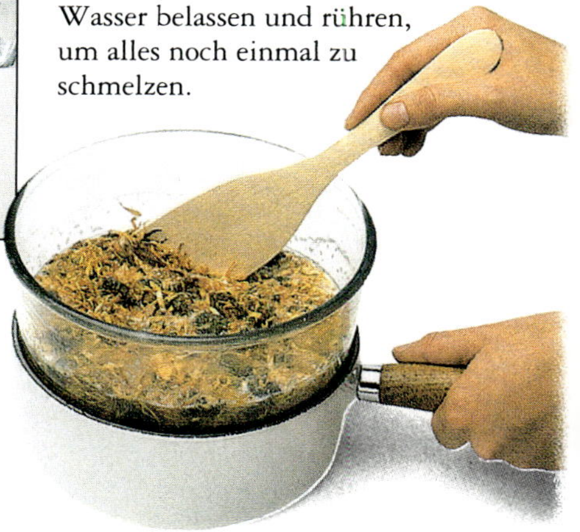

2 Kräuter beigeben und durchrühren; auf kleiner Flamme drei Stunden simmern lassen, dabei das Wasser in der Kasserolle ergänzen.

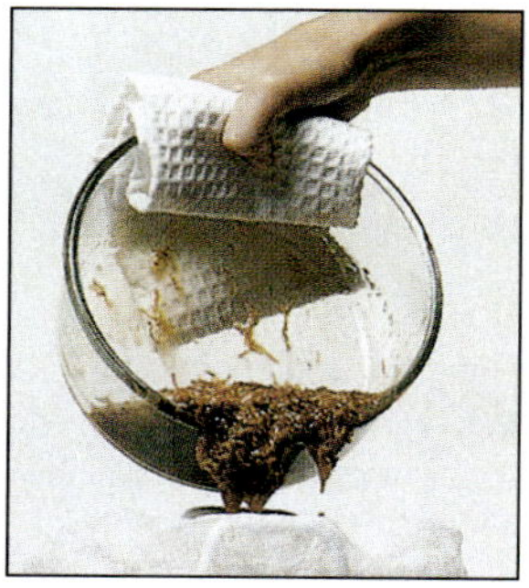

3 Die Mischung so schnell wie möglich in eine Schüssel seihen. Die noch flüssige Masse während des Auskühlens ständig rühren, damit sich die Zutaten nicht trennen. Falls das doch geschieht: Masse wieder ins Wasserbad stellen und unter Beigabe von 10 bis 20 g emulgierfähiger Salbenbasis erneut erwärmen.

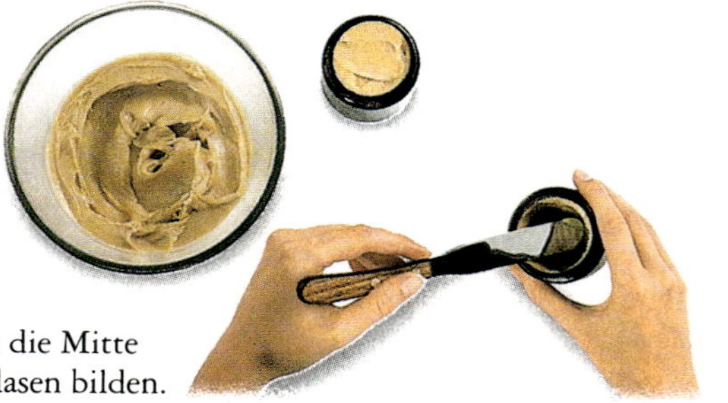

4 Wenn die Creme streichfähig geworden ist, in Vorratstiegel füllen. Dabei zunächst den Rand des Tiegels ausstreichen und dann die Mitte füllen, damit sich keine Luftblasen bilden.

Cremes und Salben aus Kräuterölen
Anstelle von getrockneten Kräutern können auch Kräuteröle zur Herstellung von Cremes und Salben verwendet werden. (Zubereitung siehe S. 72 u. 73). Für eine Creme läßt man 25 g Bienenwachs und 25 wasserfreies Lanolin (aus der Apotheke) zergehen und fügt 100 ml Kräuteröl und 50 ml Kräutertinktur (Zubereitung siehe S. 68) hinzu. Abseihen und durchrühren; in Tiegel füllen. Für eine Salbe läßt man 25 g Bienenwachs und 25 wasserfreies Lanolin zergehen und fügt 100 ml Kräuteröl hinzu. Noch warm in sterilisierte, dunkle Tiegel füllen und erkalten lassen.

Lotionen & Emulsionen

Eine Lotion ist eine Lösung auf der Basis von Wasser, die kühlt und lindert. Um die Wirkung zu verstärken, kann einer Lotion eine alkoholhaltige Wassermischung – beispielsweise eine Tinktur – beigegeben werden. Auch bei Emulsionen bildet Wasser die Grundlage; es wird mit Öl verschüttelt, so daß sich eine Suspension bildet. Lotionen und Emulsionen werden ebenso hergestellt und sind bis zu drei Monaten lagerfähig.

Ausrüstung

• *Meßzylinder* • *Sterilisierte, dunkle Glasflaschen zur Lagerung* • *Trichter (nicht unbedingt erforderlich)*

Verwendete Teile

Alle Pflanzenteile (frisch oder getrocknet)

Übliche Menge

Die Zusammensetzung von Lotionen und Emulsionen ist je nach Anwendung verschieden. Die hier vorgestellte Lotion ist für Hautausschläge gedacht: 40 ml Hamamelis-Destillat, 40 ml Rosenwasser, 20 ml Vogelmierentinktur. Eine Emulsion für Warzen kann aus 5 ml Teebaumöl und 5 ml Thujatinktur hergestellt werden.

Übliche Anwendung

Lotionen und Emulsionen können die Symptome verschiedener Hauterkrankungen lindern.

Aufbewahrung

Lotionen und Emulsionen können kühl und dunkel bis zu drei Monate lang aufbewahrt werden.

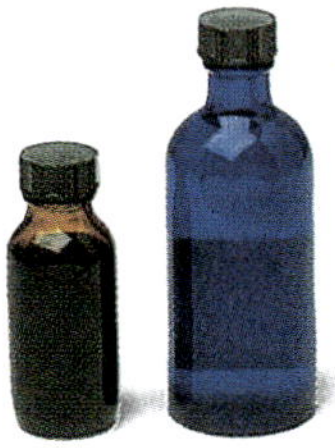

*Diese Lotion wird aus Vogelmierentinktur (*Stellaria media*) zubereitet.*

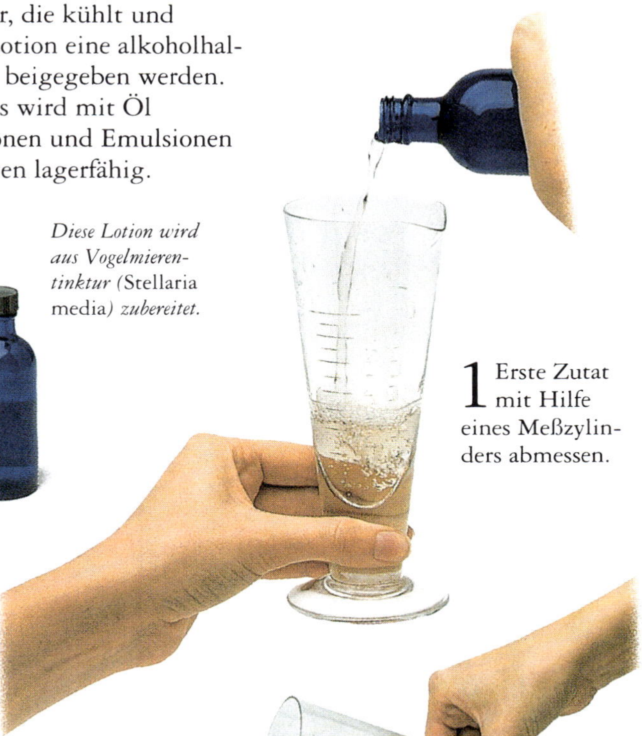

1 Erste Zutat mit Hilfe eines Meßzylinders abmessen.

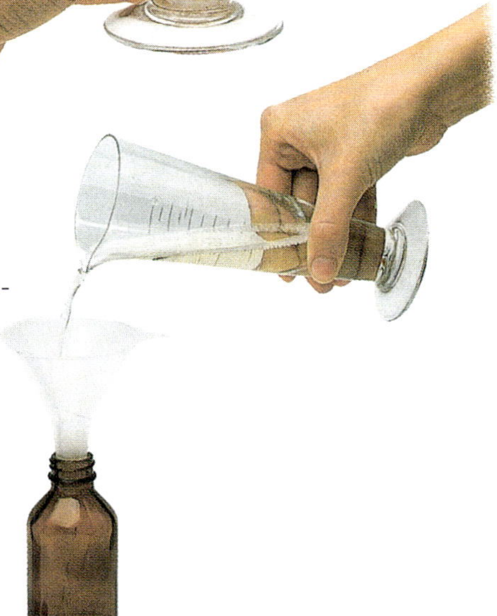

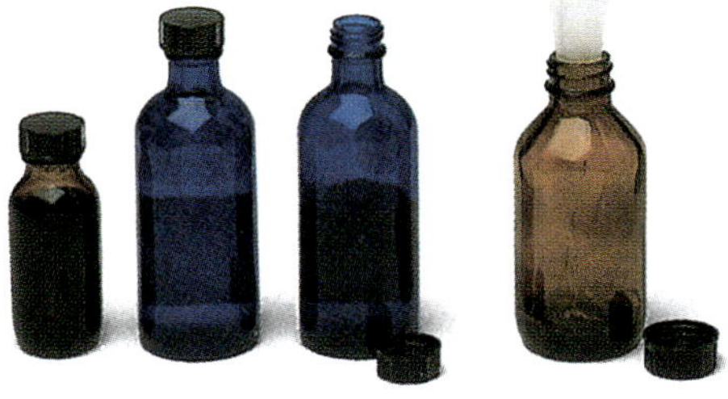

2 In eine Glasflasche leeren (wenn nötig, Trichter verwenden). Schritte 1 und 2 mit den weiteren Zutaten wiederholen.

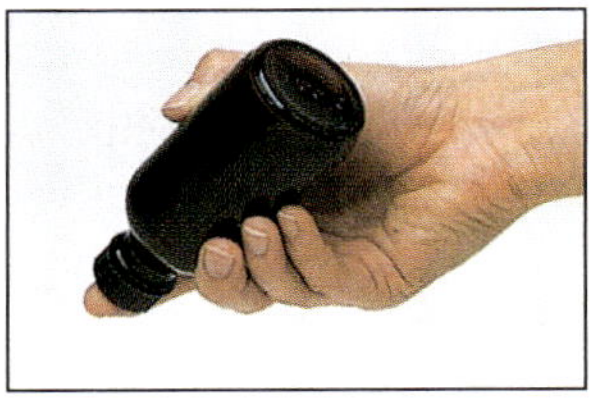

3 Flasche gut schütteln.

Dampfinhalation

Bei Erkrankungen, wie Katarrh, Nebenhöhlenentzündung, Bronchitis oder Asthma können Dampfinhalationen helfen, die Atemwege von Schleim zu befreien. Dazu werden ausreichend verdünnte Kräuteraufgüsse oder ätherische Öle eingesetzt. Nach dem Inhalieren sollte man eine halbe Stunde in einem warmen Zimmer bleiben, damit sich die Atemwege wieder temperieren können.

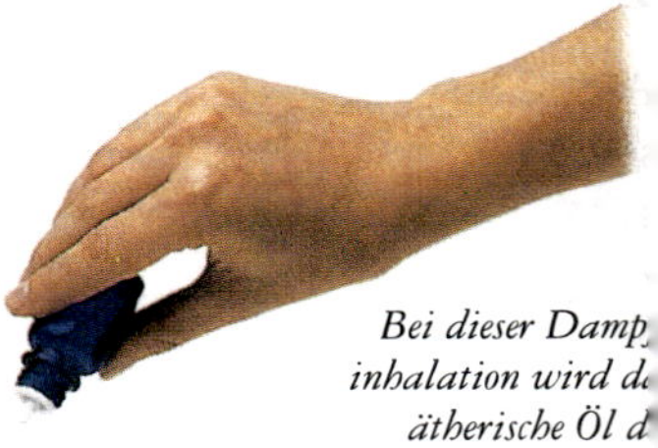

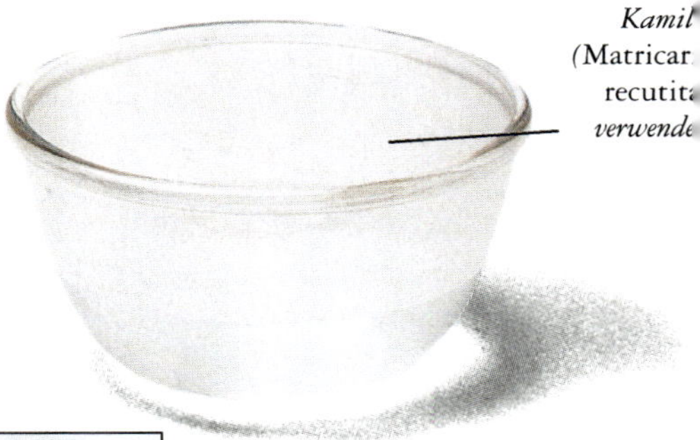

Bei dieser Damp inhalation wird d ätherische Öl d Kamil (Matricar recutit *verwende*

Ausrüstung

• *Wasserkessel* • *Schüssel* • *Handtuch*

Verwendete Teile

Ätherisches Öl oder Kräuteraufguß

Übliche Menge

500 ml wie üblich zubereiteter Aufguß (siehe S. 64) oder bis zu 10 Tropfen ätherisches Öl in eine Schüssel mit kochend heißem Wasser geben.

Übliche Dosierung

Ein bis zwei Inhalationen von je zehn Minuten pro Tag.

1 Wasser im Kessel zum Sieden bringen, und eine große Schüssel zur Hälfte damit füllen. 500 ml Kräuteraufguß oder 5 bis 10 Tropfen ätherisches Öl (oder eine Mischung von Ölen) hinzufügen.

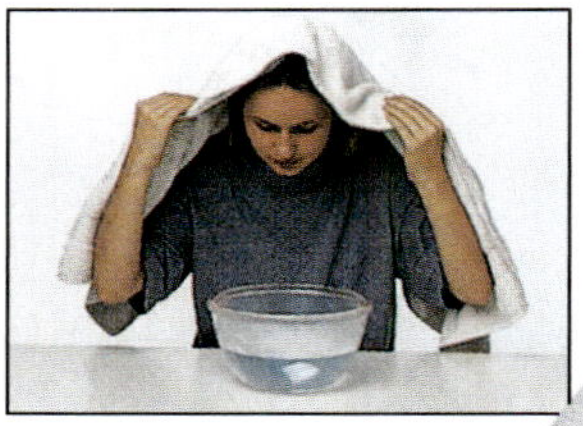

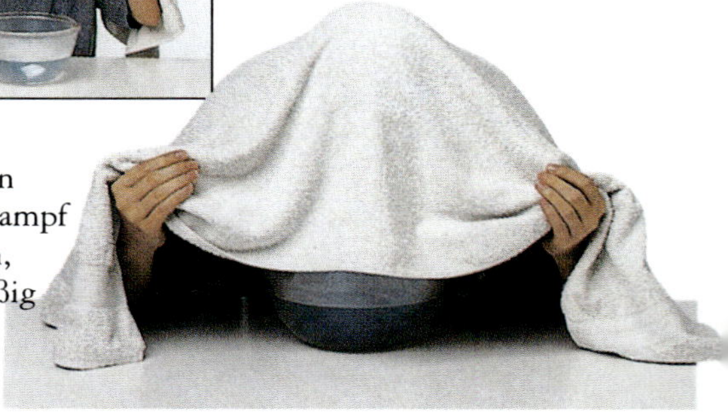

2 Ein Handtuch über den Kopf legen, um den Dampf über der Schüssel zu halten, und 10 Minuten gleichmäßig ein- und ausatmen.

Bäder

Ätherische Öle als Badewasserzusatz fördern die Entspannung, lockern schmerzende Glieder und helfen bei verstopfter Nase. Geben Sie zwei bis fünf Tropfen ätherisches Öl ins Badewasser. Geeignet sind:

- *Kamille* bei Angstzuständen, Schlafstörungen und Menstruationsbeschwerden.
- *Eukalyptus* bei Husten und Erkältung.
- *Lavendel* bei Kopfschmerzen sowie Streß.
- *Pfefferminze* bei Mattigkeit und verstopfter Nase.
- *Rosmarin* bei Mattigkeit und Menstruationsbeschwerden.

Fußbäder

Fussbäder sind ideal bei schmerzenden Füßen, lindern Verstauchungen und fördern die Blutzirkulation. Wohltuend wirkt ein Senfbad, bei dem ein Dessertlöffel Senfpulver in heißes Wasser eingerührt wird. Abwechselnd heiße und kalte Bäder können Prellungen und schmerzhafte Verstauchungen lindern. Baden Sie die Füße drei bis fünf Minuten in einem Becken mit sehr heißem Wasser, in dem eine Handvoll Rosmarinzweige schwimmen, und wechseln Sie dann schnell für zwei bis drei Minuten zu einem Becken mit Eiswasser. Behandlung wiederholen, so oft Sie es ertragen.

Augenbäder

Augenbäder können eine Reihe von Augenbeschwerden lindern, doch sie dürfen im Auge kein Brennen verursachen – andernfalls müssen sie stärker verdünnt werden. Verwenden Sie dazu schwachen Kräuteraufguß, Absud oder zwei Tropfen Tinktur pro Augenbad mit frisch abgekochtem Wasser. Zur Sterilisierung des Augenbades siehe Warnhinweis rechts.

Warnhinweis

Wichtig ist das gründliche Sterilisieren des Augenbades (siehe S. 62) vor und nach der Behandlung jedes einzelnen Auges, vor allem bei Infektionskrankheiten.

Ausrüstung

• *Kasserolle* • *Sieb* • *Krug*

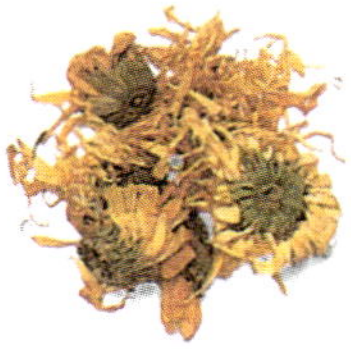

*Dieses Augenbad wird aus einem Absud von Ringelblumen (*Calendula officinalis*) und Augentrost (*Euphrasia officinalis*) zubereitet.*

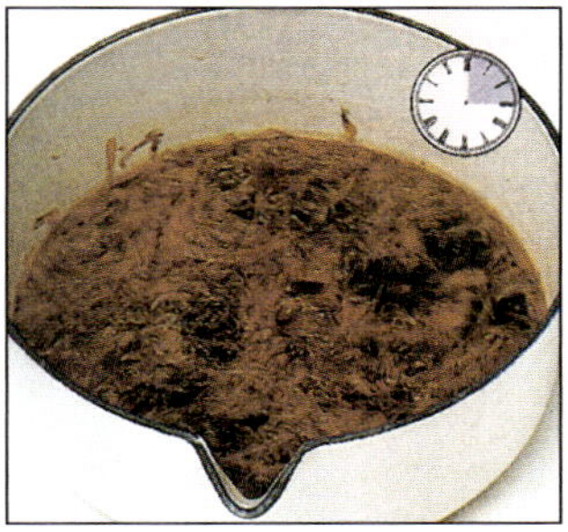

1 Absud oder Aufguß aus den gewählten Kräutern bereiten, und 10 bis 15 Minuten simmern lassen.

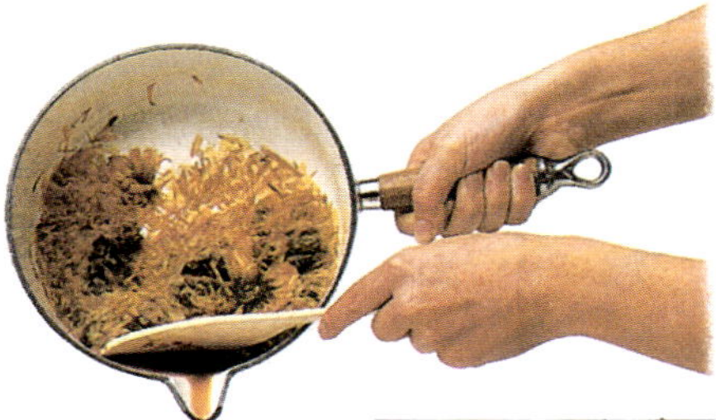

2 Durch ein feinmaschiges Sieb seihen; es dürfen keine Pflanzenteilchen zurückbleiben, die das Auge irritieren könnten.

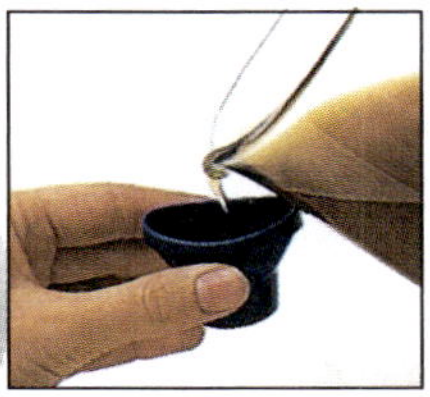

3 Mischung lauwarm abkühlen lassen, und Augenbad damit füllen.

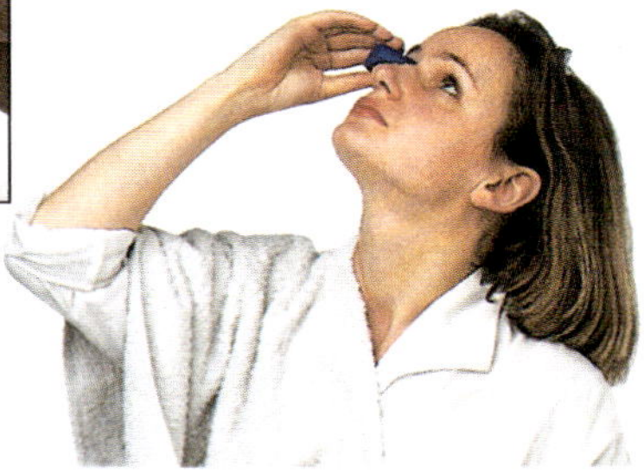

4 Halten Sie das Augenbad über das Auge, und lehnen Sie den Kopf zurück, und zwinkern Sie einige Male.

Übliche Menge

400 ml Absud aus 15 g getrockneten Kräutern und 600 ml Wasser (siehe S. 66) oder 400 ml Aufguß aus 15 g getrockneten Kräutern und 500 ml Wasser (siehe S. 64), oder zwei Tropfen Tinktur (siehe S. 66) auf ein Augenbad mit frisch abgekochtem Wasser.

Übliche Anwendung

Baden Sie das Auge drei- bis fünfmal pro Tag.

Aufbewahrung

In einem zugedeckten Krug an einem kühlen Ort aufbewahren. Augenbäder sollten täglich frisch zubereitet werden.

Mundwasser

Mundwasser kann entweder aus Aufguß oder Absud (Zubereitung siehe S. 64–67) oder durch Verdünnung von Tinktur (Zubereitung siehe S. 68) hergestellt werden. Seihen Sie den Aufguß oder Absud gut ab, lassen Sie die Mischung auskühlen, und verwenden Sie sie in Portionen von je einem Weinglas voll. Bei Verwendung von Tinkturen mischen Sie 5 ml Tinktur mit einem Weinglas voll warmen Wassers. Die Kräuter wirken auch im Magen-Darm-Trakt weiter, Sie können sie also hinunterschlucken.

Rezeptfreie Kräutermittel

Die Tage, als Kräutermittel nur zu Hause hergestellt wurden, sind vorüber. Heute gibt es einen riesigen Markt rezeptfreier Kräuterprodukte. Wenn sie als Arzneimittel angeboten werden, die angeben, wogegen sie heilkräftig wirken, müssen sie vom Bundesinstitut für Arzneimittel und Medizinprodukte zugelassen sein, und sie müssen ihre Wirksamkeit und Unbedenklichkeit nachgewiesen haben. Anders ist das mit Produkten, die sich zu den Lebensmitteln zählen: Sie geben oft keine eindeutigen Empfehlungen zur medizinischen Anwendung, auch wenn der Packungsaufdruck mit der Angabe, welchem Zweck dieses Produkt dienen kann, dieses nahelegt. Ihre medizinische Wirksamkeit ist nicht geprüft, Risiken und Nebenwirkungen sind nicht dokumentiert. Das macht sie nicht prinzipiell „gefährlich", aber weniger verläßlich als Arzneimittel. Das gleiche gilt für Produkte, die bei den Anwendungsangaben die Formulierung verwenden „Traditionell verwendet bei …".

Tabletten & Kapseln

Viele Kräutermittel für leichte Erkrankungen gibt es in Tabletten- oder Kapselform. Hier eine Liste von Kräutern, die oft so erhältlich sind:

Baldrian: *in beruhigenden Mischungen gegen Schlafstörungen und nervliche Anspannung.*
Boldoblätter: *wirkt im Harntrakt antiseptisch und ist manchmal in Mitteln gegen Blasenentzündung enthalten.*
Boretschöl: *reich an Gamma-Linolensäure; wird bei Menstruationsbeschwerden und Hautproblemen angeboten.*
Cascara: *ein Abführmittel; ist während der Schwangerschaft zu meiden.*
Echinacea: *stärkt die Immunkräfte bei Erkältungen.*
Efeu: *ist ein bewährtes Heilmittel für Kinder.*
Ephedra: *oft in Mitteln gegen Katarrh und Nebenhöhlenentzündung enthalten.*
Ginkgo: *durchblutungsförderndes Mittel.*
Ginseng: *allgemein anwendbares Tonikum.*
Guarana: *allgemein anregendes Mittel.*
Ingwer: *Mittel gegen Reisekrankheit.*
Keuschlammfrüchte: *werden für verschiedene Frauenleiden empfohlen; können in zu hoher Dosierrung Hautkribbeln hervorrufen.*
Knoblauch: *wird gegen Erkältungen, zur Senkung des Cholesterinspiegels und gegen Arterioslerose verwendet.*
Kümmel: *die blähungstreibende Wirkung nützen viele Magen-Darm-Mittel, besonders für Kinder.*
Melisse: *wirkt gegen Viren und gilt als hilfreich bei Herpes-Bläschen im Mund.*
Nachtkerzenöl: *reich an Gamma-Linolensäure, wird bei Menstruationsbeschwerden und Hautprobleme angeboten.*
Papaya: *Mittel für die Verdauung.*

Tabletten und Kapseln
Werden in verschiedenen Verpackung angeboten.

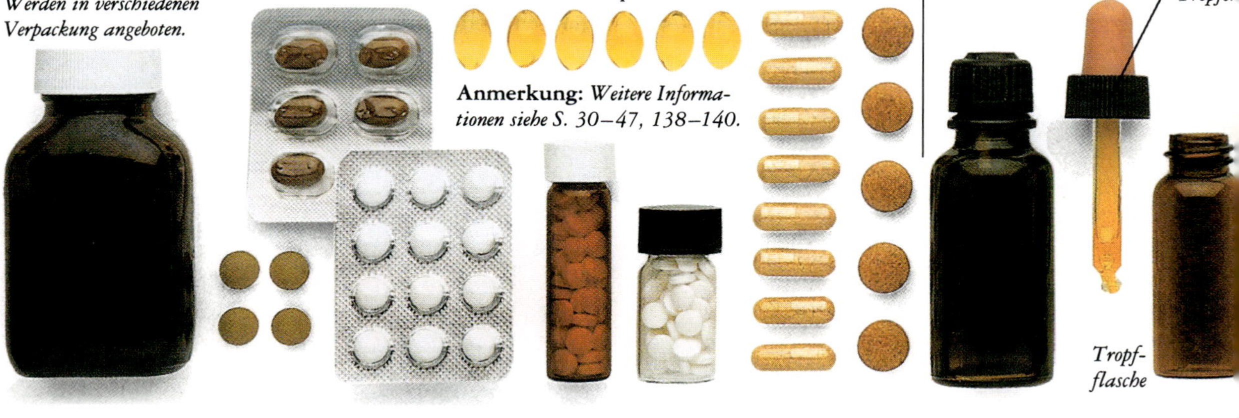

Öle

Anmerkung: *Weitere Informationen* *siehe S. 30–47, 138–140.*

ETERSILIE: *oft in harntreibenden Mischun-en bei prämenstruellem Flüssigkeitsstau.*
SYLLIUMSAMEN: *Abführmittel.*
CHÖLLKRAUT: *viele Gallemittel setzen auf ine krampflösende Wirkung.*
ENNA: *Abführmittel, in der Schwangerschaft u meiden.*
ONNENTAU: *Bestandteil vieler gebräuchli-her Hustenmittel.*
EUFELSKRALLE: *wird bei Arthritis mpfohlen.*
ANG: *stoffwechselanregend, wegen seines Jod-ehalts besonders für die Schilddrüse.*
HYMIAN: *seine sekretlösende Wirkung wird n vielen Hustensäften genutzt.*
JVA URSI: *wird in vielen Mischungen gegen lasenentzündungen verwendet.*
VEIDENRINDE: *ist in vielen Tees gegen heumatische Schmerzen enthalten.*

Öle

therische Öle können sehr leicht ynthetisch nachgemischt werden, hne daß sich das mit den übli-hen Analysenmethoden feststel-en läßt. Die Qualität muß darun-er nicht leiden. Geprüfte ätheri-che Öle erhalten Sie in Apothe-en. In einem Leitfaden für romatherapie können Sie die igenschaften der Öle nachlesen. Nehmen Sie ätherische Öle nicht uf eigene Faust innerlich ein.

Salben & Cremes

Handelsübliche Kräutersalben und -cremes enthalten nur die bekannten Wirkstoffe. Auch die Hersteller von homöopathischen und anthroposophischen Heilmitteln fertigen solche Produkte. Meist enthalten sie:

ALOE VERA: *ist in Kosmetika enthalten, hilft auch bei Sonnenbrand und Entzündungen.*
ARNIKA: *ausgezeichnet für Prellungen und Verstauchungen, sollte jedoch nicht auf offene Wunden aufgebracht werden.*
BEINWELL: *Wegen der möglichen Krebsgefahr ist die äußerliche Anwendung in Deutschland nur beschränkt erlaubt, die innerliche ist verboten. Beinwell kann bei blauen Flecken, Verstauchungen und Prellungen ein nützliches Mittel sein.*
BRENNESSEL (URTICA): *wird von homöopathischen Herstellern bei Hautreizungen angeboten.*
JOHANNISKRAUT: *wird oft in Kombination mit Calendula für banale Hautprobleme und Verbrennungen angeboten.*
RINGELBLUME (CALENDULA): *wirkt keim- und pilztötend, hilft bei trockener Haut.*
SALBEI: *für Insektenstiche und als allgemeines Mittel für die Haut.*
TEEBAUM: *starke antibakterielle Wirkung bei Abschürfungen und Hautinfektionen.*
VOGELMIERE: *hilft bei infizierten Wunden und lindert Hautreizungen.*

Sirupe, Extrakte & Säfte

Der deutsche Markt an flüssigen Pflanzenzubereitungen ist weltweit einmalig. Sie werden in Apotheken, Reformhäusern und Naturläden verkauft und können allein oder in Kombination mit Tinkturen oder Sirupen genommen werden. Nützliche Säfte sind beispielsweise:

ARTISCHOCKE: *regt die Leberfunktion an und wirkt verdauungsfördernd.*
BÄRLAUCH: *wilde Lauchart, die milder ist als Knoblauch und ähnlich verwendet wird: zur Bekämpfung von Erkältungen und Unterstützung des Immunsystems.*
BORETSCH: *regt die Tätigkeit der Nebennieren an und wird bei Hautausschlägen, die durch Reizungen verursacht sind, äußerlich angewendet.*
BRENNESSELKRAUT: *zur Entschlackung und Blutreinigung.*
GÄNSEFINGERKRAUT: *wirkt Katarrhen entgegen und ist bei Nebenhöhlenbeschwerden geeignet.*
HAFER: *nervenstärkendes Mittel, geeignet für Depressionen.*
SCHWARZER RETTICH: *ein Verdauungsmittel.*
SCHACHTELHALM: *reich an Kieselerde, eignet sich für tiefsitzende Lungenprobleme.*
THYMIANKRAUT: *exzellentes Hustenmittel, stillt den Hustenreiz und löst den Schleim.*

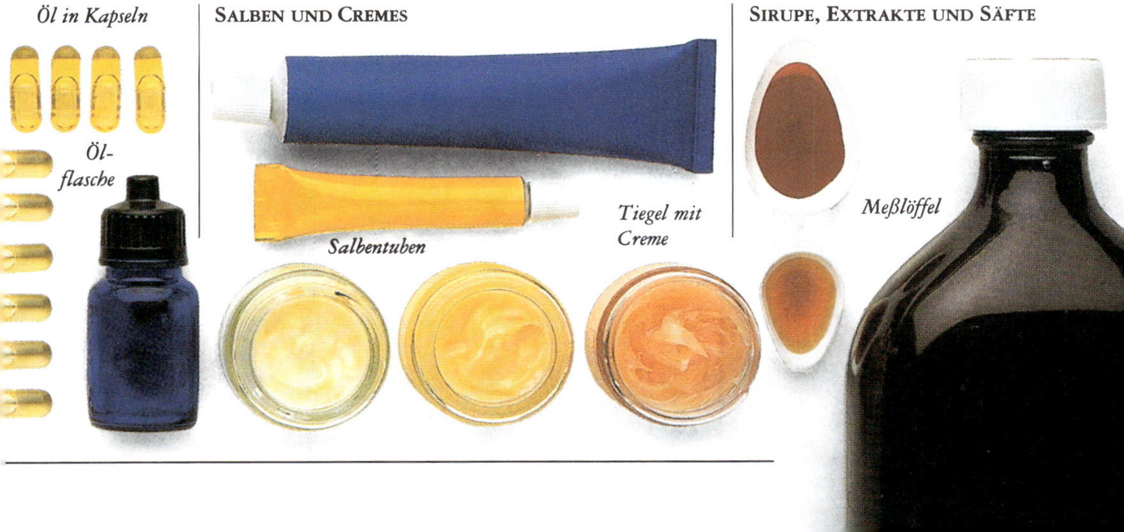

Zur Aufbewahrung von Sirup und anderen Kräutermitteln werden dunkle Glasflaschen verwendet.

MITTEL
für
HÄUFIGE BESCHWERDEN

ÜBERALL IN DER Welt werden Kräutermittel verwendet; in manchen Ländern sind sie sogar die einzige verfügbare Behandlungsmöglichkeit. Mit Kräutermitteln lassen sich viele Gesundheitsprobleme selbst behandeln, und in unserem unruhigen Leben kann allein schon die Zubereitung eines Kräutertees oder die Herstellung einer Salbe entspannen und damit therapeutisch wirken. Die Zubereitung wird für jedes Mittel beschrieben; weitere Informationen finden Sie auf den Seiten 62–79.

Wichtige Informationen

Behandlung & Dosierung

Die in diesem Buch beschriebenen Mittel sind harmlos; dennoch sollten Sie nicht mehr als angegeben einnehmen. Eine Verdoppelung der empfohlenen Menge macht das Mittel nicht zweimal so wirksam.

Alle Rezepte und Dosierungsangaben beziehen sich auf Erwachsene und sind für Kinder zu reduzieren; folgen Sie dabei den Angaben auf S. 128. Auch ältere Menschen sollten die empfohlene Dosis um die Hälfte reduzieren. Manche Kräuter sollten nicht während einer Schwangerschaft genommen werden (siehe S. 126).

Das Hauptmittel und die ergänzende Behandlung für Beschwerden können einzeln oder kombiniert angewendet werden. Sofern nicht anders angegeben, sollte ein Mittel vier bis sechs Wochen lang verwendet werden. Bessert sich der Zustand nach einer Woche nicht, ist ärztliche Hilfe erforderlich. Wenn Sie Medikamente einnehmen, sollten Sie Ihren Arzt oder Apotheker fragen, ob Sie die Kräutermittel ohne Bedenken zusätzlich einnehmen können. Keinesfalls sollten Sie ohne vorherige Beratung ein Medikament absetzen.

Wenn von einer Pflanze verschiedene Teile erhältlich sind, wird der Teil, der für ein Mittel Verwendung findet, angegeben. **Ätherische Öle** sollten Sie nicht innerlich anwenden. Bei äußerlicher Anwendung sind sie vorher mit neutralem Öl zu verdünnen.

Vitamin- & Mineralstoffpräparate

Das folgende Kapitel enthält immer wieder Empfehlungen, bestimmte Beschwerden mit Nahrungszusätzen zu behandeln. Zur allgemeinen Stärkung sind Kombinationspräparate, die mehrere Vitamine und Mineralstoffe enthalten, zu empfehlen. Wenn Sie die Mittel länger als zwei bis drei Monate einnehmen wollen, sollten Sie sich professionell beraten lassen. Überschreiten Sie die auf der Packung angegebene Dosierung nicht. Ein Zuviel der wasserlöslichen Vitamine B und C wird zwar ausgeschieden, doch fettlösliche Vitamine (A, D, E und K) können die Leber schädigen. Präparate, die diese Vitamine enthalten, sollten daher nicht länger als drei bis vier Wochen ohne professionelle Beratung genommen werden. Die als tägliche Dosis empfohlene Menge variiert bei den verschiedenen Ratgebern, doch im allgemeinen gelten folgende Mengen als ausreichend:

Vitamin A – *1 mg täglich.*
Vitamin B_6 – *2 mg täglich.*
Vitamin D – *5 µg täglich.*
Vitamin E – *100 IE täglich.*

Abkürzungen:
IE – Internationale Einheit. Der Wirkungsgrad mancher Vitamine wird in IE angegeben. Wieviel Gramm das entspricht, muß für jedes Vitamin gesondert berechnet werden.
mg – Milligramm (Tausendstel Gramm)
µg – Mikrogramm (Millionstel Gramm)

HUSTEN & ERKÄLTUNGEN

ALLZU GROSSE STRESSBELASTUNG schwächt das Immunsystem, so daß sich Bakterien und Viren im Körper breitmachen und Erkältung, Husten und Grippe hervorrufen können. Solche Erkrankungen verschaffen dem Körper die notwendige Erholung von Alltagspflichten. Dennoch sollten Beschwerden dieser Art nicht ignoriert werden, denn unbehandelt können Husten und Katarrh chronisch werden oder andere schwerwiegendere Probleme zur Folge haben.

Tiefsitzender Husten

Beim Husten befreien sich die Atemwege von störenden Partikeln. Lockerer Husten fördert weißlichen oder gelblichen Schleim zutage. Farbiger Auswurf weist auf eine Infektion oder Bronchitis hin.

— SIRUP MIT THYMIAN & LUNGENKRAUT —

Dieses lösende, schleimfördernde Mittel enthält Thymian, ein Antiseptikum für die Atemwege, und die Blätter des Lungenkrauts, von denen man früher meinte, sie sähen kranken Lungenflügeln ähnlich; daher die Verwendung der Pflanze bei Infektionen der Atemwege.

~ ZUTATEN ~

10 g Stangenlakritze (*Glycyrrhiza glabra*)
750 ml Wasser
10 g getrockneter Thymian (*Thymus vulgaris*)
10 g getr. Lungenkrautblätter (*Pulmonaria officinalis*)
5 g getrocknete Schlüsselblumenblüten (*Primula veris*)
5 g Anissamen (*Pimpinella anisum*)
500 g Honig

~ ZUBEREITUNG DES SIRUPS ~

1 Lakritze in heißem Wasser auflösen.

2 Kräuter und Samen mischen, und mit dem heißen Lakritzsaft übergießen, zehn Minuten ziehen lassen, abseihen.

3 Zu der Mischung – sie sollte nun etwa 500 ml ausmachen – Honig hinzufügen, und bei gelinder Wärme auflösen. Mischung auskühlen lassen, in sterilisierte, dunkle Glasflaschen gießen, und mit Korkstopfen verschließen.

DOSIERUNG: *Bis zu 6 x täglich je 5 ml, bis die Symptome nachlassen.*

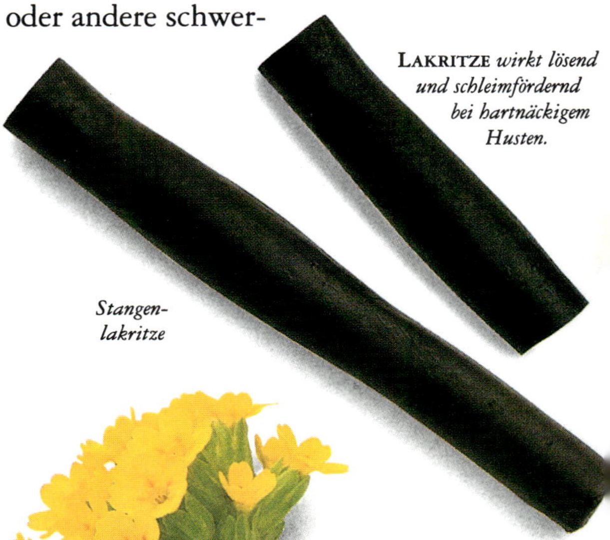

LAKRITZE *wirkt lösend und schleimfördernd bei hartnäckigem Husten.*

Stangen-lakritze

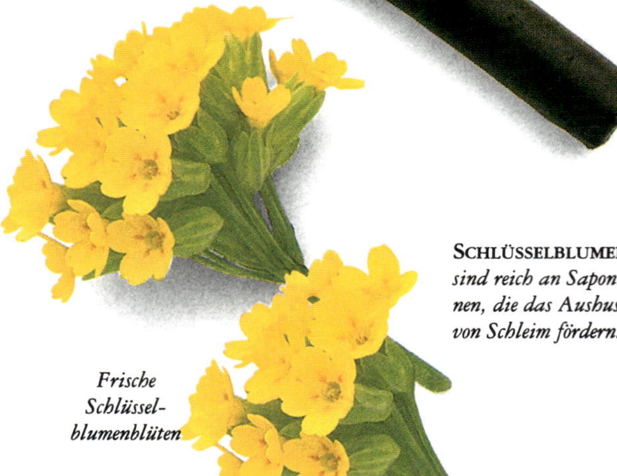

SCHLÜSSELBLUMEN *sind reich an Saponinen, die das Aushust von Schleim fördern.*

Frische Schlüsselblumenblüten

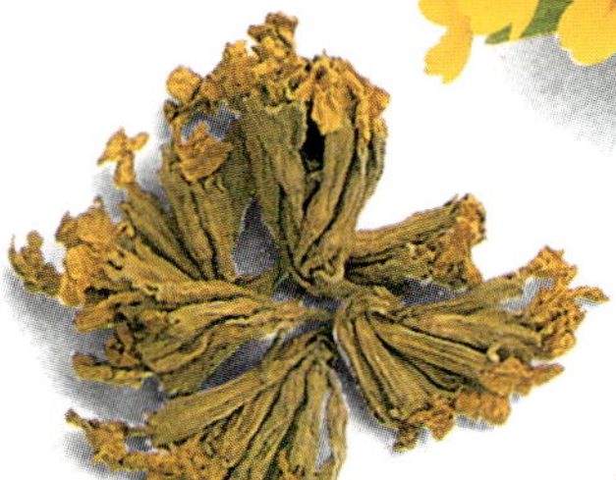

Getrocknete Schlüsselblumenblüten

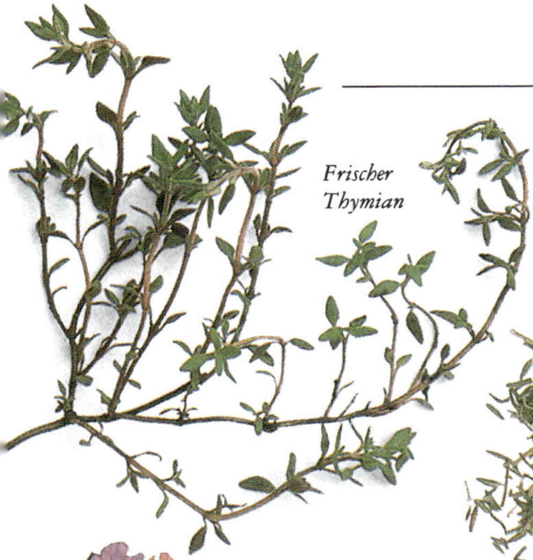

Frischer Thymian

THYMIAN *wirkt bei Infektionen der Atemwege antiseptisch.*

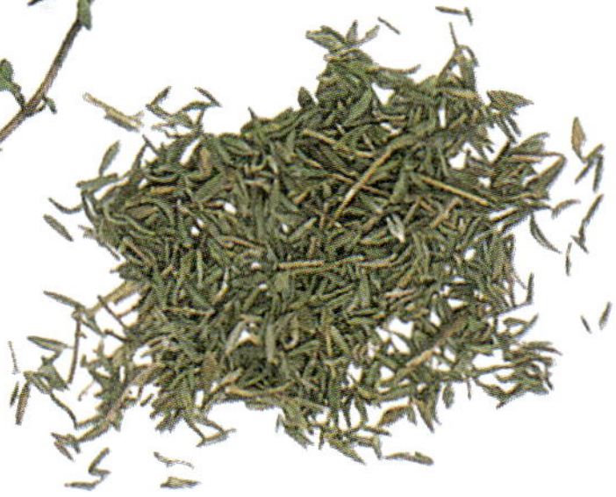

Getrocknete Thymianblätter

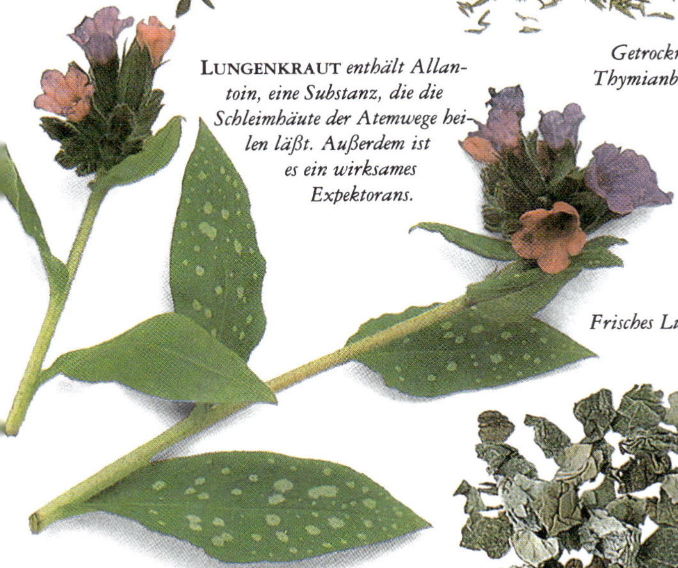

LUNGENKRAUT *enthält Allantoin, eine Substanz, die die Schleimhäute der Atemwege heilen läßt. Außerdem ist es ein wirksames Expektorans.*

Frisches Lungenkraut

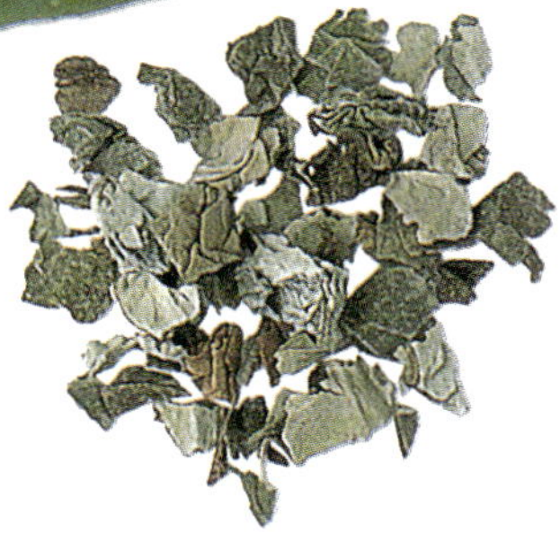

Getrocknete Lungenkrautblätter

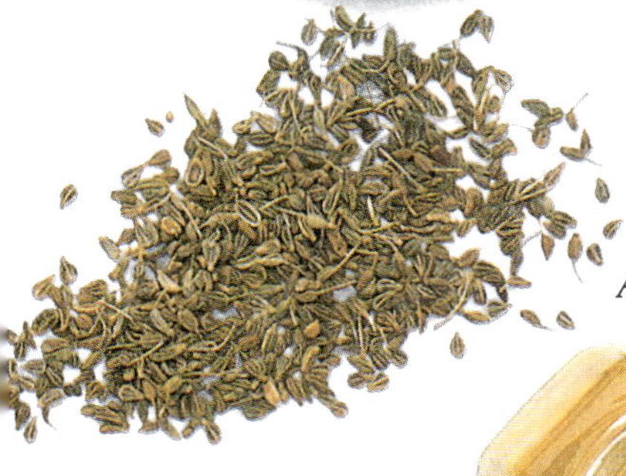

Anissamen

ANIS *wirkt schleimfördernd und krampflösend und gibt dem Sirup einen charakteristischen Geschmack.*

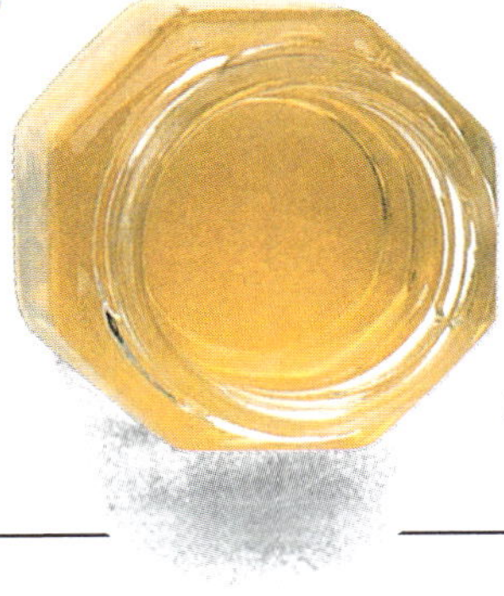

Honig

HONIG *beruhigt, konserviert das Mittel und süßt es.*

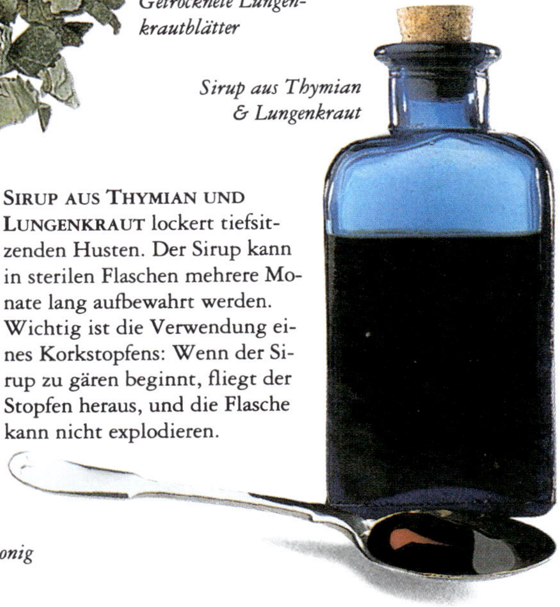

Sirup aus Thymian & Lungenkraut

SIRUP AUS THYMIAN UND LUNGENKRAUT lockert tiefsitzenden Husten. Der Sirup kann in sterilen Flaschen mehrere Monate lang aufbewahrt werden. Wichtig ist die Verwendung eines Korkstopfens: Wenn der Sirup zu gären beginnt, fliegt der Stopfen heraus, und die Flasche kann nicht explodieren.

ERGÄNZENDE BEHANDLUNGEN

- Die Brust kann drei- bis viermal täglich mit folgender Mischung eingerieben werden: Je zwei bis drei Tropfen der ätherischen Öle von Eukalyptus, Majoran und Thymian auf 10 ml Süßmandel- oder Weizenkeimöl.
- 2 bis 3 x täglich 200 mg Echinacea-Kapseln oder bis zu 4 x täglich 5 bis 10 ml Echinacea-Tinktur (siehe S. 68) in 100 ml warmem Wasser stärken das Immunsystem.

WARNHINWEISE BEI HUSTEN

- *Suchen Sie ärztliche Hilfe, wenn der Husten länger als etwa eine Woche dauert, wenn Schmerzen im Brustbereich auftreten, oder wenn der Husten nicht die Begleiterscheinung einer Erkältung ist.*
- *Wenn der Auswurf Spuren von Blut zeigt oder die Infektion nicht schnell abheilt, ist ebenfalls professionelle Hilfe erforderlich.*

Reizhusten

Trockener Reizhusten kann sehr schwächen. Ihm liegen oft nicht Infektionen, sondern nervöse Spannung und Ängste zugrunde. Hustenunterdrückende Mittel können dabei helfen.

– Sirup aus Wildkirschenrinde & Ysop –

Wildkirsche beruhigt leicht und dämpft schmerzhaften Reizhusten, der bis zu Brechreiz führen kann, die Kräfte erschöpft, aber keine Besserung bringt. Ysop wird traditionell bei hartnäckigem Husten eingesetzt.

~ Zutaten ~

30 g getr. Wildkirschenrinde (*Prunus serotina*)
250 ml und 100 ml Wasser
10 g getrockneter Ysop (*Hyssopus officinalis*)
250 g Honig

~ Zubereitung des Sirups ~

1. Wildkirschenrinde über Nacht in 250 ml Wasser einweichen. Flüssigkeit abseihen, und durch vorsichtiges Simmern in 15 Minuten zu einem Absud einkochen.

2. Ysop-Aufguß mit 100 ml Wasser zubereiten (siehe S. 64), den Tee abseihen, und zum Rindenabsud gießen.

3. Honig hinzufügen, und 5 bis 10 Minuten köcheln lassen, bis die Flüssigkeit sirupartig geworden hat. Auskühlen lassen, und in sterilisierten, dunklen Glasflaschen mit Korkstopfen aufbewahren.

Dosierung: *Bis zu 4 x täglich je 5 ml, solange die Symptome andauern.*
Siehe **Warnhinweise bei Husten**, *S. 85.*

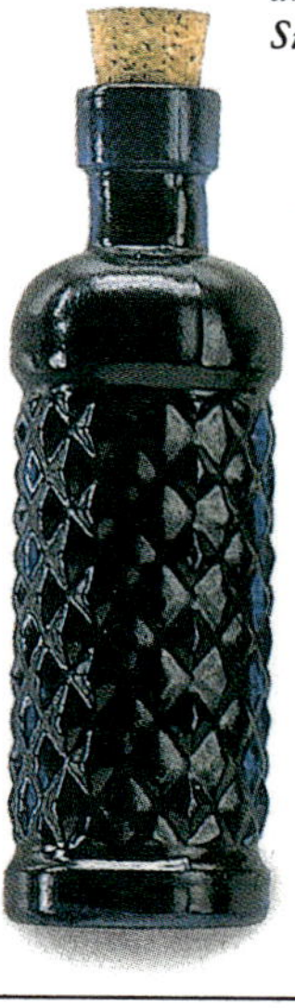

Sirup aus Wildkirschenrinde & Ysop

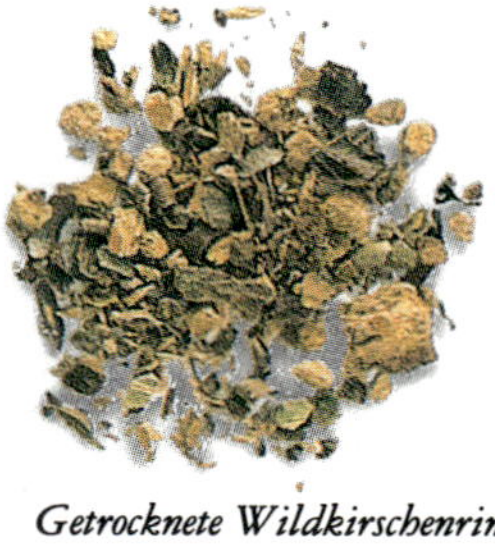

Getrocknete Wildkirschenrinde

Erkältung

Erkältungen werden durch Viren ausgelöst und machen sich durch kratzigen Hals und Schnupfen; manchmal Fieber und hartnäckigen Husten bemerkbar.

– Tee mit Wasserdost & Holunderblüten

Wasserdost wurde in Nordamerika bei Krankheiten mit hohem Fieber verwendet, Holunderblüten sollen den Katarrh bekämpfen.

~ Zutaten ~

10 g getr. Wasserdost (*Eupatorium perfoliatum*)
10 g getrocknete Holunderblüten (*Sambucus nigra*)
5 g getrocknete Schafgarbe (*Achillea millefolium*)
5 g getrocknete Pfefferminze (*Mentha piperita*)
500 ml Wasser

~ Zubereitung des Tees ~

Kräuter mischen, in die Teekanne geben, mit frisch abgekochtem Wasser aufgießen. Zehn Minuten ziehen lassen, in einen Krug seihen. Zudecken, kühl aufbewahren.

Dosierung: *Alle drei bis vier Stunden eine Tasse trinken, solange die Symptome anhalten. Nach Geschmack mit Honig süßen.*

Ergänzende Behandlungen

- Trinken Sie bei Kältegefühl und Frösteln einen wärmenden Absud aus Ingwer und anderen würzigen Kräutern (Rezept für Tee aus Ingwer und Zimt auf Seite 108).
- Stärken Sie Ihre Immunabwehr mit Echinacea – bis zu viermal täglich 100 mg Tabletten oder bis zu viermal täglich 5 ml Tinktur; oder dreimal täglich eine zerdrückte Knoblauchzehe, oder dreimal täglich zwei bis drei Perlen.
- Essen Sie viel Obst, und meiden Sie Milchprodukte, Zucker, Auszugsmehl und Alkohol.

Frischer Ysop

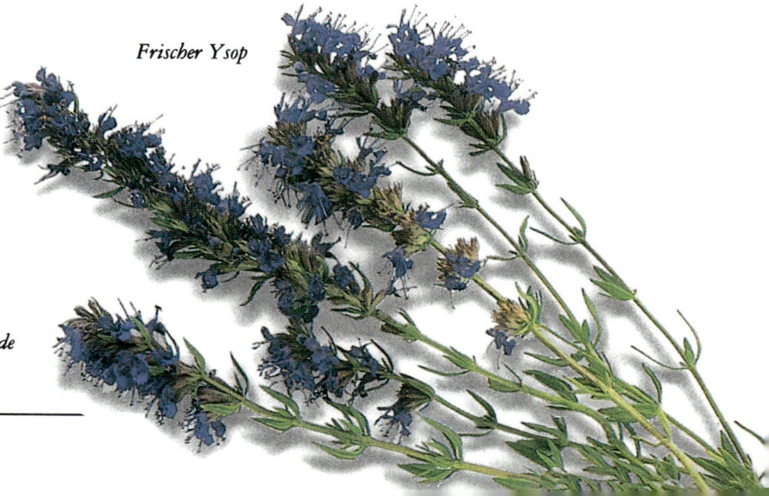

Gripppe

Meist meinen wir mit „Grippe" eine starke Erkältung. Eine richtige Influenza geht meist mit Fieber, Husten, Schmerzen in Kopf und Gliedmaßen, Übelkeit und Erbrechen einher. Der Kranke fühlt sich oft noch Wochen nach der Erkrankung sehr schwach.

— MISCHUNG MIT ALANT & EISENKRAUT —

Alant stärkt, fördert Schleim und belebt. Die schweißtreibenden Eigenschaften von Eisenkraut tragen zur Fiebersenkung bei und regen die Verdauung an.

~ ZUTATEN ~

10 g getrocknete Alantwurzel (*Inula helenium*)
5 g getr. Knollige Schwalbenwurz (*Asclepias tuberosa*)
5 g getrocknetes Eisenkraut (*Verbena officinalis*)
5 g getrocknete Süßholzwurzel (*Glycyrrhiza glabra*)
5 g getrockneter Wasserdost (*Eupatorium perfoliatum*)
500 ml Wasser

~ ZUBEREITUNG DER MISCHUNG ~

[1] Alant und Schwalbenwurz in Wasser erhitzen, 10 Minuten köcheln lassen. Währenddessen die anderen Kräuter in einer Kanne mischen.

[2] Den Absud über die Kräuter gießen, zehn Minuten ziehen lassen, abseihen. Kühl aufbewahren.

DOSIERUNG: *Dreimal täglich eine Tasse trinken. Die Mischung sollte noch einige Wochen lang genommen werden, nachdem die Erkrankung schon abgeklungen ist.*

Ergänzende Behandlungen

- Trinken Sie nach Bedarf die für Erkältungen und Fieber angegebenen Tees.
- Dreimal täglich 3 x 200 mg Echinacea-Kapseln einnehmen (Herstellung von Kapseln siehe S. 70).
- Lindern Sie fieberhafte Kopfschmerzen mit einem Umschlag (siehe S. 71) mit Lavendelaufguß.

Fieber

Mit erhöhter Temperatur reagiert der Körper auf Infektionen. Die traditionelle Fieberbehandlung unterstützt ihn bei der Bekämpfung der Infektion, indem sie entweder das Schwitzen fördert oder mit wärmenden Mitteln die Körpertemperatur erhöht.

WARNHINWEIS

- *Wenn die Körpertemperatur über 39°C steigt, sollte ein Arzt zu Rate gezogen werden.*

— TEE AUS KATZENMINZE & EISENKRAUT —

Diese kühlende Mischung ist zu verwenden, wenn der Körper heiß und klebrig ist. Katzenminze beruhigt und wirkt schweißtreibend, Eisenkraut fördert die Verdauung.

~ ZUTATEN ~

40 g getrocknete Katzenminze (*Nepeta cataria*)
30 g getrocknetes Eisenkraut (*Verbena officinalis*)
30 g getr. Wasserdost (*Eupatorium perfoliatum*)
Wasser

~ ZUBEREITUNG DES TEES ~

[1] Kräuter mischen.

[2] Zwei bis drei Teelöffel der Kräutermischung in eine Tasse geben, mit einer Tasse frisch abgekochtem Wasser aufgießen, zehn Minuten ziehen lassen, abseihen.

DOSIERUNG: *So oft wie möglich in kleinen Schlucken trinken, bis die Körpertemperatur sinkt.*

Ergänzende Behandlungen

- Wenn das Fieber Frösteln auslöst, sind wärmende Teeaufgüsse angezeigt. Dazu eignet sich der auf S. 108 beschriebene Tee aus Ingwer und Zimt.
- Stärken Sie die Immunabwehr mit dreimal täglich 5 bis 10 ml Echinacea-Tinktur. Die Zubereitung finden Sie auf Seite 68 beschrieben.

REZEPTFREI ERHÄLTLICHE MITTEL *Husten & Erkältungen*

- Rezeptfreie Mittel gegen Husten und Erkältung bekommen Sie in jeder Apotheke. Sie enthalten Kräuter wie Anis, Schlüsselblume, Echinacea, Ephedra, Eukalyptus, Lakritze, Pfefferminze und Sonnentau.
- Inhalationsmittel erleichtern den Husten. Sie enthalten üblicherweise Teebaum-, Gewürznelken-, Eukalyptus-, Pfefferminz- und Wacholderöl; gelegentlich wird zusätzlich Menthol beigegeben.
- Als schnell verfügbares Mittel bei Erkältungen können Sie Teebeutel mit Holunderblüten und Pfefferminze verwenden. Oder Sie verdünnen Holunderblütensirup mit heißem Wasser.

Hals, Nase & Ohren

Die Schleimhäute in Nase und Rachen bilden die erste Abwehrfront des Körpers, mit deren Hilfe er Staub und giftige Substanzen vom Organismus fernhält. Mikroskopisch kleine Härchen sind ständig in Bewegung, um Partikel hinauszu„kehren" und sie in Richtung Magen zu befördern. Wenn diese Mechanismen versagen, wird der Weg für Erkrankungen im Bereich von Hals, Nase und Ohren frei. Eine starke Schleimbildung, wie sie bei Rauchern üblich ist, lähmt die Härchen.

Anmerkung: Symptome im Bereich Hals, Nase und Ohren können verschiedene andere Probleme anzeigen (siehe Husten und Erkältungen S. 84–86, Heuschnupfen S. 100, Kopfschmerzen durch verlegte Nebenhöhlen S. 110).

Halsschmerzen & Kehlkopfentzündung

Halsschmerzen kündigen oft Erkältungen an oder sind das Symptom für überanstrengte Stimmbänder. Sie können auch lokale Entzündungen, wie Kehlkopfentzündung oder Rachenkatarrh, anzeigen.

— Mundwasser aus Salbei & Rosmarin —

Rosmarin und Salbei sind reich an Ölen mit keimtötender Wirkung. Sie werden bei Entzündungen und Schmerzen im Hals- und Rachenbereich eingesetzt. Adstringierende Kräuter, wie Frauenmantel, können die Bekämpfung der Entzündung ergänzen.

~ Zutaten ~

15 g getrocknete oder 45 g frische Salbeiblätter (*Salvia officinalis*)
10 g getrocknete oder 20 g frische Rosmarinblätter (*Rosmarinus officinalis*)
5 g getrocknete Frauenmantelblätter (*Alchemilla vulgaris*)
500 ml Wasser

~ Zubereitung des Mundwassers ~

1. Kräuter in einer Kanne mischen, und mit frisch abgekochtem Wasser aufgießen.

2. Zehn Minuten ziehen lassen, abseihen, und auskühlen lassen. Zugedeckt an einem kühlen Ort aufbewahren.

Dosierung: *Alle zwei bis drei Stunden mit einer Tasse Tee gurgeln, solange die Symptome andauern. Anschließend können Sie den Tee hinunterschlucken.*

Ergänzende Behandlungen

- Mischen Sie der Gurgelmischung jedes Mal 5 ml Echinacea-Tinktur bei (Zubereitung siehe S. 68), oder nehmen Sie sie separat ein. Um das Immunsystem zu stärken, empfehlen sich zwei bis drei Knoblauchperlen pro Tag.
- Bei Kehlkopfentzündung oder Rachenkatarrh können Dampfinhalationen helfen: Geben Sie je zwei Tropfen der ätherischen Öle von Sandelbaum, Weihrauch und Lavendel in eine Schüssel mit kochendem Wasser, und inhalieren Sie zehn Minuten (siehe S. 78). Halten Sie sich danach mindestens 30 Minuten in einem warmen Raum auf.
- Mischen Sie dieselbe Kombination ätherischer Öle mit 5 ml Süßmandelöl, und reiben Sie damit den Halsbereich ein.

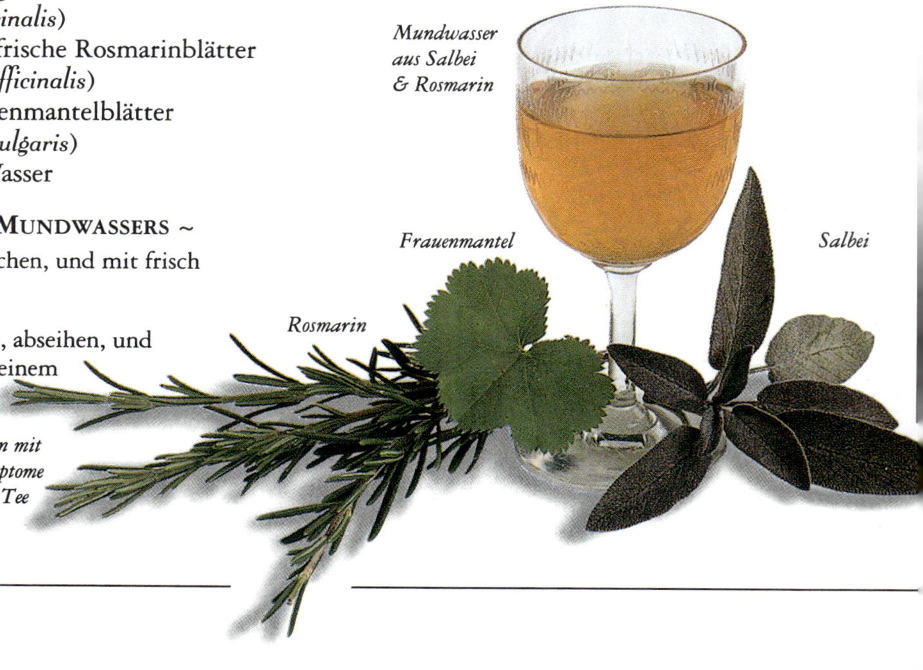

Mandelentzündung

Die Mandeln, die sich im Rachen befinden, bestehen aus Lymphgewebe und bilden einen Teil des Immunsystems. Hartnäckige Infektionen weisen auf eine Schwächung des Immunsystems oder andauernde körperliche Belastungen, wie Unverträglichkeit von Nahrungsmitteln oder Erschöpfungszustände, hin.

— Tinktur mit Klebkraut & Salbei —

Klebkraut wirkt reinigend auf das Lymphsystem. Bei Mandelentzündungen wird es mit dem keimtötenden Salbei und anderen Kräutern, die antibakteriell wirken und das Immunsystem anregen, kombiniert.

~ Zutaten ~

50 ml Klebkrauttinktur (*Galium aparine*)
15 ml Salbeitinktur (*Salvia officinalis*)
25 ml Echinaceatinktur (*Echinacea angustifolia*)
10 ml Kanadische Gelbwurztinktur (*Hydrastis canadensis*)

~ Zubereitung der Tinktur ~

1 Herstellung der Tinkturen siehe S. 68.

2 Alle Tinkturen in eine sterilisierte, dunkle Glasflasche füllen, und gründlich durchmischen.

Dosierung: *Nehmen Sie im akuten Stadium dreimal täglich 10 ml Tinkturmischung in einem halben Glas heißem Wasser; nach Geschmack mit Honig süßen. Sobald die Symptome zurückgehen, auf dreimal täglich 5 ml reduzieren.*

Warnhinweise

- *Wenn auf den Mandeln Eiterstippen zu sehen sind oder Sie Fieber haben, ist ärztliche Hilfe erforderlich.*

Ergänzende Behandlungen

- Verwenden Sie das auf S. 88 angegebene Mundwasser für Halsschmerzen; ersetzen Sie die Rosmarinblätter dabei durch Thymian, der stärker antiseptisch wirkt.
- Stärken Sie Ihr Immunsystem einige Wochen lang mit täglich 1 g Vitamin C oder zwei bis drei Knoblauchperlen oder 2 bis 3 x 200 mg *Huang Qi*-Kapseln.
- Trinken Sie täglich einen Tee aus je 10 g Gundermannkraut, Ringelblumenblüten und Kamillenblüten.
- Mischen Sie je fünf Tropfen der ätherischen Öle von Thymian und Majoran sowie einen Tropfen Rosenöl und 25 ml Süßmandelöl, und massieren Sie damit den Halsbereich. Mit der Mischung der ätherischen Öle können Sie auch inhalieren (Zubereitung siehe S. 78).

Mundgeschwüre

Schmerzhafte Geschwüre im Mund (Aphthen) entstehen oft, wenn Erschöpfung einem Pilz- oder Bakterienbefall den Weg bahnt. Manchmal stehen die Geschwüre mit übermäßigem Zuckerkonsum in Zusammenhang, der das Pilzwachstum fördert. Auch Magenverstimmungen können etwas damit zu tun haben.

– Mundwasser aus Myrrhe & Rosmarin –

Myrrhe wirkt stark gegen Mikroben, schmeckt jedoch unangenehm. Die Mischung mit Rosmarintee soll den Myrrhengeschmack übertönen.

~ Zutaten ~

15 ml Myrrhentinktur oder 5 Tropfen Myrrhenöl (*Commiphora molmol*)
30 g getr.Rosmarinblätter (*Rosmarinus officinalis*)
500 ml Wasser

~ Zubereitung des Mundwassers ~

1 Zubereitung der Tinktur siehe S. 68.

2 Rosmarin mit frisch abgekochtem Wasser aufgießen, zehn Minuten ziehen lassen, abseihen.

3 Myrrhentinktur oder -öl in den Rosmarinaufguß geben, und gut durchrühren. Zugedeckt an einem kühlen Ort aufbewahren.

Dosierung: *Spülen Sie alle vier Stunden mit einer Tasse der Mischung den Mund, bis sich die Symptome bessern.*

Ergänzende Behandlungen

- Heidelbeeren, nach der Mundspülung gekaut, helfen, den Geschmack zu kaschieren und fördern die Heilung.
- Ein Tropfen Nelkenöl, direkt auf das Geschwür aufgebracht, brennt zwar heftig, ist jedoch sehr wirksam.
- Stärken Sie Ihr Immunsystem mit dreimal täglich 2 x 200 mg Echinacea-Kapseln.
- Hartnäckige Pilzinfektionen können zu Mundhöhlengeschwüren führen. Meiden Sie gezuckerte Speisen und Milchprodukte, essen Sie reichlich Knoblauch, und trinken Sie täglich Ringelblumentee (Zubereitung siehe S. 64).
- Wenn die Geschwüre hartnäckig sind, brauchen Sie ärztliche Hilfe, da auch eine Lebensmittelunverträglichkeit vorliegen kann. Insbesondere weisen Geschwüre oft auf Empfindlichkeit gegenüber Gluten hin. Sie können aber auch einen Mangel an Eisen, Vitamin B_{12}, B_6 oder an Folsäure anzeigen.

Katarrh

Die Atemwege und Nebenhöhlen sind mit Schleimhaut ausgekleidet. Bei Infektionen oder Irritationen erhöhen sie ihre Schleimproduktion. Katarrh ist oft die Folge einer Erkältung, kann aber auch durch Allergene, wie Blütenpollen und Hausstaub, verursacht sein.

Inhalationsmischung

Dampfinhalationen sind sehr wirksam zur Behandlung der oberen Atemwege. Die hier verwendeten Öle wirken adstringierend, keimtötend und lösend.

~ Zutaten ~

15 Tropfen Sandelholzöl (*Santalum album*)
15 Tropfen Kiefernöl (*Pinus silvestris*)
10 Tropfen Lavendelöl (*Lavandula angustifolia*)
5 Tropfen Pfefferminzöl (*Mentha piperata*)
45 ml Benzoetinktur (*Styrax tonkinense*)

~ Verwendung zur Inhalation ~

1. Zutaten in eine sterilisierte, dunkle 50 ml-Glasflasche füllen und gut schütteln.

2. Eine große Schüssel mit kochendem Wasser füllen, und einen Teelöffel der Mischung beifügen. Dampf zehn Minuten lang inhalieren. Anwendung zweimal pro Tag wiederholen, solange der Katarrh andauert. Anmerkung: Nach der Inhalation mindestens 30 Minuten in einem warmen Raum bleiben.

Ergänzende Behandlung

- Je 30 ml Augentrost-, Spitzwegerich- und Echinacea-Tinktur mit 10 ml Gelbwurz-Tinktur (Herstellung siehe S. 68) mischen; dreimal täglich je 5 ml mit warmem Wasser verdünnt einnehmen.

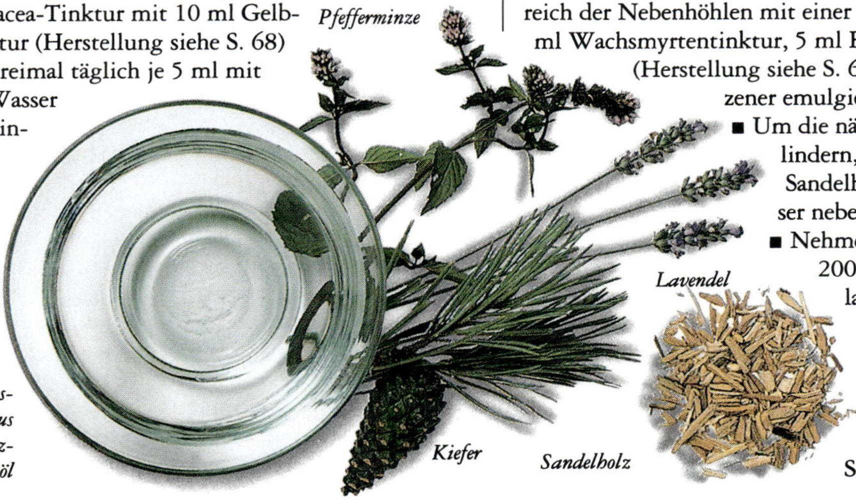

Inhalationsmischung aus Sandelholz- & Kiefernöl

Nebenhöhlenentzündung

Die Nebenhöhlen sind Hohlräume im Schädel. Wenn sie entzündet sind, produzieren sie übermäßig viel Schleim. Das kann zu Kopf- und Kieferschmerzen führen. Nebenhöhlenentzündung (Sinusitis) kann man durch Entspannung beeinflussen. Oft sprechen die Beschwerden auf wärmende Kräuter an.

Tinktur aus Blüten

Magnolien dämmen Entzündungen der Schleimhäute ein, Holunderblüten werden traditionell bei Katarrh und Auswurf empfohlen.

~ Zutaten ~

25 ml Magnolienblütentinktur (*Xin Yi Hua – Magnolia liliflora*)
25 ml Holunderblütentinktur (*Sambucus nigra*)
15 ml Gundermannkrauttinktur (*Glechoma hederacea*)
15 ml Echinaceatinktur (*Echinacea angustifolia*)
10 ml Wachsmyrtentinktur (*Myrica cerifera*)
5 ml Ingwertinktur (*Zingiber officinalis*)
5 ml Pfefferminztinktur (*Mentha piperata*)

~ Zubereitung der Tinktur ~

Zubereitung der Tinkturen siehe S. 68. Tinkturen in eine sterilisierte, dunkle 100 ml-Glasflasche füllen und kräftig schütteln.

Dosierung: *Dreimal täglich vor den Mahlzeiten je 5 ml in einem halben Glas warmem Wasser einnehmen, solange die Symptome bestehen.*

Ergänzende Behandlungen

- Massieren Sie zwei- bis dreimal pro Tag sanft den Bereich der Nebenhöhlen mit einer Creme (siehe S. 76) aus 10 ml Wachsmyrtentinktur, 5 ml Holunderblütentinktur (Herstellung siehe S. 68) und 50 ml geschmolzener emulgierfähiger Salbenbasis.
- Um die nächtlichen Symptome zu lindern, können Sie fünf Tropfen Sandelholzöl in einer Schale Wasser neben dem Bett aufstellen.
- Nehmen Sie dreimal täglich 2 x 200 mg Kapseln mit Knoblauch ein, und nehmen Sie zusätzlich Vitamin C.
- Hinweise zur Behandlung von Kopfschmerzen im Bereich der Nebenhöhlen finden Sie auf Seite 110.

Ohrenschmerzen

Ohrenschmerzen können durch akute lokale Infektionen verursacht sein, können aber auch mit Problemen der Nebenhöhlen, Katarrhen, Zahnschmerzen oder Mumps zusammenhängen.

Warnhinweise

- *Bei starken Schmerzen, besonders bei Kindern, ist ärztliche Hilfe erforderlich. Dasselbe gilt, wenn Schmerzen hinter dem Ohr (beim Warzenfortsatz des Schläfenbeins) auftreten, wenn Ausfluß aus dem Ohr sichtbar wird oder wenn die Schmerzen länger andauern.*
- *Nichts eintropfen, wenn das Trommelfell ein Loch hat.*

Ohrentropfen

Küchenschelle beruhigt und lindert Schmerzen und scheint eine besondere Affinität zu den Ohren zu haben, während die Königskerze lösende, beruhigende Eigenschaften hat und zur Gewebereparatur beiträgt.

~ Zutaten ~

20 Tropfen Küchenschellentinktur (*Pulsatilla vulgaris*)
24 ml Königskerzenöl (*Verbascum densiflorum*)
20 Tropfen Kanadische Gelbwurz-Tinktur (*Hydrastis canadensis*)

~ Zubereitung der Ohrentropfen ~

Herstellung der Tinkturen und des Königskerzenöls siehe S. 68 und 72. Zutaten in einer sterilisierten Tropfflasche mischen und schütteln.

Anwendung: *Träufeln Sie zwei Tropfen der Mischung in das Ohr, und verschließen Sie es mit einem Wattebausch. Anwendung dreimal täglich wiederholen.*

Ergänzende Behandlungen

- Massieren Sie den Bereich hinter dem Ohr und vor dem Ohr sowie den Nacken mit einer Mischung aus je 2 ml Lavendel- und Teebaumöl und 20 Süßmandelöl.
- Nehmen Sie dreimal täglich 5 ml Echinacea-Tinktur (siehe S. 68) sowie Zink- und Vitamin C-Präparate.

Chronische Ohrinfektionen

Eine Mittelohrentzündung (Otitis media) kann man in jedem Alter bekommen. Wenn sich durch die Entzündung Flüssigkeit ansammelt, kann das Hörvermögen verlorengehen – besonders häufig bei Kindern. Dabei treten auch Ohrenschmerzen und reichlich klebriger Ausfluß auf. Bei der herkömmlichen Behandlung wird oft ein Röhrchen in das Mittelohr eingelegt, damit die gestaute Flüssigkeit ablaufen kann.

— Mischung mit Goldrute & Ginkgo —

Goldrute ist ein gutes Mittel gegen Katarrh der Ohren, auch Ginkgo und Küchenschelle scheinen besondere Affinität zu Ohrbeschwerden zu haben. Die hier angegebene Dosis eignet sich für Kinder im Alter von vier bis sechs Jahren, die am häufigsten von dem Problem betroffen sind. Allgemeine Hinweise zur Dosierung für Kinder siehe S. 128.

~ Zutaten ~

40 ml Goldrutentinktur (*Solidago virgaurea*)
25 ml Ginkgotinktur (*Ginkgo biloba*)
15 ml Spitzwegerichtinktur (*Plantago lanceolata*)
10 ml Johanniskrauttinktur (*Hypericum perforatum*)
10 ml Küchenschellentinktur (*Pulsatilla vulgaris*)

~ Zubereitung der Mischung ~

Herstellung der Tinkturen siehe S. 68. Tinkturen in eine 100 ml-Glasflasche füllen und gut schütteln.

Dosierung: *Dreimal täglich 20 Tropfen in einem Glas Fruchtsaft.*

Ergänzende Behandlung

- Nehmen Sie täglich eine 200 mg Kapsel Kanadische Gelbwurz, oder fügen Sie zum Hauptmittel 5 ml Gelbwurztinktur hinzu. Mit einem Fruchtsaft mit starkem Eigengeschmack (z. B. Schwarze Johannisbeere) können Sie den bitteren Geschmack der Gelbwurz kaschieren.

Rezeptfrei erhältliche Mittel *Hals, Nase und Ohren*

- Wählen Sie bei Katarrhen Kapseln oder Tabletten, die eine Kombination von Kräutern mit adstringierender, antiseptischer und lösender Wirkung enthalten: Odermennig, Wachsmyrte, Nelken, Holunder, Ephedra, Eukalyptus, Augentrost, Goldrute, Kanadische Gelbwurz, Magnolie, Eibisch, Pfefferminze, Weißer Andorn, Wilder Indigo und Schafgarbe.
- Versuchen Sie Nasensprays mit Eukalyptus- und Pfefferminzöl.
- Als Ergänzung zu anderen Behandlungen kommen Teebeutel mit Holunderblüten, Ringelblume oder Pfefferminze in Frage.

AUGENLEIDEN

DIE AUGEN NEHMEN kontinuierlich optische Eindrücke auf und leiten sie weiter. Zusätzlich müssen sie mit Computerbildschirmen und dem Staub und Schmutz auf den Straßen der Städte fertigwerden; außerdem wirkt das immer grellere Sonnenlicht auf sie ein, das durch die dünner werdende Ozonschicht die Erde erreicht. Regelmäßige Übungen, z. B. den Blick abwechselnd auf Nähe und Ferne einzustellen, können Augen entlasten. Kräutermittel können die Symptome von Augenbeschwerden lindern.

ALLGEMEINER WARNHINWEIS

- *Augeninfektionen können sehr ansteckend sein – benutzen Sie Tücher für das Gesicht daher mit niemandem gemeinsam.*

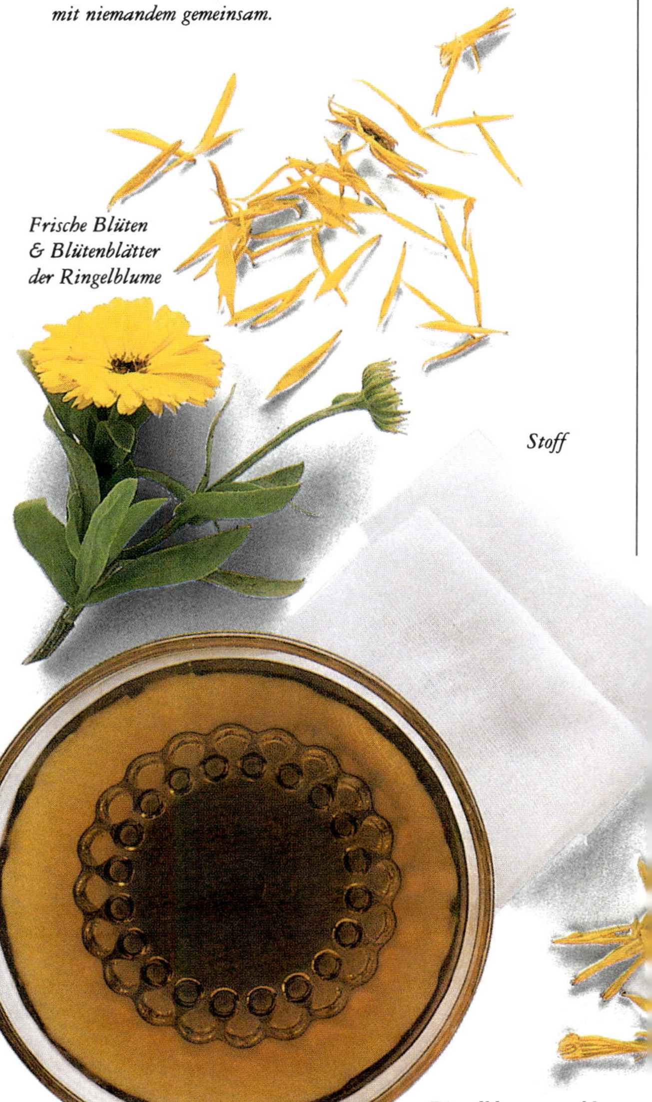

Gerstenkorn

Ein Gerstenkorn entsteht durch eine bakterielle Entzündung der Drüsen am Rand des Augenlids.

RINGELBLUMENUMSCHLAG

Die adstringierenden und antiseptischen Wirkstoffe der Ringelblume eignen sich bei lokalen Hautinfektionen und -entzündungen.

~ ZUTATEN ~

25 g Ringelblumenblüten (*Calendula officinalis*)
500 ml Wasser

~ HERSTELLUNG DES UMSCHLAGS ~

1. Ringelblumenblüten mit frisch abgekochtem Wasser übergießen, zehn Minuten ziehen lassen und abseihen.

2. Aufguß etwas abkühlen lassen, und ein kleines Stück Stoff damit befeuchten.

ANWENDUNG: *Stoffstück auf das Gerstenkorn auflegen; festhalten, bis der Umschlag auskühlt. Behandlung im Verlauf des Tages häufig wiederholen, bis die Infektion zurückgeht (Aufguß dabei nach Bedarf erwärmen). Der Aufguß sollte jeden Tag frisch zubereitet werden.*

Ergänzende Behandlungen

- Nehmen Sie zur Stärkung des Immunsystems dreimal täglich zwei bis drei Knoblauchperlen oder 2 x 200 mg Echinacea-Kapseln.
- Trinken Sie zwei- bis dreimal täglich einen Tee, der zu gleichen Teilen aus Klebkraut, *Ju Hua* (getrocknete chinesische Chrysanthemenblüten), Erdrauch und den Blättern der Großen Klette zubereitet wird (siehe S. 64).

Bindehaut- & Lidentzündung

Die Schleimhaut der Bindehaut bedeckt den Augapfel. Eine Bindehautentzündung zeigt sich als Rötung. Ursache ist meist eine Infektion; Bindehautentzündungen können auch durch staubige, schadstoffreiche Luft oder durch zu wenig Tränenflüssigkeit hervorgerufen werden.

AUGENBAD

Augentrost wird traditionell zur Behandlung von Augeninfektionen eingesetzt. Die Pflanze ist sehr klein, lebt halbparasitär auf Wiesen und wird in Kräutergärten nur selten gezogen.

~ ZUTATEN ~

15 g getrockneter Augentrost (*Euphrasia officinalis*)
10 g Ringelblumenblüten (*Calendula officinalis*)
500 ml Wasser

~ ZUBEREITUNG DES AUGENBADES ~

1. Kräuter und Wasser zusammen erhitzen.
2. Fünf bis zehn Minuten leicht köcheln lassen. Abseihen und ganz auskühlen lassen.

ANWENDUNG: *Gießen Sie eine kleine Menge in ein sterilisiertes Augenbad, und baden Sie das Auge in der Flüssigkeit. Sind beide Augen betroffen, muß das Augenbad nochmals sterilisiert und mit frischer Flüssigkeit gefüllt werden, bevor das zweite Auge an die Reihe kommt.*

WARNHINWEIS

- *Ärztliche Hilfe ist angezeigt, wenn sich die Infektion nach einem Tag nicht gebessert hat, wenn das Sehvermögen eingeschränkt ist oder das Auge schmerzt.*

Ergänzende Behandlungen

- Legen Sie gebrauchte, erkaltete Teebeutel auf die Augen, und entspannen Sie sich 15 Minuten.
- Trinken Sie dreimal täglich einen Aufguß aus Augentrost (Zubereitung siehe S. 64), und nehmen Sie 2 x 200 mg Echinacea-Kapseln.

Überanstrengung der Augen

Streß, lange Arbeitstage und Umweltverschmutzung strengen die Augen über Gebühr an. Probate Gegenmittel sind, bei Bildschirmarbeit regelmäßige Pausen einzulegen, nicht den ganzen Tag bei künstlichem Licht zu arbeiten und immer wieder einige Sekunden in die Ferne zu schauen; Sie können zur Erholung auch die Handflächen über die geschlossenen Lider legen.

TEE AUS JU HUA & HEIL-ZIEST

Die chinesische Medizin sieht die Augen in Verbindung mit der Leber, und Kräuter wie Ju Hua und Heil-Ziest, die die Funktion dieses Organs fördern, sollen zur Belebung der Augen beitragen.

~ ZUTATEN ~

25 g *Ju Hua* (*Chrysanthemum morifolium*)
20 g getrockneter Heil-Ziest (*Stachys betonica*)
10 g getrocknetes *Gotu Kola* (*Centella asiatica*)
5 g getrocknete Pfefferminze (*Mentha piperata*)
Wasser

~ ZUBEREITUNG DES TEES ~

1. Kräuter mischen.
2. Zwei bis drei Teelöffel der Mischung in eine Tasse geben, mit einer Tasse frisch abgekochtem Wasser aufgießen, zehn Minuten ziehen lassen und abseihen.

DOSIERUNG: *Wenn die Augen ermüden, eine Arbeitspause einlegen und eine Tasse Tee trinken.*

Ergänzende Behandlungen

- Legen Sie je eine frische Gurkenscheibe auf die Augen, und entspannen Sie sich 10 bis 15 Minuten.
- Nehmen Sie Vitamin C und Vitamin A ein, oder essen Sie täglich einige Karotten.
- Baden Sie die Augen mit einem Aufguß aus Augentrost und Ringelblume oder mit einer Mischung aus warmem Wasser und fünf Tropfen Brunellentinktur.

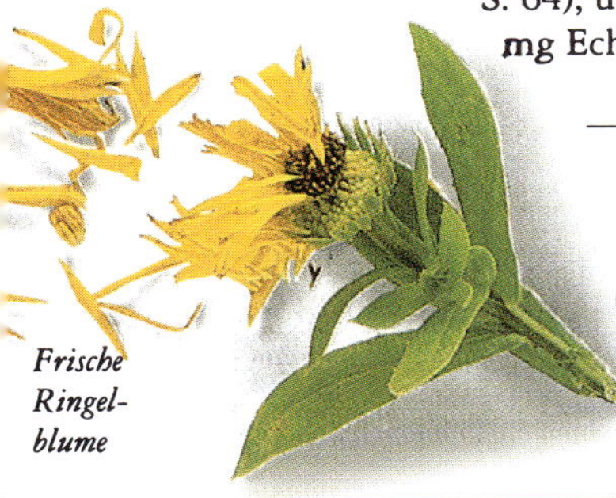

Frische Ringelblume

REZEPTFREI ERHÄLTLICHE MITTEL *Augenbeschwerden*

- Auf Gerstenkörner kann fertige Ringelblumencreme direkt aufgetragen werden.
- Verwenden Sie Teebeutel mit Holunderblüten, Fenchel, Ringelblume oder Himbeerblättern zur Zubereitung von Kräutertee. Die ausgekühlten Teebeutel können kalt auf entzündete und übermüdete Augen aufgelegt werden.

HAUT & HAARE

AUF DER HAUT siedelt eine Vielzahl von Bakterien, die feindliche Mikroorganismen abwehren, und sie enthält Millionen empfindlicher Nervenenden. Der Zustand der Haut ist ein Anzeiger für den allgemeinen Gesundheitszustand; Kräutermittel gegen Hautprobleme zielen meist darauf ab, durch innerliche Anwendung das Gleichgewicht im Organismus wiederherzustellen.

Ekzeme

Hautreizungen und -entzündungen können auf Allergien zurückgehen, die sich unter Streß oft verschlimmern. Beruhigende Mittel können die Attacken reduzieren, reinigende Kräuter fördern die Ausscheidung von Giftstoffen aus dem Organismus.

— TEE MIT STIEFMÜTTERCHEN —

Die Inhaltsstoffe des Stiefmütterchens wirken reinigend, entzündungshemmend und leicht kreislaufanregend. Roter Klee ist harntreibend.

~ ZUTATEN ~

20 g getrocknete Stiefmütterchen (*Viola tricolor*)
20 g getr. Roter Klee (*Trifolium pratense*)
20 g getrocknete Brennesseln (*Urtica dioica*)
20 g getrocknete Große Klette (*Arctium lappa*)
10 g getrockneter Erdrauch (*Fumaria officinalis*)
10 g getr. Helmkraut (*Scutellaria lateriflora*)
500 ml Wasser

~ ZUBEREITUNG DES TEES ~

[1] Kräuter mischen. Für den Tee 25 g der Mischung in eine Teekanne geben.

[2] Mischung mit 500 ml frisch abgekochtem Wasser übergießen, zehn Minuten ziehen lassen und abseihen. Tee zugedeckt an einem kühlen Ort aufbewahren.

DOSIERUNG: *Dreimal täglich vor den Mahlzeiten eine Tasse trinken (Hinweise zur Behandlungsdauer siehe S. 83).*

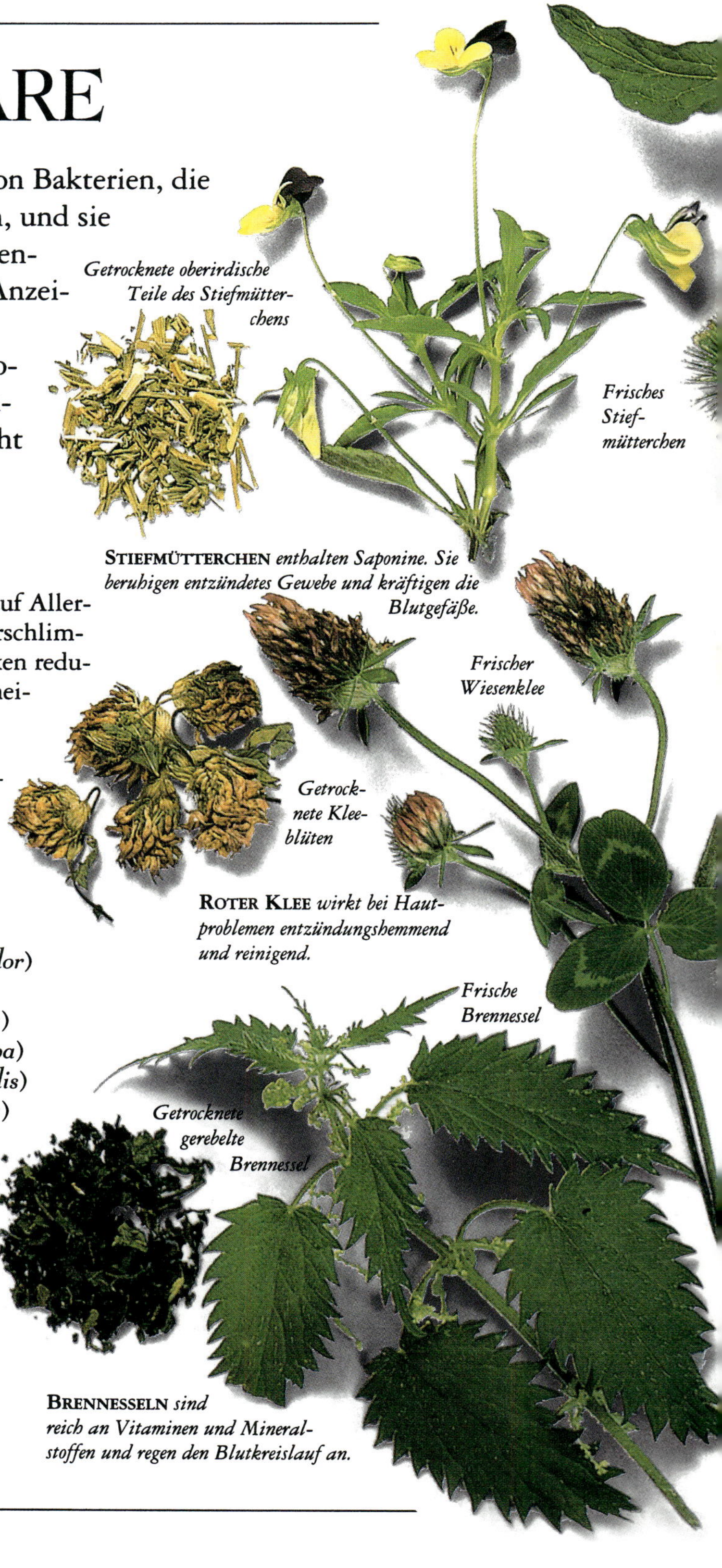

Getrocknete oberirdische Teile des Stiefmütterchens

Frisches Stiefmütterchen

STIEFMÜTTERCHEN *enthalten Saponine. Sie beruhigen entzündetes Gewebe und kräftigen die Blutgefäße.*

Frischer Wiesenklee

Getrocknete Kleeblüten

ROTER KLEE *wirkt bei Hautproblemen entzündungshemmend und reinigend.*

Frische Brennessel

Getrocknete gerebelte Brennessel

BRENNESSELN *sind reich an Vitaminen und Mineralstoffen und regen den Blutkreislauf an.*

ERGÄNZENDE BEHANDLUNGEN

- Bei trockenen Ekzemen empfehlen sich Cremes mit Ringelblumen oder Kamille. Um den Juckreiz zu bekämpfen, können Sie Vogelmierencreme probieren. Herstellung S. 76.
- Bereiten Sie bei nässenden Ekzemen einen Aufguß aus Stiefmütterchen und Ringelblumenblüten. Tee abseihen, auskühlen lassen, ein Tuch damit tränken, und als Umschlag auf die betroffene Stelle auflegen.
- Bei manchen Ekzemen kann Nachtkerzenöl helfen – nehmen Sie täglich 2 x 1 g Kapseln. Ihre Ernährung sollte ausreichend Vitamin A, B, C und E, Magnesium, Zink und Kalzium enthalten.
- Lindern Sie den Juckreiz mit einer Lotion aus je 35 ml Boretschsaft, Hamamelis-Destillat und Rosenwasser. Lotion häufig mit Wattebausch auftragen.

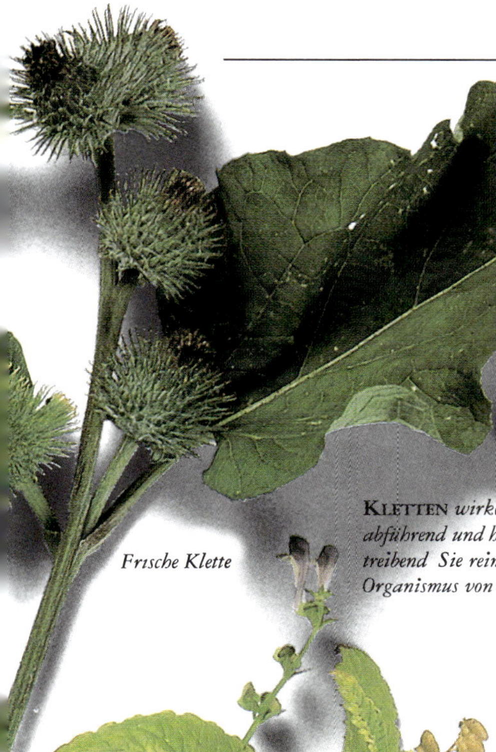

Frische Klette

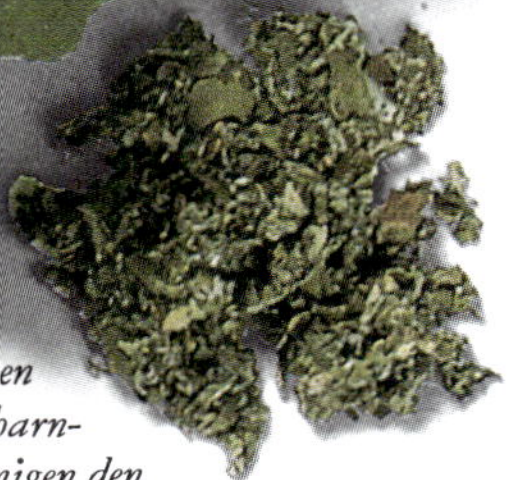

Getrocknete oberirdische Teile der Klette

KLETTEN *wirken abführend und harntreibend Sie reinigen den Organismus von Giftstoffen.*

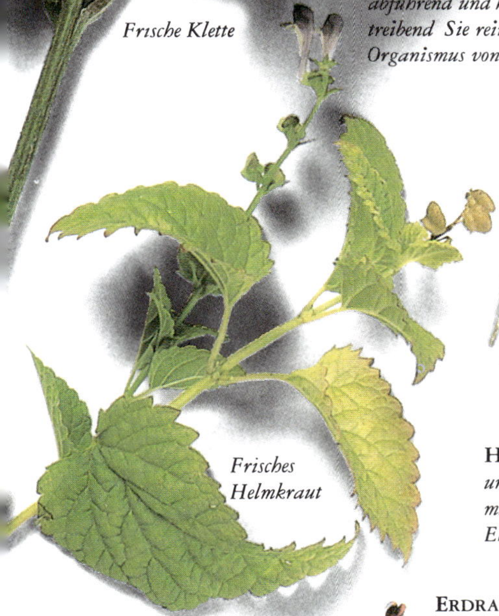

Frisches Helmkraut

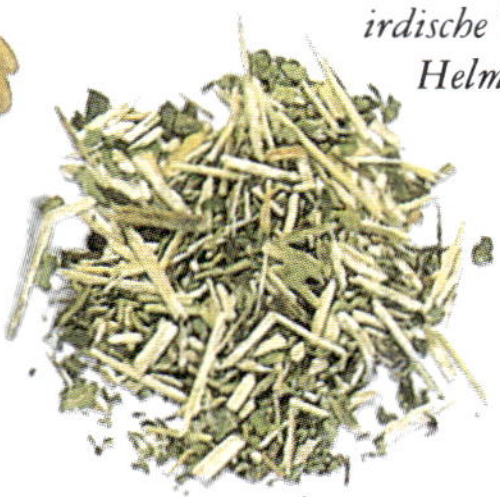

Getrocknete oberirdische Teile des Helmkrauts

HELMKRAUT *wirkt sedierend und unterstützt den Organismus, Streß zu bewältigen, der Ekzeme oft verstärkt.*

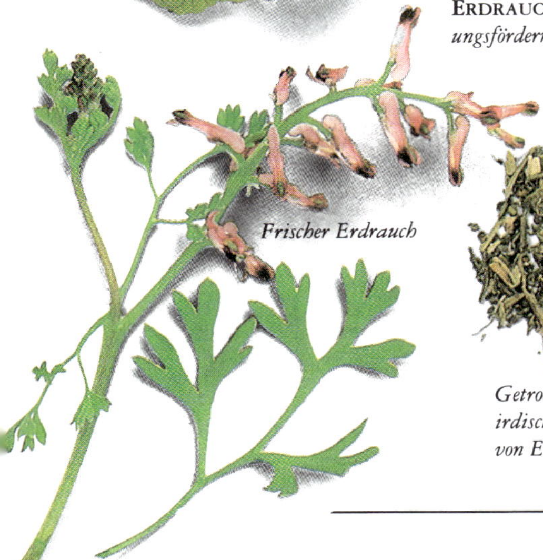

Frischer Erdrauch

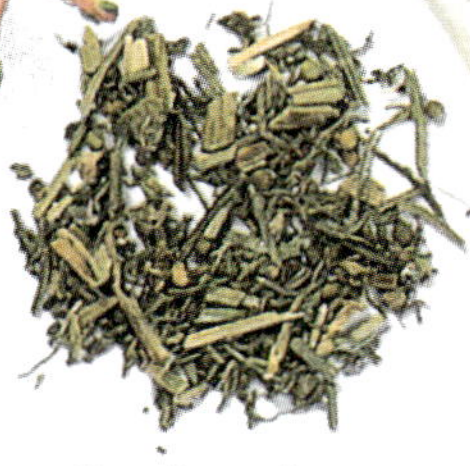

Getrocknete oberirdische Teile von Erdrauch

ERDRAUCH *wirkt verdauungsfördernd und reinigend.*

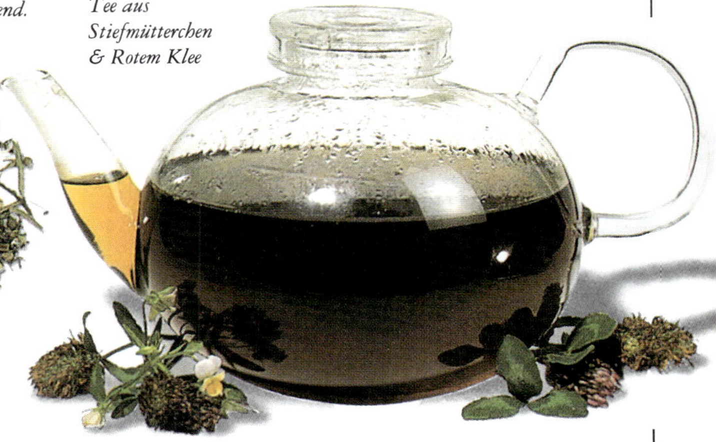

Tee aus Stiefmütterchen & Rotem Klee

TEE AUS STIEFMÜTTERCHEN & ROTEM KLEE hilft bei Ekzemen, indem er den Organismus von Giftstoffen befreit, er beruhigt die Nerven und wirkt entzündungshemmend.

Schuppenflechte

Schuppenflechte (Psoriasis) entsteht, wenn sich Hautzellen zu oft erneuern, und zeigt sich durch silbrig abschuppende Stellen – meist an den Knien, Ellenbogen und auf der Kopfhaut. Die Krankheit ist weit verbreitet und kann manchmal mit chronisch rheumatischen Beschwerden gekoppelt sein.

Braunwurz-Tee

Schuppenflechte kommt und geht immer wieder; häufig spricht sie auf Sonnenlicht und Baden im Meer an. Reinigende, entzündungshemmende Kräuter, wie Braunwurz und Roter Klee, können ebenfalls helfen.

~ Zutaten ~

10 g frische Klettenwurzel (*Arctium lappa*)
5 g frische Wurzel vom Krausen Ampfer (*Rumex crispus*)
15 g frische Braunwurz (*Scrophularia nodosa*)
10 g frische Blüten vom Roten Klee (*Trifolium pratense*)
750 ml Wasser

~ Zubereitung des Tees ~

1 Kletten- und Ampferwurzel mischen, Wasser zugießen. Mischung aufwallen lassen, und 15 Minuten zu einem Absud einkochen.

2 Braunwurz und Kleeblüten zusammen in eine Kanne geben, und mit dem Absud aus Kletten- und Ampferwurzel übergießen. Zehn Minuten ziehen lassen, abseihen, und zugedeckt aufbewahren.

Dosierung: *Dreimal täglich eine Tasse voll trinken. Hinweise zur Behandlungsdauer siehe S. 83. Nach Geschmack Honig oder Zitronensaft beigeben.*

Ergänzende Behandlungen

- Eine Creme mit Klebkraut (Herstellung siehe S. 76) kann im Frühstadium der Krankheit oder wenn nur kleinere Hautpartien betroffen sind hilfreich sein. Creme zwei- bis dreimal täglich auftragen.
- Für den behaarten Kopf: Haarspülung aus 10 ml Rosmarintinktur und 10 Tropfen Wacholderteer auf 500 ml warmem Wasser. Mischung nach der Haarwäsche als letzte Spülung verwenden.
- Schuppenflechte geht oft mit einer angespannten, isolierten Persönlichkeit einher. Manchmal können Bachblütenmittel, wie Holzapfel, Odermennig, Weide oder Wasserfeder, helfen.

Nesselsucht (Urtikaria)

Als Nesselsucht bezeichnet man einen Hautausschlag mit roten, juckenden Flecken, der durch Kontakt mit Allergenen verursacht wird. Sie finden sich beispielsweise in Brennesseln, Hopfen, grünen Bohnen oder Boretsch. Chemikalien, wie die Salizylate, die in Aspirin und in vielen Lebensmitteln enthalten sind, können ähnlich wirken.

Tee mit Odermennig & Kamille

Nesselsucht geht im allgemeinen auf eine Nahrungsmittelallergie zurück. Dieser Kräutertee kombiniert Odermennig, der Reizungen im Darmtrakt dämpft, mit der entzündungshemmenden Kamille.

~ Zutaten ~

10 g getr. Odermennig (*Agrimonia eupatoria*)
10 g getr. Kamillenblüten (*Matricaria recutita*)
5 g getrocknete Brennesseln (*Urtica dioica*)
5 g getrocknete Stiefmütterchen (*Viola tricolor*)
500 ml Wasser

~ Zubereitung des Tees ~

Kräuter mischen, in eine Kanne geben, mit abgekochtem Wasser übergießen, fünf Minuten ziehen lassen, und in einen Krug seihen. Zugedeckt kühl aufbewahren.

Dosierung: *Dreimal täglich eine Tasse trinken.*

Ergänzende Behandlungen

- Betroffene Hautpartien mit geschnittener Zwiebel oder zerdrückten Kohlblättern abreiben.
- Betroffene Hautpartien mehrmals täglich mit Kamillencreme einreiben (Herstellung siehe S. 76).

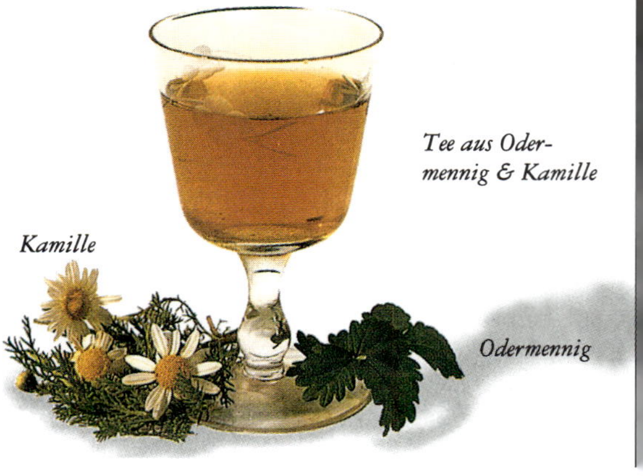

Tee aus Odermennig & Kamille

Kamille

Odermennig

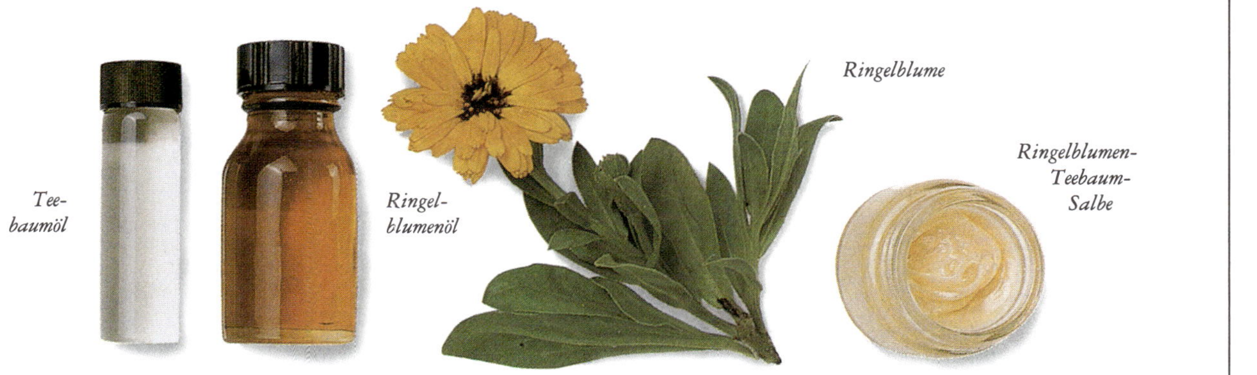

Pilzinfektionen der Haut

Pilze sind weitverbreitete Erreger von Hautinfektionen, wie Fußpilz oder Kopfflechte, die den Körper angreifen können, wenn das Immunsystem geschwächt ist. Die besten Lebensbedingungen für Pilze finden sich in enger, feuchter Umgebung, wie beispielsweise zwischen den Zehen.

Salbe mit Ringelblumenöl

Sowohl Ringelblumen- als auch Teebaumöl wirken pilztötend. Die Salbe hilft außerdem, die betroffenen Hautpartien trocken zu halten, was das Pilzwachstum weiter hemmt. Sie können beide Öle zu einer Lotion mischen.

~ Zutaten ~

25 ml Ringelblumenöl (*Calendula officinalis*)
8 g Bienenwachs
8 g wasserfreies Lanolin
5 ml Teebaumöl (*Melaleuca alternifolia*)

~ Zubereitung der Salbe ~

1. Herstellung des Ringelblumenöls siehe S. 73.

2. Bienenwachs und Lanolin im Wasserbad schmelzen. Ringelblumenöl in einem zweiten Gefäß, ebenfalls im Wasserbad, leicht erwärmen.

3. Beides mischen, und unter leichtem Rühren vom Feuer nehmen.

4. Wenn die Mischung bereits kühler, aber noch nicht fest ist, wird das Teebaumöl hinzugefügt. Salbe in einen sterilisierten, lichtgeschützten Glastiegel gießen, und fest werden lassen.

Anwendung: *Betroffene Partien mehrmals täglich sanft einreiben.*

Furunkel & Karbunkel

Furunkel treten auf, wenn sich ein Haarbalg entzündet. Eine Anhäufung solcher Furunkel heißt Karbunkel. Wenn Furunkel immer wieder auftreten, ist das ein Zeichen für verringerte Abwehrkräfte. Gesunde Ernährung und allgemein gesunde Lebensgewohnheiten sind ratsam.

Breiumschlag

Heiße Breiumschläge eignen sich, damit sich das Furunkel zusammenzieht. Die Nordamerikanische Ulme ist dafür ideal, wobei einige Tropfen Eukalyptusöl als Antiseptikum beigegeben werden.

~ Zutaten ~

25 g pulv. Nordam. Ulme (*Ulmus fulva*)
3 Tropfen Eukalyptusöl (*Eukalyptus globulus*)
Wasser

~ Anwendung des Breiumschlags ~

1. Das Ulmenpulver mit etwas kochendem Wasser zu einer Paste verarbeiten.

2. Eukalyptusöl beimengen.

3. Die heiße Mischung auftragen, und mit Gaze abdecken. Sobald der Umschlag auskühlt, Behandlung mit heißer Mischung wiederholen, bis der Eiter austritt.

Ergänzende Behandlungen

- Stärken Sie Ihre Infektionsabwehr mit täglich 5 ml Echinacea-Tinktur (Herstellung siehe S. 68).
- Reinigen Sie Ihren Organismus mit einem Tee, der zu gleichen Teilen aus getrocknetem Japanischen Geißblatt, Braunwurzblättern und Thymian zubereitet ist.

Akne

Akne betrifft meist Jugendliche und zeigt sich durch Pusteln, Mitesser und Zysten. Sie verschwindet meist von selbst um das 20. Lebensjahr, kann jedoch bis in die mittleren Jahre bestehen bleiben, wobei hormonelle Unausgewogenheiten eine Rolle spielen.

Gesichtsbehandlung

Im ersten Schritt der Behandlung werden die Poren durch Dampf geöffnet, im zweiten wird eine Lotion zur Reinigung der Haut aufgetragen. Die Kräuter der Dampfbehandlung wirken antiseptisch und entzündungshemmend und bekämpfen so die Akne.

~ Zutaten ~

5 Tropfen Teebaumöl (*Melaleuca alternifolia*)
25 ml Rosenwasser (*Rosa damascena*)
25 ml Hamamelis-Destillat (*Hamamelis virginiana*)
10 g getr. Lavendelblüten (*L. angustifolia*)
10 g getr. Schafgarbenblüten (*Achillea millefolium*)
10 g getrocknete Holunderblüten (*Sambucus nigra*)
Wasser

~ Vorbereitung ~

1 Teebaumöl mit Rosenwasser und Hamamelis zu einer adstringierenden Lotion mischen.

2 Lavendel-, Schafgarbe- und Holunderblüten in einer Schüssel mit kochendem Wasser übergießen.

Anwendung:
Kopf und Schüssel mit einem Handtuch abdecken, und den Dampf fünf bis zehn Minuten auf das Gesicht einwirken lassen. Dann mit der Lotion reinigen. Behandlung täglich wiederholen.

Ergänzende Behandlungen

- Nehmen Sie Nachtkerzenöl, Vitamin B, Vitamin C und Zink, und essen Sie viel frisches Obst und Gemüse.
- Pürieren Sie drei Kohlblätter mit 50 ml Hamamelis-Destillat, und verwenden Sie die Mischung zweimal täglich als Lotion.

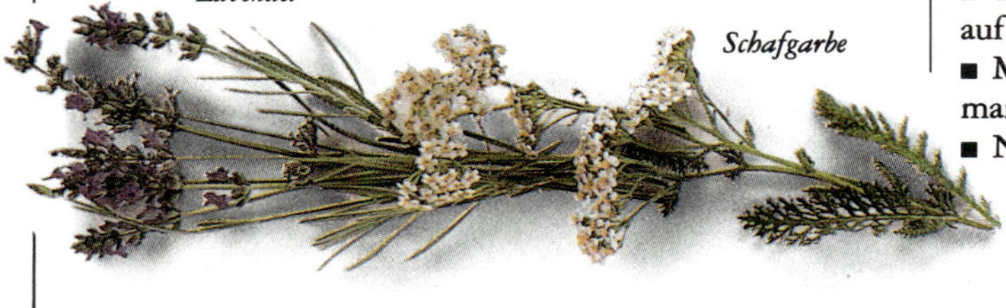

Schuppen

Schuppen sind abgestorbene Hautzellen der Kopfhaut; sie können Anzeichen einer Schuppenflechte sein, gehen jedoch meist auf Hefepilzinfektionen oder seborrhoische Ekzeme zurück.

Shampoo mit Rosmarin

Rosmarin ist ein anregendes, wärmendes Kraut, das traditionell für Haarspülungen angewendet wird, um das Haar glänzend und gesund zu erhalten. Brennesselwurzel ist ein beliebtes Mittel zur Haarpflege.

~ Zutaten ~

25 g frische Rosmarinblätter (*Rosmarinus officinalis*)
10 g frische Brennesselwurzel (*Urtica dioica*)
5 Tropfen Teebaumöl (*Melaleuca alternifolia*)
20 g weiche Seife
100 ml Methylalkohol
350 ml Wasser

~ Zubereitung des Shampoos ~

1 Kräuter, Öl, Seife und Alkohol in einer 500 ml-Flasche mit weitem Hals mischen, Wasser hinzufügen und kräftig schütteln.

2 Zwei Wochen stehenlassen, regelmäßig schütteln, in eine saubere Flasche abseihen.

Anwendung: *Shampoo zwei- bis dreimal pro Woche zur Haarwäsche verwenden, bis die Schuppen verschwinden.*

Haarausfall

Von zunehmender Kahlheit sind in erster Linie Männer betroffen. Der Haarausfall ist meist erblich bedingt und nicht aufzuhalten. Fällt jedoch das Haar plötzlich oder in Büscheln aus, können Streß oder Vitaminmangel die Ursache sein.

Behandlungen

- Tragen Sie auf die kahlen Stellen Arnikacreme auf (nur auf unverletzter Haut).
- Machen Sie Haarspülungen mit Aufgüssen aus Rosmarin, Salbei oder Brennesseln (Zubereitung siehe S. 64).
- Nehmen Sie Vitamin B- und Nachtkerzenölpräparate.
- Bei Streß sollten Sie einen Tee aus gleichen Teilen Helmkraut und Heil-Ziest trinken (Zubereitung siehe S. 64).

Fieberblasen (Lippenherpes)

Wer einmal mit Herpes simplex-Viren infiziert ist, wird immer wieder von Fieberblasen geplagt, sobald das Immunsystem unter Streß steht. Die Bläschen kommen meist an derselben Stelle wieder und kündigen sich durch ein stechendes Gefühl in der Haut an.

Teebaum- & Lavendelöl

Einige Kräuter wirken spezifisch gegen Viren. Verwenden Sie das hier beschriebene Öl, sobald sich erste Anzeichen von Bläschenbildung zeigen.

~ **Zutaten** ~

8 ml Teebaumöl (*Melaleuca alternifolia*)
5 ml Lavendelöl (*Lavandula angustifolia*)
12 ml Süßmandelöl

~ **Zubereitung des Öls** ~

Alle Öle in eine sterilisierte 25 ml-Tropfflasche füllen und kräftig schütteln.

Anwendung: *Ein bis zwei Tropfen Öl auf die betroffene Stelle träufeln. Behandlung alle zwei Stunden wiederholen.*

Warzen

Warzen werden durch Virusinfektionen verursacht und können höchst ansteckend sein. Eines der einfachsten Hausmittel ist, täglich einige Tropfen frischen Löwenzahn- oder Schöllkrautsaft aufzuträufeln.

Thuja- & Teebaumlotion

Thuja ist ein traditionelles Mittel zur Behandlung von Warzen, und Teebaumöl hat antiseptische und pilztötende Eigenschaften.

~ **Zutaten** ~

15 ml Thujatinktur (*Thuja occidentalis*)
10 ml Teebaumöl (*Melaleuca alternifolia*)

~ **Zubereitung der Lotion** ~

Tinktur und Öl in eine sterilisierte 25 ml-Tropfflasche füllen, und kräftig schütteln, bis eine Emulsion entsteht.

Anwendung: *Warzen mit ein bis zwei Tropfen der Mischung beträufeln. Behandlung bis zu viermal täglich wiederholen.*

Impetigo (Eiterflechte, Grind)

Impetigo ist eine Bakterieninfektion, die meist Mund, Nase und Ohren von Kindern betrifft und Ausfluß und Krustenbildung verursacht. Die Krankheit ist äußerst ansteckend. Oft müssen lokal Antibiotika angewendet werden, doch die folgenden Maßnahmen können die Behandlung ergänzen.

Behandlungen

- Dreimal täglich 5 ml Echinacea-Tinktur einnehmen.
- Eine Lotion aus 20 ml Echinacea-Tinktur, 30 ml Ringelblumen- (Herstellung siehe S. 68) und 50 ml Hamamelistinktur bereiten und die betroffenen Stellen drei- bis viermal täglich damit benetzen.

Skabies (Krätze)

Skabies wird von Milben verursacht, die sich in die Haut einbohren. Die Infektion ist ansteckend; ärztliche Hilfe ist unerläßlich. Die folgenden Maßnahmen können die Behandlung begleiten.

Behandlungen

- Nehmen Sie abends ein Bad, dem Sie 250 ml Aufguß aus Rainfarn zusetzen. Tragen Sie eine Lotion aus 10 ml Teebaumöl und 90 ml Hamamelis-Destillat auf. Behandlung drei Abende hindurch wiederholen.
- Kochen Sie alle Kleidungsstücke sowie die gesamte Bettwäsche aus, und warten Sie danach drei Wochen, bevor Sie die Textilien wieder verwenden.

Warnhinweise bei Impetigo und Skabies

- *Skabies und Impetigo sind extrem ansteckend: Benutzen Sie Tücher nicht mit anderen Personen gemeinsam.*

Rezeptfrei erhältliche Mittel Haut- und Haarprobleme

- Viele Kosmetika enthalten Kräuter. Die Menge an Kräuterextrakt ist jedoch meist viel zu gering, um therapeutisch zu wirken. Halten Sie sich daher lieber an medizinische Produkte, Ringelblumencreme ist zum Beispiel unter dem Namen „Calendula" erhältlich. Auch Cremes und Salben mit Kamillenextrakt werden kommerziell hergestellt.
- Reinigende Kräuter wie Große Klette, Klebkraut, Löwenzahn, Braunwurz, Erdrauch und Krausen Ampfer finden in Mitteln für Haut- und Haarprobleme Anwendung.
- Seifenrinde ist ein ausgezeichnetes Reinigungsmittel bei Schuppen.

ALLERGIEN

ALLERGISCHE REAKTIONEN NEHMEN immer mehr zu. Der Körper muß mit einer steigenden Vielzahl von Chemikalien fertigwerden. Zu den Belastungen zählen Abgase ebenso wie neue Zuchtformen von Nutzpflanzen oder Nahrungsmittel, die mit Rückständen von Pestiziden und wachstumsfördernden Mitteln kontaminiert sind. Das Immunsystem reagiert auf diese Unbekannten mit Entzündungen oder exzessiver Schleimbildung.

Heuschnupfen & anderer allergiebedingter Schnupfen

Heuschnupfen, begleitet von geröteten, tränenden Augen, wird von Gräser- oder Baumblütenpollen, Hausstaub oder Tierhaaren ausgelöst. In schweren Fällen kann es zu asthmaartigen Symptomen kommen.

— TINKTUR MIT HOLUNDERBLÜTEN —

Die beste Zeit zur Behandlung von Heuschnupfen ist der Frühlingsanfang, bevor die Pflanzen blühen. Die Tinkturenmischung aus Holunderblüten kräftigt die Schleimhäute, Löwenzahn reinigt die Leber.

~ ZUTATEN ~

25 ml Holunderblütentinktur (*Sambucus nigra*)
20 ml Löwenzahnwurzeltinktur (*Taraxacum officinale*)
20 ml Eisenkrauttinktur (*Verbena officinalis*)
15 ml Tinktur von Sibirischem Ginseng (*Eleutherococcus senticosus*)
15 ml Tinktur von Weißem Andorn (*Marrubium vulgare*)
5 ml Süßholzwurzeltinktur (*Glycyrrhiza glabra*)

~ ZUBEREITUNG DER TINKTUR ~

Herstellung der Tinkturen siehe S. 68. Alle Tinkturen in einer sterilisierten, dunklen 100 ml-Glasflasche mischen.

DOSIERUNG: *Dreimal täglich vor den Mahlzeiten 5 ml Tinktur in 100 ml warmem Wasser einnehmen. Zur Vorbeugung bei Heuschnupfen im Frühling vier Wochen hindurch anwenden.*

Ergänzende Behandlung

- Baden Sie die Augen in einem Augenbad mit Ringelblume und Augentrost (siehe S. 93), und nehmen Sie bis zu dreimal täglich 2 x 200 mg Augentrostkapseln.

Asthma

Allergiebedingtes Asthma ist oft mit allergiebedingten Ekzemen kombiniert und beginnt im Kindesalter. Dabei verengen sich die Bronchien und produzieren zähflüssigen Schleim, der das Atmen erschwert und den typischen pfeifenden Atem hervorruft.

— MISCHUNG MIT SONNENTAU & YSOP —

Viele wirksame Kräuter gegen Asthma dürfen nur unter ärztlicher Aufsicht angewendet werden. Mit seinen krampflösenden, entspannenden und schleimlösenden Eigenschaften ist Sonnentau eine rezeptfrei erhältliche Alternative.

~ ZUTATEN ~

10 ml Sonnentausaftextrakt (*Drosera rotundifolia*)
25 ml Ysoptinktur (*Hyssopus officinalis*)
20 ml Alanttinktur (*Inula helenium*)
20 ml Thymiantinktur (*Thymus vulgaris*)
20 ml Kamillentinktur (*Matricaria recutita*)
5 ml Süßholzwurzelextrakt (*Glycyrrhiza glabra*)

~ ZUBEREITUNG DER MISCHUNG ~

Herstellung der Tinkturen siehe S. 68. Zutaten in einer sterilisierten, dunklen 100 ml-Flasche mischen.

DOSIERUNG: *Zweimal täglich vor den Mahlzeiten 10 ml in 100 ml Wasser einnehmen.*

WARNHINWEIS

- *Dieses Mittel sollte nur bei leichten, stabilen Verlaufsformen verwendet werden. Asthma kann eine lebensbedrohliche Krankheit sein. In schweren Fällen benötigen Sie unbedingt ärztliche Hilfe. Inhalationsmittel, wie Kortikosteroide und andere Medikamente, dürfen keinesfalls plötzlich abgesetzt werden, sondern können nur langsam und unter ärztlicher Aufsicht reduziert werden.*

Candida-Mykosen

Als Candida-Mykose bezeichnet man ein vermehrtes Wachstum von hefeartigen Pilzen, meist *Candida albicans*, die im Darm immer vorhanden sind. Manche Menschen sehen in Candida-Mykosen die Ursache einer ganzen Reihe von Gesundheitsproblemen, darunter Soor, hartnäckige Infektionen des Harntrakts, chronische Verdauungsprobleme und sogar Panikattacken. Trotz der Skepsis mancher Ärzte kann eine zuckerarme Ernährung helfen.

– TEE MIT RINGELBLUME & ODERMENNIG –

Ringelblumen wirken innerlich und äußerlich gegen Pilze, Odermennig beruhigt die von Allergenen ausgelöste Darmreizung und die Schleimhäute.

~ ZUTATEN ~

10 g getr. Echinacea-Wurzel (*Echinacea angustifolia*)
600 ml Wasser
10 g getr. Ringelblumenblüten (*Calendula officinalis*)
15 g getr. Odermennig-Blätter (*Agrimonia eupatoria*)

~ ZUBEREITUNG DES TEES ~

1 Wasser mit Echinacea-Wurzel 10 Minuten lang zu einem Absud einkochen.

2 Ringelblume und Odermennig und mit dem frischen Absud übergießen. Zehn Minuten ziehen lassen, in einen Krug seihen und zudecken. Bis zu 48 Stunden an einem kühlen Ort aufbewahren.

DOSIERUNG: *Dreimal täglich eine Tasse vor den Mahlzeiten trinken, bis die Infektion überwunden ist. Tee nicht süßen – versuchen Sie statt dessen, den Geschmack mit Zitronensaft oder ein bis zwei Tropfen Pfefferminzessenz zu verbessern.*

Ergänzende Behandlungen

- Knoblauch wirkt pilztötend – nehmen Sie dreimal täglich 1 bis 2 x 200 mg Kapseln, oder verwenden Sie reichlich Knoblauch beim Kochen.
- Nehmen Sie täglich 1 g Nachtkerzenölkapseln und 1 bis 2 Kapseln mit Milchsäurebakterien.
- Meiden Sie Zucker, Milchprodukte, Alkohol, raffinierte Kohlenhydrate, Junk Food und konservierte Lebensmittel sowie ein Übermaß an Obst.
- Candida-Mykosen können verschiedene Symptome auslösen. Wenden Sie Tees und andere Behandlungen entsprechend dem Symptombild an. Behandlungen für Gelenkschmerzen siehe S. 116–117, Mittel für Verdauungsstörungen siehe S. 102–107.

Nahrungsmittelallergie

Überempfindlichkeit gegen Nahrungsmittel beginnt oft, wenn das Baby die erste Kuhmilch bekommt, deren Eiweiß dem noch unreifen Verdauungssystem fremd ist. Babys sollten nach Möglichkeit die ersten sechs Monate gestillt werden. Nahrungsmittelunverträglichkeit kann chronische Verdauungsstörungen, arthritische Symptome, Ekzeme, Asthma und Ohrbeschwerden hervorrufen. Das auslösende Nahrungsmittel ist unbedingt zu meiden.

TEE MIT EIBISCH & MELISSE

Eibisch wirkt beruhigend und bildet eine schützende Schicht an der Darmwand, während Melisse ideal bei Verdauungsstörungen ist.

~ ZUTATEN ~

5 g getrocknete Eibischwurzel (*Althaea officinalis*)
5 g Bockshornkleesamen (*Trigonella foenum-graecum*)
10 g getrocknetes *Dang Shen* (*Codonopsis pilosula*)
750 ml Wasser
10 g getrocknete oder 30 g frische Melissenblätter (*Melissa officinalis*)
10 g getrockneter Odermennig (*Agrimonia eupatoria*)

~ ZUBEREITUNG DES TEES ~

1 Wasser mit Eibischwurzel, Bockshornkleesamen und *Dang Shen* 15 bis 20 Minuten zu einem Absud einkochen lassen.

2 Melisse und Odermennig in eine Kanne geben, den frischen Absud darübergießen. Zehn Minuten ziehen lassen, in einen Krug abseihen und zudecken.

DOSIERUNG: *Viermal täglich eine Tasse trinken.*

Ergänzende Behandlung

- Das auslösende Nahrungsmittel muß identifiziert und gemieden werden. Suchen Sie ärztliche Hilfe.

REZEPTFREI ERHÄLTLICHE MITTEL
Allergien

- Suchen Sie nach Heuschnupfenmitteln, die Augentrost, Ephedra (*Ma Huang*) oder Kanadische Gelbwurz enthalten.
- Für die für viele Mittel gegen Candida-Mykosen behauptete Wirkung gibt es wenig Beweise. Diese Mittel können Biotin, Kaprylsäure und deren Derivate, Echinacea, Nachtkerzenöl, Leinsamenöl und Teebaumöl enthalten.

VERDAUUNG

MAN IST NICHT NUR, WAS MAN ISST – sondern auch, was man verdaut. Ein funktionierendes Verdauungssystem trägt entscheidend zur Erhaltung der Gesundheit bei, denn wenn der Körper aus der Nahrung nicht die erforderlichen Nährstoffe gewinnen kann oder Abfälle ausscheidet, können Gesundheitsstörungen auftreten, darunter Mangel an Vitaminen oder Mineralstoffen, arthritische Beschwerden, Hautprobleme oder auch Kopfschmerzen.

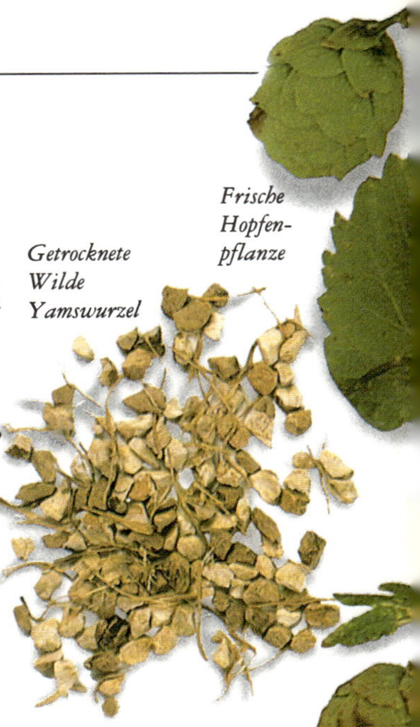

Getrocknete Wilde Yamswurzel

Frische Hopfenpflanze

WILDE YAMSWURZEL *entspannt die Muskeln und lindert die kolikartigen Schmerzen bei Reizkolon.*

Reizkolon (Colon irritabile)

Mit Reizkolon bezeichnet man eine ganze Reihe von Symptomen im Verdauungsbereich. Charakteristisch sind abwechselndes Auftreten von Durchfall und Verstopfung, Blähungen und Bauchschmerzen. Meist besteht ein Zusammenhang mit Streß oder Nahrungsmittelunverträglichkeit (siehe S. 101).

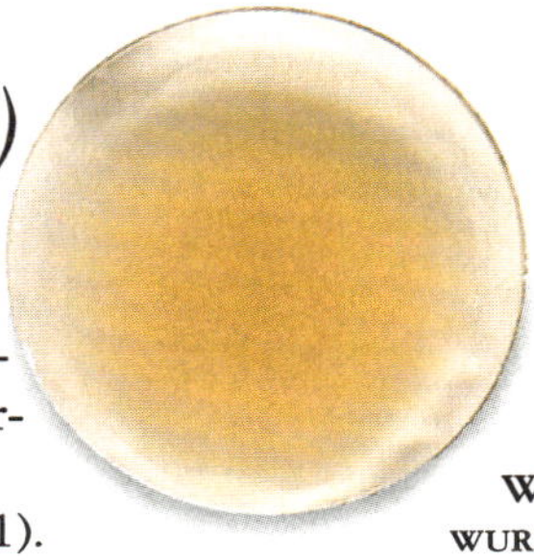

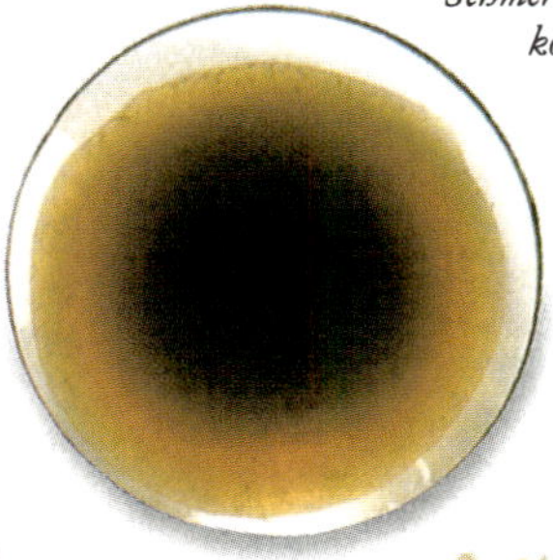

Tinktur aus Wilder Yamswurzel

MISCHUNG MIT WILDER YAMSWURZEL & KAMILLE

Wilde Yamswurzel ist krampflösend, besänftigt den Darm und dämpft seine Überaktivität. Hopfen und Kamille entspannen, zusätzlich unterstützt Hopfen die Normalisierung des Verdauungsprozesses.

~ ZUTATEN ~

30 ml Tinktur aus Wilder Yamswurzel (*Dioscorea villosa*)
30 ml Kamillenblütentinktur (*Matricaria recutita*)
20 ml Wiesenknöterichtinktur (*Polygonum bistorta*)
15 ml Hopfentinktur (*Humulus lupulus*)
5 ml Süßholzwurzelextrakt (*Glycyrrhiza glabra*)

~ ZUBEREITUNG DER MISCHUNG ~

Herstellung der Tinkturen siehe S. 68. Tinkturen und Extrakt in eine sterilisierte, dunkle 100 ml-Glasflasche füllen und schütteln.

DOSIERUNG: *Dreimal täglich 5 ml in 100 ml warmem Wasser einnehmen, bis die Symptome schwächer werden.*

Kamillenblütentinktur

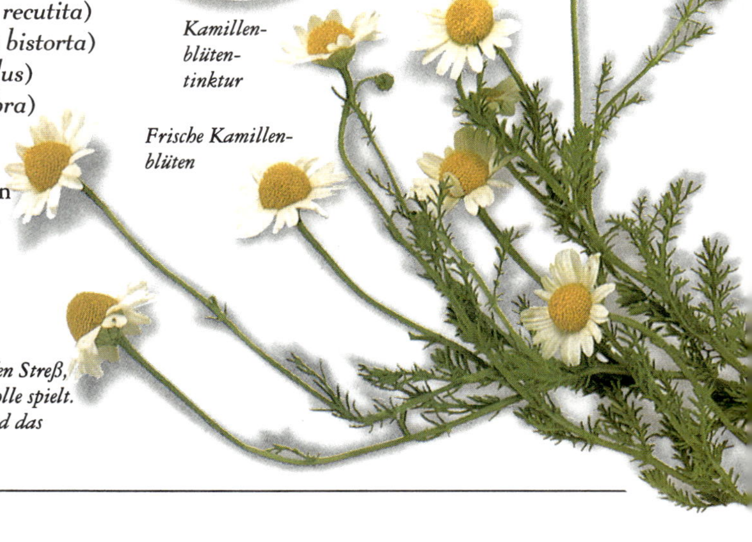

Frische Kamillenblüten

KAMILLENBLÜTEN *dämpfen Streß, der bei Reizkolon oft eine Rolle spielt. Sie beruhigen die Nerven und das Verdauungssystem.*

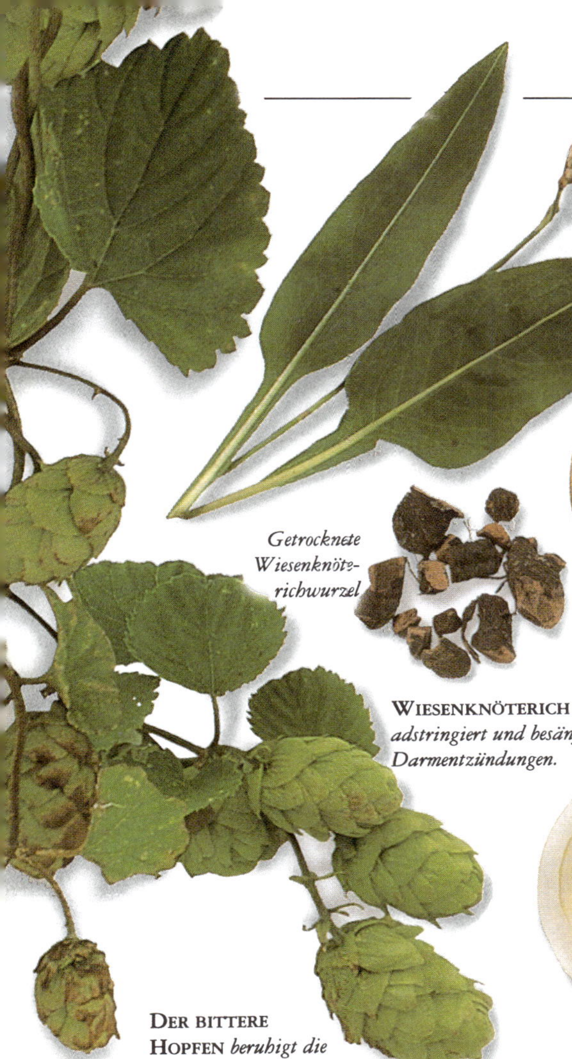

Frische Wiesenknöterichpflanze

Getrocknete Wiesenknöterichwurzel

Wiesenknöterich *adstringiert und besänftigt Darmentzündungen.*

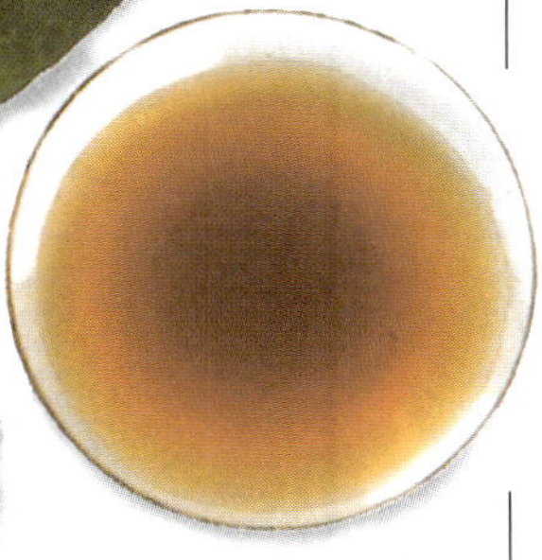

Wiesenknöterichtinktur

Ergänzende Behandlungen

- Kamillentee kann, regelmäßig getrunken, Darmkrämpfe besänftigen.
- Die Tinktur des Gemeinen Schneeballs wirkt krampflösend. Nehmen Sie bei Bauchkrämpfen je 5 bis 10 Tropfen in Abständen von 30 bis 60 Minuten ein. Oder Sie nehmen von Mädesüßtinktur dreimal täglich bis zu 5 ml, verdünnt in je 100 ml warmem Wasser.
- Wenn es scheint, daß die Probleme mit dem Menstruationszyklus zusammenhängen, kann Nachtkerzenöl nützlich sein. Nehmen Sie 2 x 500 mg Kapseln täglich.

Warnhinweise bei Verdauungsstörungen

- *Bei hartnäckigen oder starken Bauchschmerzen sowie deutlichen Veränderungen des Verdauungsrhythmus sollten Sie sich an Ihren Arzt wenden.*
- *Bei Bluthochdruck darf Lakritze nicht im Übermaß oder über zu lange Zeit verwendet werden.*
- *Während der Schwangerschaft keine Abführmittel verwenden.*

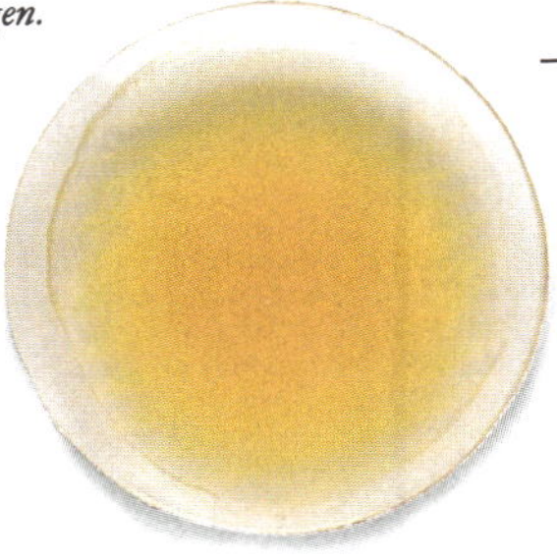

Hopfentinktur

Der bittere Hopfen *beruhigt die Nerven und reguliert die Verdauung.*

Frischer Hopfen

Mischung mit Wilder Yamswurzel & Kamille ist ein beruhigendes Mittel, das Streß abbauen hilft und Bauchkrämpfe löst.

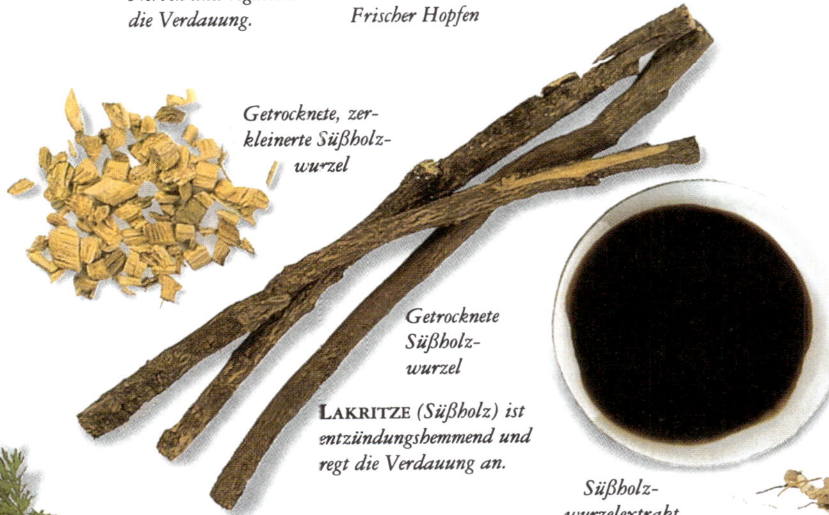

Getrocknete, zerkleinerte Süßholzwurzel

Getrocknete Süßholzwurzel

Lakritze *(Süßholz) ist entzündungshemmend und regt die Verdauung an.*

Süßholzwurzelextrakt

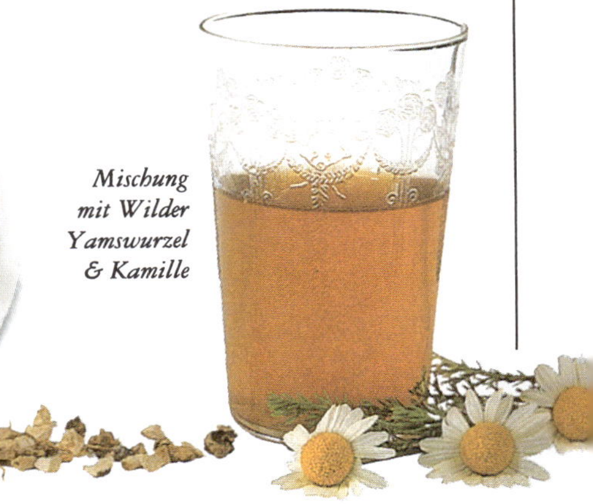

Mischung mit Wilder Yamswurzel & Kamille

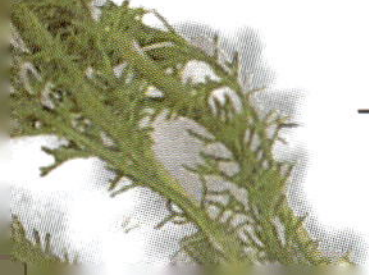

Verstopfung

Die Ursache für Verstopfung ist meist eine ballaststoffarme Ernährung. In den westlichen Industrieländern kann es bis zu 72 Stunden dauern, bis Nahrung verdaut ist, während es in den Entwicklungsländern, wo Lebensmittel weniger stark verarbeitet sind, durchschnittlich nur 12 Stunden sind.

— Absud aus Süssholz & Löwenzahn —

Bittere Kräuter, die die Lebertätigkeit ankurbeln und die Produktion von Verdauungsenzymen fördern, können Verstopfung bessern. Löwenzahn ist ein Tonikum für die Leber, während Krauser Ampfer leicht abführt.

~ Zutaten ~

10 g getr. Löwenzahnwurzel (*Taraxacum officinale*)
5 g getr. Wurzel von Ampfer (*Rumex crispus*)
5 g getrocknete Süßholzwurzel (*Glycyrrhiza glabra*)
5 g getrocknete Anissamen (*Pimpinella anisum*)
750 ml Wasser

~ Zubereitung des Absuds ~

1. Kräuter in einer Kasserolle mit Wasser übergießen.

2. Aufwallen lassen, und die Flüssigkeit auf etwa zwei Drittel einkochen. In einen Krug seihen, zugedeckt und kühl aufbewahren.

Dosierung: *Dreimal täglich eine Tasse trinken.*

Warnhinweise

- *Lassen Sie sich lieber bei immer wieder auftretender Verstopfung ärztlich beraten statt ständig Abführmittel einzunehmen.*
- *Meiden Sie während der Schwangerschaft Abführmitttel, wie Senna oder Rhabarber.*

Ergänzende Behandlungen

- Bewegen Sie sich regelmäßig, und trinken Sie viel: Morgens ein Glas warmes Wasser auf nüchternen Magen.
- Flohsamen und -hülsen erleichtern die Ausscheidung. Einen Teelöffel voll Samen in eine Tasse kochendes Wasser geben, zehn Minuten ziehen lassen, morgens auf nüchternen Magen trinken.
- Rhabarberwurzel wirkt stark abführend. Nehmen Sie bei chronischen Problemen dreimal täglich vor den Mahlzeiten 10 bis 20 Tropfen Tinktur (Herstellung siehe S. 68) in 100 ml warmem Wasser. Während der Schwangerschaft lieber Butternuß verwenden.
- Wenn Anspannung eine Rolle spielt: 2 bis 3 ml Tinktur aus Gemeinem Schneeball vor den Mahlzeiten.

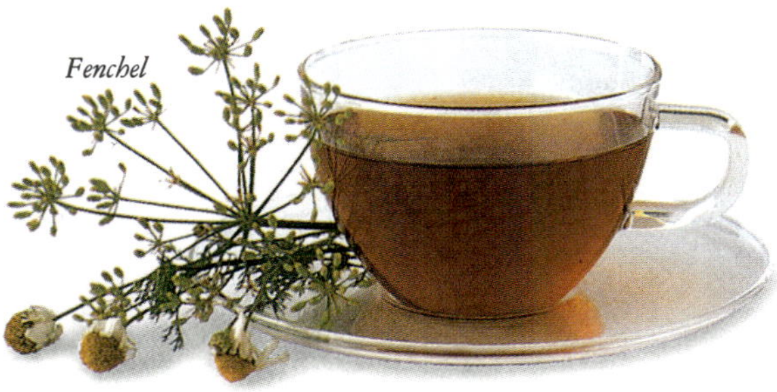

Tee aus Fenchel & Kamille

Blähungen

Blähungen können verschiedene Verdauungsprobleme anzeigen, darunter Gastritis, Gallenleiden oder Reizkolon (siehe S. 102). Auch mangelhafte Ernährung, Nervosität oder Streß sind mögliche Urheber von Blähungen. Windtreibende Kräuter nach den Mahlzeiten können helfen.

—— Tee aus Fenchel & Kamille ——

Fenchel und Kamille beruhigen, wirken entzündungshemmend und helfen bei Blähungen. Der Tee sollte nach den Mahlzeiten getrunken werden.

~ Zutaten ~

25 g getrocknete Fenchelsamen (*Foeniculum vulgare*)
25 g getr. Kamillenblüten (*Matricaria recutita*)
10 g getr. Pfefferminze (*Mentha piperata*)
Wasser

~ Zubereitung des Tees ~

1. Kräuter mischen.

2. Zwei bis drei Teelöffel der Mischung in eine Tasse geben, mit einer Tasse frisch abgekochtem Wasser aufgießen, fünf bis zehn Minuten ziehen lassen, abseihen.

Dosierung: *Regelmäßig eine Tasse nach den Mahlzeiten trinken.*

Ergänzende Behandlungen

- Viele Küchenkräuter wirken verdauungsfördernd: Anis, Dill, Fenchel oder Melisse. Kochen Sie mit wärmenden Gewürzen, wie Ingwer, Bockshornklee, Kümmel oder Cayennepfeffer.
- Bei massiven Symptomen kann eine Bauchmassage mit einer Mischung aus zwei Tropfen Zimt- oder Nelkenöl auf 10 ml Süßmandelöl helfen.

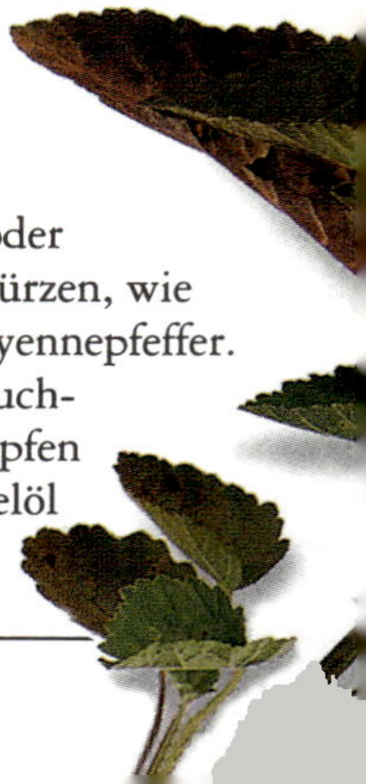

Durchfall

Durchfall ist keine eigenständige Erkrankung. Plötzlicher Durchfall geht oft auf Lebensmittelvergiftungen oder bakterielle Infektionen zurück, und die Behandlung zielt darauf ab, Giftstoffe aus dem Körper zu eliminieren, statt die Symptome zu unterdrücken.

— Absud mit Tormentill & Eibisch —

Diese Mischung aus Kräutern und Pfeilwurzelmehl besänftigt und nährt. Tormentill ist reich an Tannin und wirkt stark adstringierend und entzündungshemmend, Eibisch löst und beruhigt.

~ Zutaten ~

1 Eßlöffel Pfeilwurzelmehl
15 g getr. Tormentillwurzel (*Potentilla tormentilla*)
10 g getrocknete Eibischwurzel (*Althaea officinalis*)
5 g getr. Zimtrinde (*Cinnamomum zeylanicum*)
750 ml Wasser

~ Zubereitung des Absuds ~

1 Pfeilwurzelmehl in einer Schüssel mit einem Eßlöffel voll kaltem Wasser zu einer Paste verrühren.

2 Kräuter 10 bis 15 Minuten köcheln lassen und abseihen. Flüssigkeit erneut aufwallen lassen.

3 Den kochenden Absud über die Pfeilwurzelpaste gießen und kräftig durchrühren.

Dosierung: *Dreimal täglich eine Tasse trinken, bis die Symptome verschwinden. Nach Geschmack mit Honig süßen.*

— Tinktur mit Wiesenknöterich —

Durchfall kann bei exotischem Essen mit ungewohnten Keimen im Urlaub zum Problem werden. Es empfiehlt sich, die hier angegebene Mischung für Reisen einzupacken.

~ Zutaten ~

25 ml Wiesenknöterichtinktur (*Polygonum bistorta*)
35 ml Odermennigtinktur (*Agrimonia eupatoria*)
20 ml Eibischtinktur (*Althaea officinalis*)
10 ml *Lian Qiao*-Tinktur (Forsythienbeeren – *Forsythia suspensa*)
10 ml *Jin Yin Hua* (*Lonicera japonica*)

~ Zubereitung der Tinktur ~

Herstellung der Tinkturen siehe S. 68. Tinkturen in einer sterilisierten, dunklen Glasflasche mischen.

Dosierung: *Bei akuten Symptomen dreimal täglich 10 ml Tinktur in 100 ml warmem Wasser einnehmen. Anwendung bis zu drei Tage lang wiederholen.*

Warnhinweis

- *Suchen Sie ärztliche Hilfe, wenn der Durchfall länger als zwei bis drei Tage (bei Babys und Kleinkindern länger als 24 Stunden) anhält, Fieber auftritt, oder der Stuhl Blut oder Schleim enthält.*

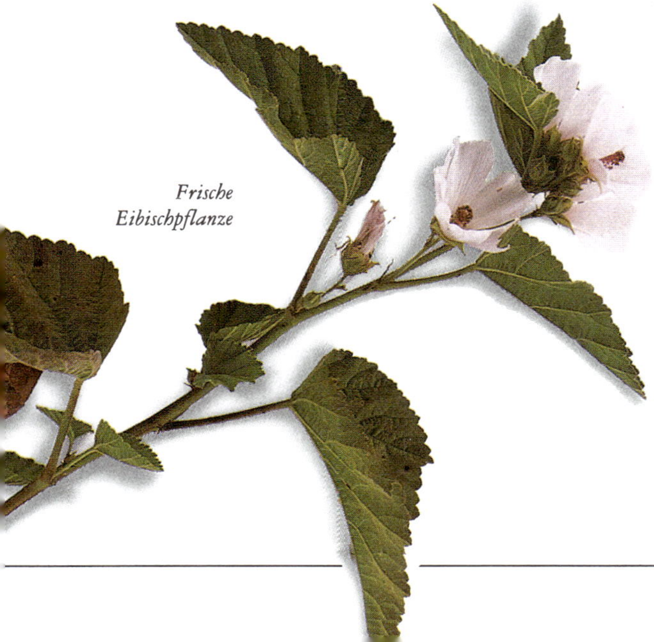

Frische Eibischpflanze

Getrocknete Eibischwurzel

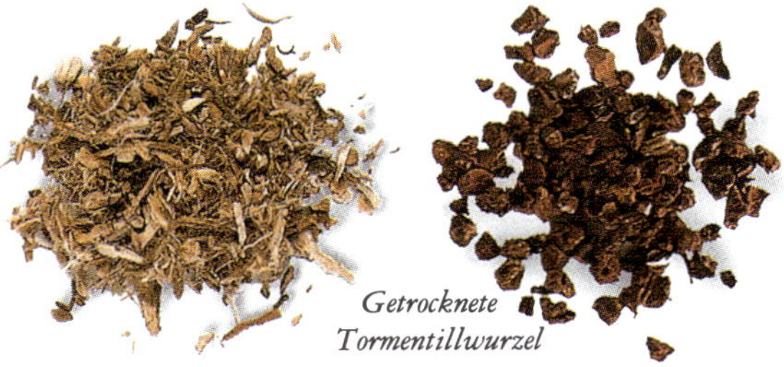

Getrocknete Tormentillwurzel

Ergänzende Behandlungen

- Trinken Sie starken, schwarzen indischen Tee.
- Mädesüßtinktur (Herstellung siehe S. 68) kann Darmentzündungen lindern. Nehmen Sie stündlich je 2 ml in warmem Wasser; Anwendung bis zu zehnmal täglich wiederholen.
- Trinken Sie drei- bis viermal täglich eine Tasse Odermennig-Tee.

Hämorrhoiden

Hämorrhoiden sind Krampfadern in der Enddarmwand, die oft mit Verstopfung, mangelhafter Ernährung oder einer beeinträchtigten Leberfunktion zusammenhängen. Auch während der Schwangerschaft können Hämorrhoiden auftreten. Sie können sich entzünden und bluten häufig. Eine obst- und gemüsereiche Ernährung ist empfehlenswert.

SCHARBOCKSKRAUTSALBE

Im Mittelalter sah man in den knotenförmigen Wurzeln des Scharbockskrauts eine Ähnlichkeit mit Hämorrhoiden und nahm an, daß sich die Pflanze zur Behandlung dieser Beschwerden eignet. Scharbockskraut wirkt adstringierend.

~ ZUTATEN ~

75 g getr. Scharbockskrautblätter (*Ficaria verna*)
500 ml Sonnenblumenöl
25 g Bienenwachs
25 g wasserfreies Lanolin

~ HERSTELLUNG DER SALBE ~

[1] Scharbockskrautblätter und Öl drei Stunden im Wasserbad erhitzen, danach abseihen (siehe S. 73).

[2] In der Zwischenzeit Bienenwachs und wasserfreies Lanolin in einer zweiten Kasserolle schmelzen.

[3] Zur geschmolzenen Fettmischung 100 ml des warmen Kräuteröls hinzufügen, kräftig durchrühren, und die Salbe in sterilisierte Tiegel gießen, bevor sie fest wird.

ANWENDUNG: *Die betroffenen Stellen mehrmals täglich sanft mit der Salbe einreiben.*

Ergänzende Behandlungen

- Bei juckenden oder blutenden Hämorrhoiden Hamamelis-Destillat auftupfen.
- Um die Blutzirkulation in den Venen zu verbessern, empfiehlt sich ein Tee (siehe S. 64) aus gleichen Teilen Schafgarbe, Lindenblüten und Steinklee.
- Verstopfung verschlimmert Hämorrhoiden. Folgen Sie den Hinweisen auf S. 104.

Gastritis

Als Gastritis bezeichnet man eine Entzündung der Magenschleimhaut; sie wird häufig durch allzu gutes Leben hervorgerufen oder durch Lebensmittel, die die Verdauung beeinträchtigen. Die meist nur kurz andauernden Symptome sind Übelkeit, Erbrechen, Durchfall und Sodbrennen.

MÄDESÜSSTEE

Mädesüß kühlt und beruhigt, dämpft Entzündungen und hilft, die Säureproduktion im Magen zu reduzieren.

~ ZUTATEN ~

25 g frisches Mädesüß (*Filipendula ulmaria*)
500 ml Wasser

~ ZUBEREITUNG DES TEES ~

Mädesüß in einer Kanne mit frisch abgekochtem Wasser übergießen, und zehn Minuten ziehen lassen.

DOSIERUNG: *Trinken Sie bei akuten Symptomen einen großen Becher Tee in kleinen Schlucken. Behandlung bei Bedarf wiederholen.*

WARNHINWEIS

- *Bei Aspirinallergie ist Mädesüß zu vermeiden.*

Ergänzende Behandlungen

- Statt des Tees können Sie auch bis zu zehnmal täglich stündlich 2 ml Mädesüßtinktur in warmem Wasser einnehmen, solange die Symptome anhalten.
- Nehmen Sie bei massiven Symptomen alle paar Stunden zwei bis drei Kapseln mit Nordamerikanischer Ulme.
- Haben Sie zugleich einen Kater, nehmen Sie 5 ml Mariendisteltinktur und 2 x 500 mg Kapseln Nachtkerzenöl Behandlung alle drei Stunden wiederholen, solange die Symptome anhalten.

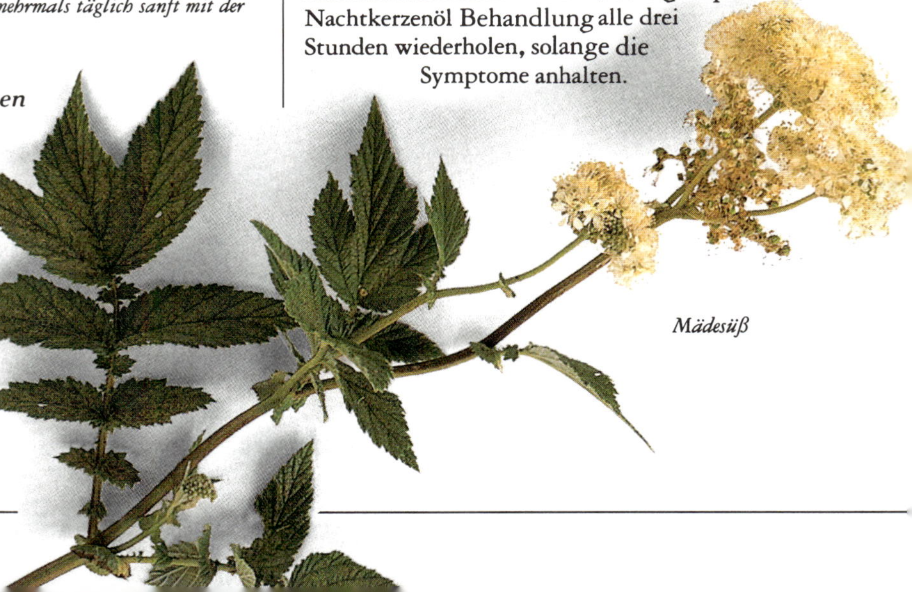

Mädesüß

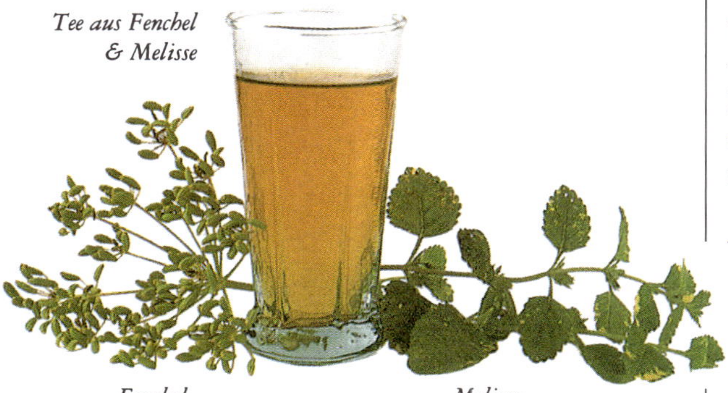

Magenverstimmung

Zu hastig oder unter Anspannung zu essen kann Magenverstimmung bereiten. Tritt das häufiger auf, ist möglicherweise eine Verdauungsstörung schuld. Schwangere oder dicke Menschen haben oft Sodbrennen, es kann aber auch eine Nebenwirkung von Medikamenten sein.

Tee aus Fenchel & Melisse

Beide Kräuter beruhigen den Magen; Melisse beruhigt zusätzlich die Nerven, wenn Streß oder Ängste eine Rolle spielen.

~ Zutaten ~

10 g getrocknete Fenchelsamen (*Foeniculum vulgare*)
15 getrocknete oder 45 g frische Melissenblätter (*Melissa officinalis*)
2 bis 3 g getr. Zimtrinde (*Cinnamomum zeylanicum*)
500 ml Wasser

~ Zubereitung des Tees ~

Kräuter in eine Teekanne geben, mit frisch abgekochtem Wasser übergießen, und zehn Minuten ziehen lassen. Tee in einen Krug seihen, zugedeckt und kühl aufbewahren.

Dosierung: *Nach Bedarf eine Tasse nach den Mahlzeiten trinken.*

Ergänzende Behandlungen

- Nordamerikanische Ulme kann Sodbrennen lindern: Nehmen Sie Kapseln, oder rühren Sie jeweils 5 g der gemahlenen Rinde in ein Glas Wasser.
- Trinken Sie regelmäßig windtreibende Kräutertees: Kamille, Pfefferminze, Fenchel oder Melisse.

Übelkeit & Erbrechen

Übelkeit und Erbrechen begleiten häufig Magenverstimmungen, fieberhafte Erkrankungen und Migräne. Viele Frauen leiden in den ersten Monaten einer Schwangerschaft, andere Menschen auf Reisen unter Übelkeit.

Ingwerkapseln

Ingwer ist ein probates Mittel gegen Übelkeit und Erbrechen. Dafür eignen sich sogar kandierter Ingwer, Ingwerlimonade, Ingwerwein oder Ingwerkeks. Ingwer gilt als wirksam und ungefährlich, selbst während der Schwangerschaft.

~ Zutaten ~

50 g gemahlener Ingwer
(*Zingiber officinalis*)
Gelatinekapseln, Größe 00

~ Herstellung der Kapseln ~

1. Gemahlenen Ingwer in eine Untertasse schütten.
2. Die beiden Hälften einer Kapsel auseinandernehmen und durch das Kräuterpulver ziehen. Kapselhälften ineinander schieben.

Dosierung: *Nehmen Sie alle paar Stunden zwei Kapseln, solange die Symptome anhalten.*

Ergänzende Behandlung

- Bei Übelkeit können Tinkturen aus Schwarzem Andorn, Kamille, Nelken, Ingwer oder Schöllkraut helfen. Wenn Sie sich übergeben müssen, können Sie versuchen, einige Tropfen auf die Zunge zu träufeln.

Rezeptfrei erhältliche Mittel
Verdauungsprobleme

- Sennesblätter und -schoten sind bei Verstopfung weit verbreitet. Sie sollten aber nicht zu häufig eingenommen werden, da sie den Darmtrakt reizen und langfristig schwächen. Während der Schwangerschaft ist Senna zu meiden.
- Kapseln mit Nordamerikanischer Ulme können bei Gastritis und Magenverstimmung hilfreich sein.
- Viele Kräutertees enthalten verdauungsfördernde und -regulierende Pflanzen. Dazu gehören Berberitze, Boldoblätter (leberstimulierend), Löwenzahn und Eisenkraut.

KREISLAUFPROBLEME

BLUTHOCHDRUCK UND KREISLAUFPROBLEME sind in den Industrieländern weit verbreitet. Regelmäßige Bewegung und gesunde Ernährung können ebenso Besserung bringen wie Kräutermittel, beispielsweise Knoblauch und Haferkleie zur Senkung des Cholesterinspiegels, oder Lindenblüten zur Bekämpfung von Streß und Arteriosklerose.

Schlechte Durchblutung

Schlechte Durchblutung betrifft häufig ältere oder überarbeitete und erschöpfte Menschen. Bei kalter Witterung verschlimmert sich das Problem: Die kleinen Arterien ziehen sich zusammen, und die Durchblutung wird noch schlechter – blaue Finger und Zehen oder Frostbeulen sind die Folge.

TEE MIT INGWER & ZIMT

Kreislaufanregende Kräuter, wie Zimt und Ingwer, sind meist scharf und würzig. Die Chinesen meinen, Gui Zhi (Zimtzweige) erwärmen die peripheren Körperregionen am wirksamsten. Gewöhnliche Zimtstangen (Rindenstücke) tun es aber auch.

~ ZUTATEN ~

15 frische Ingwerwurzel, in Scheiben geschnitten (*Zingiber officinalis*)
10 g *Gui Zhi* (Zimtzweige – *Cinnamomum cassia*)
10 g getr. Angelikawurzel (*Angelica archangelica*)
700 ml Wasser

~ ZUBEREITUNG DES TEES ~

Kräuter mit Wasser erhitzen, 10 bis 15 Minuten simmern lassen, in einen Krug abseihen. Tee zugedeckt an einem kühlen Ort bis zu 48 Stunden aufbewahren.

DOSIERUNG: *Eine Tasse trinken, solange der Tee heiß ist. Tee dreimal täglich einnehmen, dabei jedesmal wieder erhitzen.*

Ergänzende Behandlungen

- Behandeln Sie Frostbeulen mit Arnikacreme (Herstellung siehe S. 76) oder Arnikatinktur (Herstellung siehe S. 68), sofern die Haut intakt ist.
- Kräftigen Sie den Kreislauf regelmäßig mit einem Aufguß aus Buchweizen (Zubereitung siehe S. 64), oder nehmen Sie Rutintabletten.
- Baden Sie den Körperteil in heißem Wasser, in das Sie zuvor einen Dessertlöffel voll Senfpulver gerührt haben.

Bluthochdruck

Erhöhter Blutdruck muß ärztlich untersucht werden, da er Herz-, Leber- oder Nierenerkrankungen anzeigen kann. Vielfach läßt sich jedoch keine eindeutige Ursache ausmachen. Kräuter können die medikamentöse Behandlung ergänzen.

TEE MIT WEISSDORN & CHRYSANTHEMEN

Weißdorn fördert die Blutzirkulation in den Herzkranzgefäßen und steigert die Leistungsfähigkeit des Herzens; Chrysanthemenblüten tragen zur Entspannung des Herzens bei und verbessern die Durchblutung.

~ ZUTATEN ~

30 g blühende Weißdornspitzen (*Crataegus oxyacantha*)
25 g *Ju Hua* (getrocknete, präparierte Chrysanthemenblüten – *Chrysanthemum morifolium*)
25 g getrocknete Lindenblüten (*Tilia europaea*)
20 g getrocknete Schafgarbe (*Achillea millefolium*)
Wasser

~ ZUBEREITUNG DES TEES ~

1 Kräuter mischen.

2 Zwei Teelöffel der Mischung in eine Tasse geben, mit einer Tasse frisch abgekochtem Wasser übergießen, zehn Minuten ziehen lassen, abseihen.

DOSIERUNG: *Dreimal täglich eine Tasse trinken.*

WARNHINWEISE

- *Schafgarbe während der Schwangerschaft nicht verwenden. Lassen Sie Ihren Blutdruck regelmäßig überprüfen. Ersetzen Sie die ärztliche Behandlung nicht auf eigene Faust durch Kräutermittel.*

Ergänzende Behandlung

- Trinken Sie möglichst keinen Tee, Kaffee und alkoholische Getränke, und ernähren Sie sich salzarm.

Krampfadern

Der Blutstrom durch die Venen zurück zum Herzen hängt von Muskelkontraktionen ab. Bewegungsmangel, Schwangerschaft oder Übergewicht erschweren den Bluttransport. Die Wände der Blutgefäße werden schwach, und das Blut staut sich. Dieses wird als „Krampfadern" sichtbar.

— Tee mit Brennesseln & Steinklee —

Kräuter, die reich an Kieselerde sind, wie Brennesseln und Schachtelhalm, stärken die Venenwände; ebenso wirken Pflanzen, wie Hirtentäschelkraut und Buchweizen, die Flavonoide enthalten.

~ Zutaten ~

10 g getrocknete Brennessel (*Urtica dioica*)
10 g getrockneter Steinklee (*Melilotus officinalis*)
10 g getr. Hirtentäschelkraut (*Capsella bursa-pastoris*)
oder Buchweizen (*Fagopyrum esculentum*)
20 ml Schachtelhalmsaft (*Equisetum arvense*)
500 ml Wasser

~ Zubereitung des Tees ~

1. Kaufen Sie Schachtelhalmsaft, oder bereiten Sie einen Absud, indem Sie 60 g frischen Schachtelhalm mindestens drei Stunden lang in 750 ml Wasser köcheln lassen.

2. Getrocknete Kräuter in einer Kanne mit Deckel mit dem frisch abgekochten Wasser übergießen, 15 Minuten ziehen lassen, abseihen.

3. Schachtelhalmsaft oder 100 ml selbstgemachten Absud hinzufügen, gut umrühren.

Dosierung: *Dreimal täglich eine Tasse vor den Mahlzeiten.*

Ergänzende Behandlungen

- Heben Sie das Fußende des Bettes um 10 bis 15 cm an.
- Kühlen Sie die Krampfadern mit Umschlägen (siehe S. 71) aus Hamamelis-Destillat oder Roßkastanientinktur.

Brennessel *Steinklee*

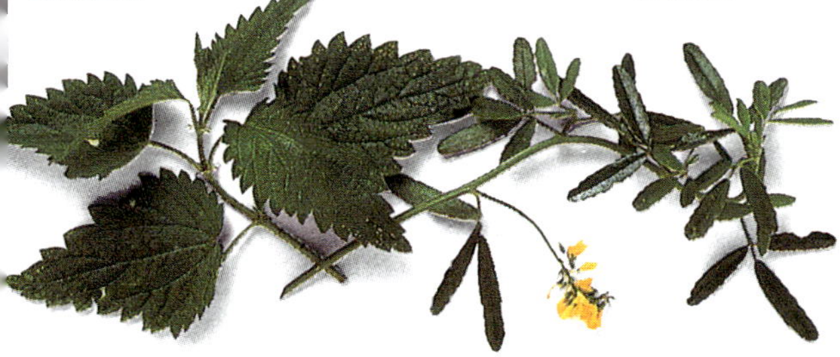

Eisenmangelanämie

Der Organismus braucht Eisen für das Hämoglobin des Blutes, das für den Sauerstofftransport im Körper verantwortlich ist. Hämoglobinmangel führt zu Mattigkeit, Atemlosigkeit, Bläße, Schwindelgefühlen und rheumatischen Schmerzen. Anämie tritt bei Frauen mit starken Periodenblutungen häufig auf.

- Kräftigende Mischung mit Aprikosen -

Aprikosen enthalten viel Eisen. Brennesseln und Löwenzahn tragen weitere Nährstoffe bei und regen die Leberfunktion an.

~ Zutaten ~

250 g frische Aprikosen
500 ml Wasser
1 Liter Rotwein
250 g Honig oder Zucker
100 ml Brennesselsaft oder -tinktur (*Urtica dioica*)
50 ml Löwenzahnwurzeltinktur (*Taraxacum officinale*)

~ Zubereitung der Mischung ~

1. Herstellung der Tinkturen siehe S. 68.

2. Aprikosen und Wasser aufwallen lassen, danach auf kleiner Flamme 12 Stunden lang simmern lassen.

3. Abkühlen, Kerne entfernen, Aprikosen pürieren.

4. Rotwein und Kräutertinkturen hinzufügen, und gründlich durchrühren. Mischung bis zu drei Monate lang in sterilisierten, dunklen Glasflaschen aufbewahren.

Dosierung: *Zweimal täglich 10 ml einnehmen.*

Warnhinweis

- *Alkoholhaltige Mischungen sind während der Schwangerschaft zu meiden. Trinken Sie statt dessen täglich eine Tasse Brennesseltee (Zubereitung siehe S. 64).*

Rezeptfrei erhältliche Mittel
Kreislaufprobleme

- *Dang Gui* wird Frauen als Mittel angeboten, um das Blut zu kräftigen. Während der Schwangerschaft sollte *Dang Gui* jedoch nicht verwendet werden.
- Viele rezeptfreie Präparate enthalten Ginkgo biloba als durchblutungförderndes Mittel, vor allem für das Gehirn. Er ist also angebracht, wenn Arteriosklerose zu erhöhtem Blutdruck beiträgt.
- Rutintabletten unterstützen den Kreislauf.

Kopfschmerzen, Migräne & Neuralgien

Kopfschmerzen sind meist ein Zeichen dafür, daß der Körper aus dem Gleichgewicht geraten ist. Wenn sich der Schmerz hinter den Augen zu konzentrieren scheint, signalisiert er häufig Verdauungsprobleme, während Schmerzen an der Vorderseite des Gesichtes, entlang der Backenknochen, auf Nebenhöhlenprobleme hindeuten. Beginnen die Schmerzen hingegen im Nacken und kriechen immer weiter über den Kopf, so sind oft Verspannungen die Ursache. Es ist unbedingt erforderlich, die Ursache zu behandeln; das kann bedeuten, die Eßgewohnheiten umzustellen oder sich entspannen zu lernen.

Spannungskopfschmerzen

Spannungskopfschmerzen stellen sich am Ende eines langen Arbeitstages oder bei zunehmendem Streß ein. Versuchen Sie zu pausieren – machen Sie einen Spaziergang, oder brauen Sie sich einen Tee, und nehmen Sie sich die Zeit, ihn langsam zu trinken.

Tee mit Heil-Ziest

Heil-Ziest zählte im Mittelalter zu den beliebtesten Heilkräutern. Er wirkt schmerzlindernd und entspannend.

~ **Zutaten** ~

30 g getrockneter Heil-Ziest (*Stachys betonica*)
10 g getrocknete Kamille (*Matricaria recutita*)
10 g getrocknetes Helmkraut (*Scutellaria lateriflora*)
Wasser

~ **Zubereitung des Tees** ~

1. Kräuter mischen.

2. Zwei Teelöffel der Mischung in eine Tasse füllen, mit frisch abgekochtem Wasser aufgießen, 5 bis 10 Minuten ziehen lassen, abseihen.

Dosierung: *Stündlich eine Tasse warmen Tee trinken, bis die Kopfschmerzen nachlassen.*

Ergänzende Behandlung

- Träufeln Sie beim ersten Anzeichen von Kopfschmerzen 2 bis 3 Tropfen Heil-Ziest- oder Lavendeltinktur (Herstellung siehe S. 68) auf die Zunge. Alle 20 bis 30 Minuten wiederholen, solange die Symptome anhalten.

Verlegte Nebenhöhlen

Wenn zäher Katarrh die Nebenhöhlen verlegt, treten oft schwere, hartnäckige Kopfschmerzen auf. Die Schmerzen können auf den Oberkiefer ausstrahlen und Zahnschmerzen ähneln.

- Inhalation mit Lavendel- & Kiefernöl -

Dampfinhalationen helfen bei Katarrhen. Die angegebene Mischung enthält ätherische Öle, die entzündungs- und infektionshemmend wirken.

~ **Zutaten** ~

Wasser
10 Tropfen Lavendelöl (*Lavandula angustifolia*)
5 Tropfen Kiefernöl (*Pinus silvestris*)
5 Tropfen Eukalyptusöl (*Eucalyptus globulus*)
5 Tropfen Thymianöl (*Thymus vulgaris*)

~ **Anwendung der Inhalation** ~

1. Füllen Sie eine große Schüssel mit kochendem Wasser, und fügen Sie die Öle hinzu.

2. Beugen Sie sich über die Schüssel, und inhalieren Sie den Dampf zehn Minuten lang. Behandlung zwei- bis dreimal täglich wiederholen.

Anmerkung: *Nach jeder Inhalation 30 Minuten in einem warmen Raum bleiben.*

Ergänzende Behandlung

- Reiben Sie Nase und Wangen zwei- bis dreimal täglich sanft mit Holunderblütencreme ein (siehe S. 76). Hinweise zur Behandlung von Nebenhöhlenentzündung siehe S. 90.

Migräne

Migräne sind heftige Kopfschmerzen, die oft mit Sehstörungen, Übelkeit und Erbrechen einhergehen. Auslöser können Streß, Nahrungsmittelunverträglichkeit und Hormonstörungen sein.

— MUTTERKRAUT- & BALDRIANTINKTUR —

Mutterkraut ist ein wirksames Mittel bei Migräne. Frische Mutterkrautblätter zu essen, kann Migräneanfälle verhindern; allerdings schmeckt die Pflanze extrem bitter.

~ ZUTATEN ~

10 ml Mutterkrauttinktur (*Tanacetum parthenium*)
10 ml Baldriantinktur (*Valeriana officinalis*)
5 ml Lavendeltinktur (*Lavandula angustifolia*)

~ ZUBEREITUNG DER TINKTUR ~

Herstellung der Tinkturen siehe S. 68. Tinkturen in einer sterilisierten Tropfflasche mischen.

DOSIERUNG: *Nehmen Sie 15 bis 20 Tropfen der Tinktur in etwas warmem Wasser. Behandlung in Abständen von 15 bis 60 Minuten wiederholen, solange die Symptome bestehen.*

WARNHINWEISE

- *Bei Behandlung mit blutverdünnenden Medikamenten darf Mutterkraut nicht verwendet werden.*
- *Mutterkraut kann Geschwüre in der Mundhöhle auslösen – dann nicht mehr verwenden.*

Ergänzende Behandlungen

■ Massieren Sie Nacken und Schläfen beim ersten Anzeichen eines Migräneanfalls mit einer Mischung aus 20 Tropfen Lavendelöl und 10 ml Süßmandelöl.

■ Legen Sie sich einen kalten Umschlag auf den Kopf. Auch Lavendeltee zu trinken kann helfen. Bei anderen Migräneformen kann ein heißes Handtuch, auf die Stirn aufgelegt, Linderung bringen. Dann empfiehlt sich auch die Einnahme von Rosmarintee.

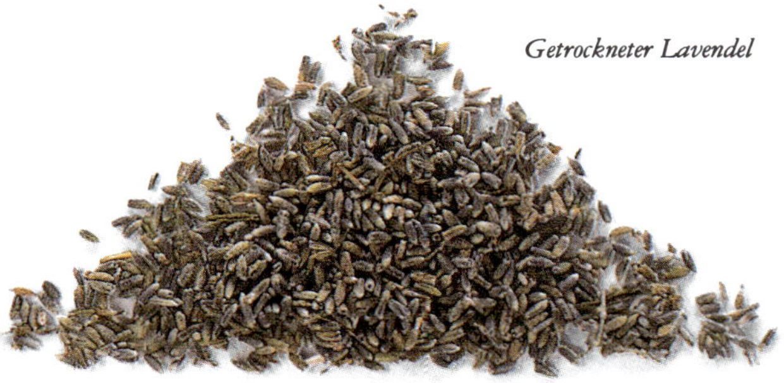

Getrockneter Lavendel

Neuralgien

Entzündungen der Gesichtsnerven werden oft durch Kälte ausgelöst, wenn jemand müde und ausgelaugt ist. Als Neuralgie bezeichnet man Schmerzen, die vom Nerv ausgehen, heftig sind und sich die Nervenbahn entlangziehen. Meist ist die Haut extrem druckempfindlich.

— TEE AUS JOHANNISKRAUT & LAVENDEL —

Johanniskraut stärkt das Nervensystem und wirkt entzündungshemmend; die lösende und beruhigende Wirkung von Lavendel wird bei Nervenproblemen eingesetzt.

~ ZUTATEN ~

15 g getr. Johanniskraut (*Hypericum perforatum*)
10 g getr. Lavendelblüten (*Lavandula angustifolia*)
500 ml Wasser

~ ZUBEREITUNG DES TEES ~

1. Kräuter mischen.
2. Mit dem frisch abgekochtem Wasser aufgießen, zehn Minuten ziehen lassen, in einen Krug mit Deckel abseihen. Der Tee kann bis zu 48 Stunden an einem kühlen Ort aufbewahrt werden.

DOSIERUNG: *Einen großen Becher heißen Tee in kleinen Schlucken trinken. Aufgewärmten Tee trinken, solange starke Symptome bestehen.*

WARNHINWEIS

- *Ärztliche Beratung ist unverzüglich einzuholen, wenn die betroffene Stelle entzündet oder heiß ist oder wenn Lähmungserscheinungen oder Steifigkeit hinzukommen.*

Ergänzende Behandlungen

■ Mischen Sie 5 Tropfen Zitronenöl mit 10 ml Süßmandelöl, und klopfen Sie davon ein wenig in die Haut ein.

■ Machen Sie einen heißen Umschlag mit Johanniskraut- und Eisenkrauttee (Herstellung siehe S. 71).

REZEPTFREI ERHÄLTLICHE MITTEL
Kopfschmerzen, Migräne und Neuralgien

■ Für Spannungskopfschmerzen empfehlen sich Kombinationen aus Kräutern, wie Eschscholtzienkraut, Kamille, Hartriegel, Melisse, Lindenblüten, Helmkraut und Baldrian.

Geist & Gefühle

Stress gehört zum Leben, und der menschliche Körper kann das regelmäßige Ansteigen von Spannung bewältigen. Probleme entstehen, wenn der Zustand höchster Anspannung allzulange anhält. Ständige Alarmbereitschaft erschöpft und beeinträchtigt die Fähigkeit, sich zu entspannen. Anhaltender Streß kann emotionale Störungen, wie Depressionen und Angstzustände, hervorrufen, die Körperfunktionen beeinträchtigen und so beispielsweise Verdauungsprobleme, Kopfschmerzen oder Libidomangel bewirken.

Streßbewältigung

Jeder Mensch braucht ein gewisses Maß an Spannung, doch anhaltender Streß wird für viele Übel verantwortlich gemacht. Es ist wichtig zu erkennen, wann eine Pause notwendig ist.

– Tee mit Heil-Ziest & Lindenblüten –

Heil-Ziest wurde traditionell ängstlichen Menschen empfohlen. Lindenblüten sind nervenstärkend und können streßbedingte Probleme verhüten helfen.

~ Zutaten ~

20 g getrockneter Heil-Ziest (*Stachys betonica*)
10 g getrocknete Lindenblüten (*Tilia europaea*)
10 g getr. Kamillenblüten (*Matricaria recutita*)
10 g getrocknetes *Gotu Kola* (*Centella asiatica*)
Wasser

~ Zubereitung des Tees ~

1 Kräuter mischen.

2 Zwei Teelöffel der Mischung in einer Tasse mit frisch abgekochtem Wasser aufgießen, 5 bis 10 Minuten ziehen lassen, abseihen.

Dosierung: *Nach Bedarf drei- bis viermal täglich eine Tasse trinken.*

Ergänzende Behandlungen

- Sibirischer Ginseng erhöht die Fähigkeit zur Streßbewältigung. Auf streßreiche Zeiten sollten Sie sich mit der täglichen Einnahme von zwei bis drei Tabletten vorbereiten. Führen Sie die Behandlung fort, bis die Zeit der Belastung vorüber ist.
- Nehmen Sie ein Bad, dem Sie 5 Tropfen Lavendel-, Basilikum- oder Sandelholzöl zugesetzt haben (Basilikum während der Schwangerschaft nicht verwenden).

Anspannung & Angst

Reizbarkeit, Tränen, Kopfschmerzen und Schlafstörungen können Anspannung und Angstzustände anzeigen. Es ist unerläßlich, die Ursache des Problems zu identifizieren; ebenso wichtig ist zu lernen, wie man sich entspannt.

Mischung mit Helmkraut

Helmkraut kräftigt und entspannt, Passionsblume ist ein gutes Beruhigungsmittel.

~ Zutaten ~

50 ml Helmkrauttinktur (*Scutellaria lateriflora*)
25 ml Passionsblumentinktur (*Passiflora incarnata*)
15 ml Melissentinktur (*Melissa officinalis*)
10 ml Küchenschellentinktur (*Pulsatilla vulgaris*)

~ Zubereitung der Mischung ~

Herstellung der Tinkturen siehe S. 68. Tinkturen in einer sterilisierten, dunklen 100 ml-Glasflasche mischen.

Dosierung: *Nehmen Sie 5 ml in etwas warmem Wasser, wenn Sie sich ängstlich oder angespannt fühlen. Behandlung bis zu fünfmal täglich wiederholen.*

Ergänzende Behandlungen

- Bei Panikattacken massieren Sie die Schläfen mit einer Mischung aus 5 Tropfen Rosen- oder Neroliöl auf einen Teelöffel Süßmandelöl.
- Bei emotionalen Spannungen können Bachblütenmittel helfen. Versuchen Sie Edelkastanie bei Sorgen über andere, Ulme für Zweifel an den eigenen Fähigkeiten und Eisenkraut für Streß. Geben Sie vier Tropfen in eine 10 ml-Tropfflasche mit Wasser, und träufeln Sie in kurzen Abständen ein bis zwei Tropfen der Mischung auf die Zunge.

Depressionen

Jeder Mensch erlebt Schwankungen im Gefühlsleben, doch wenn schlechte Stimmung in Depression umschlägt, ist ärztliche Hilfe notwendig. Mit Depressionen gehen häufig andere Symptome einher: Verstopfung, Konzentrationsprobleme und das Bedürfnis, sich zurückzuziehen.

— Mischung mit Melisse & Hafer —

Hafer ist ein wirksames Mittel gegen Depressionen, wirkt nervenstärkend und läßt sich gut mit Eisenkraut kombinieren. Melisse wirkt entspannend, und Johanniskraut ist ein wirkungsvolles Antidepressivum.

~ Zutaten ~

30 ml Hafertinktur (*Avena sativa*)
25 ml Johanniskrauttinktur (*Hypericum perforatum*)
25 ml Eisenkrauttinktur (*Verbena officinalis*)
15 ml Melissentinktur (*Melissa officinalis*)
5 ml Süßholzwurzeltinktur (*Glycyrrhiza glabra*)

~ Zubereitung der Mischung ~

Herstellung der Tinkturen siehe S. 68. Tinkturen in einer sterilisierten, dunklen 100 ml-Glasflasche mischen.

Dosierung: *Nehmen Sie dreimal täglich vor den Mahlzeiten 5 bis 10 ml in etwas warmem Wasser.*

Ergänzende Behandlungen

- Trinken Sie Tee aus Heil-Ziest und Basilikum, zu gleichen Teilen gemischt. Bereiten Sie den Tee aus ein bis zwei Teelöffeln der Mischung auf eine Tasse Wasser.
- Nehmen Sie Stechginster, Senf oder Enzian als Bachblütenmittel. Geben Sie vier Tropfen eines Mittels in eine 10 ml-Tropfflasche mit Wasser, und träufeln Sie immer wieder ein bis zwei Tropfen der Mischung auf die Zunge.
- Als Badezusatz eignen sich fünf Tropfen Basilikum- oder Sandelholzöl. (Basilikum während der Schwangerschaft nicht verwenden.)

Schlafstörungen

Große Aufregungen, Sorgen, Krankheit – Schlafstörungen können viele Ursachen haben und unterschiedlich sein: Können Sie nicht einschlafen, oder liegen Sie nach unruhigem, leichtem Schlaf in den Morgenstunden wach? In beiden Fällen kann ein entspannendes, warmes Bad am Abend Hilfe bringen.

— Tee mit Eschscholtzienkraut —

Eschscholtzienkraut verwendeten schon die Ureinwohner Amerikas als Beruhigungsmittel. Die Pflanze enthält Alkaloide, die aber wesentlich schwächer sind als das im Schlafmohn enthaltene Morphin. Sie kann daher als sanftes Beruhigungsmittel eingesetzt werden, das selbst Kindern nicht schadet.

~ Zutaten ~

20 g getr. Eschscholtzienkraut (*Eschscholzia californía*)
15 g getrocknete Passionsblume (*Passiflora incarnata*)
10 g getrockneter Heil-Ziest (*Stachys betonica*)
5 g getr. Lavendelblüten (*Lavandula angustifolia*)
Wasser

~ Zubereitung des Tees ~

1. Kräuter mischen.
2. Zwei Teelöffel in eine Tasse füllen, mit frisch abgekochtem Wasser aufgießen, 5 bis 10 Minuten ziehen lassen, abseihen.

Dosierung: *Trinken Sie 30 Minuten vor dem Zubettgehen eine Tasse von diesem Tee. Trinken Sie gegebenenfalls in der Nacht eine weitere Tasse.*

Ergänzende Behandlungen

- Nehmen Sie abends ein Bad, dem Sie 5 Tropfen Lavendelöl oder 500 ml Kamillentee zugesetzt haben.
- Nehmen sich vor dem Zubettgehen 2 ml Tinktur von Schlüsselblüten (Herstellung siehe S. 68) in etwas warmem Wasser.

Rezeptfrei erhältliche Mittel
Geist und Gefühle

- Entspannende Mittel sind solche mit Kamille, Hopfen, Hartriegel, Küchenschelle, Passionsblume, Helmkraut oder Eisenkraut.
- Baldriantabletten können Ängste lösen und zum Schlafen anregen.
- Tees aus Kamille, Lindenblüten oder Eisenkraut ergänzen andere Therapien.
- Bachblütenmittel können bei Problemen im emotionalen Bereich helfen. Identifizieren Sie Ihre Probleme, und wählen Sie die passenden Blütenmittel aus.

MUSKELN, KNOCHEN & GELENKE

KRÄUTERMITTEL KÖNNEN DIE Beschwerden strapazierter Gelenke und schmerzender Knochen und Muskeln dämpfen und die Heilung fördern. Arthritis zum Beispiel spricht oft auf eine Umstellung der Ernährung an, während reinigende Kräuter den Organismus von Giftstoffen befreien und so die Beschwerden lindern.

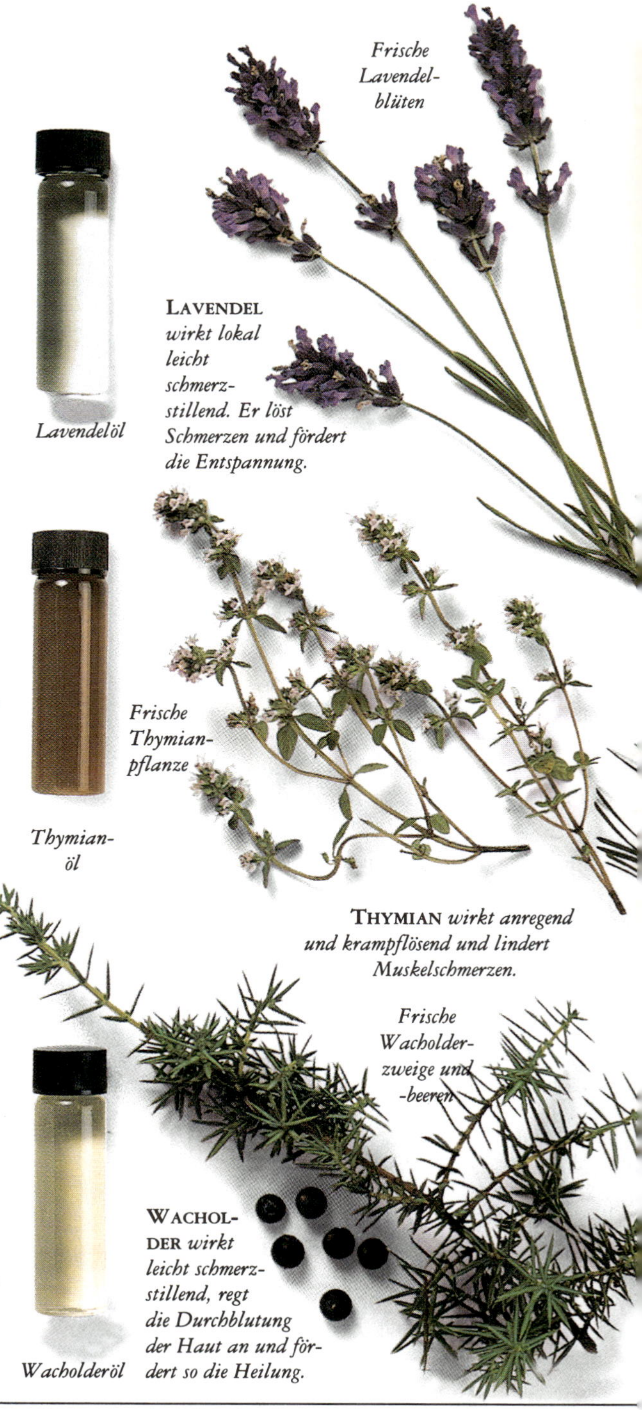

Rückenschmerzen & Ischias

Rückenschmerzen gehören zu den häufigsten Beschwerden, deren Ursache oft nicht erkannt wird. Manche Probleme können durch osteopathische oder chiropraktische Behandlung gebessert werden. Bei Muskelschmerzen hilft Massage.

– *EINREIBUNG MIT LAVENDEL & THYMIAN* –

Lavendelöl wirkt leicht schmerzstillend, während die krampflösende Wirkung von Thymian verspannten Muskeln zugute kommt. In Kombination mit wärmenden Ölen wirken die Kräuter lösend und schmerzlindernd.

~ ZUTATEN ~

10 Tropfen Lavendelöl (*Lavandula angustifolia*)
10 Tropfen Thymianöl (*Thymus vulgaris*)
5 Tropfen Wacholderöl (*Juniperus communis*)
10 Tropfen Eukalyptusöl (*Eucalyptus globulus*)
5 Tropfen Kiefernöl (*Pinus silvestris*)
18 ml Johanniskrautöl (*Hypericum perforatum*)

~ ZUBEREITUNG DER EINREIBUNG ~

Herstellung des Johanniskrautöls siehe S. 73. Öle in einer sterilisierten, dunklen Glasflasche mischen und gut schütteln.

ANWENDUNG:
Gießen Sie etwa einen Teelöffel der Ölmischung auf eine Handfläche, und reiben Sie die Hände leicht aneinander, bevor Sie die schmerzenden Stellen einreiben. Behandlung mindestens zweimal täglich wiederholen.

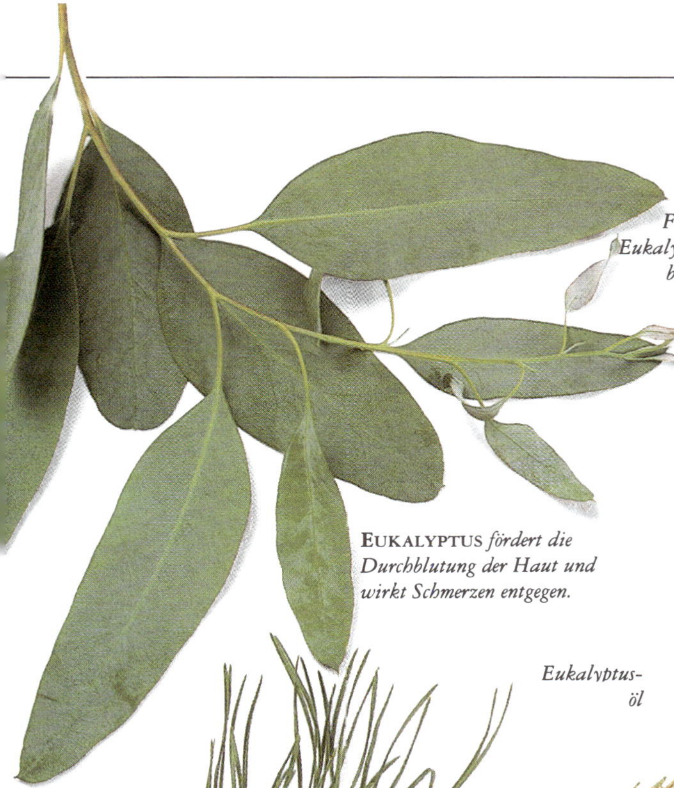

Frische Eukalyptusblätter

EUKALYPTUS *fördert die Durchblutung der Haut und wirkt Schmerzen entgegen.*

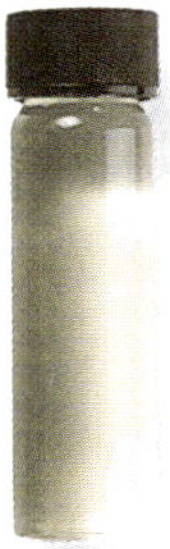

Eukalyptusöl

ERGÄNZENDE BEHANDLUNGEN

- Ein Umschlag (siehe S. 71), hergestellt mit 15 ml Tinktur vom Gemeinen Schneeball und 5 ml Zimttinktur auf 100 ml heißes Wasser, lindert Rückenschmerzen.
- Mischen Sie je 2 ml Tinktur von Johanniskraut, Gemeinem Schneeball und Weidenrinde, und verdünnen Sie diese Mischung mit etwas warmem Wasser. Dreimal täglich in kleinen Schlucken trinken.
- Trinken Sie bei chronischen Schmerzen einen Tee aus Johanniskraut und Baldrian (siehe S. 64).
- Bei Schock nach einem Unfall: Arnica D6 im Stunden-Abstand bis zu zwölf Mal.

WARNHINWEISE FÜR RÜCKENSCHMERZEN

- *Bei Entzündungen oder Verletzungen nicht massieren. Lassen Sie sich im Zweifelsfall immer professionell beraten.*
- *Schmerzende Körperpartien sanft massieren.*
- *Wenn plötzlich auftretende Rückenschmerzen nicht binnen einiger Tage vergehen, ist professionelle Hilfe erforderlich.*

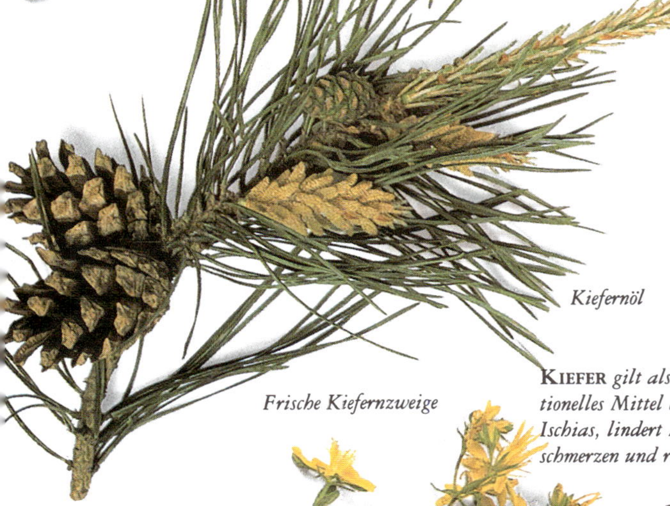

Frische Kiefernzweige

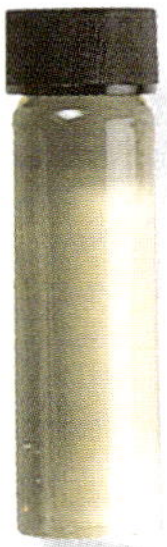

Kiefernöl

KIEFER *gilt als traditionelles Mittel bei Ischias, lindert Muskelschmerzen und regt an.*

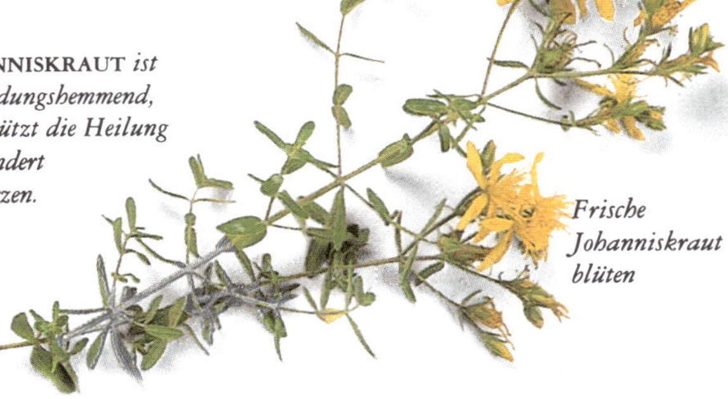

HANNISKRAUT *ist tzündungshemmend, terstützt die Heilung d lindert hmerzen.*

Frische Johanniskraut blüten

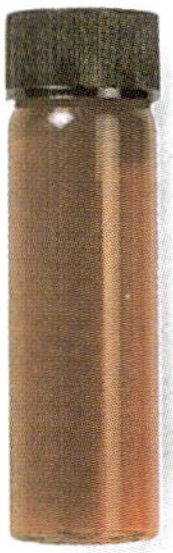

Johanniskrautöl

EINREIBUNG MIT LAVENDEL- & THYMIANÖL wirkt schmerzstillend und löst Muskelverspannungen. Das Mittel kann in einer dunklen Glasflasche bis zu drei Monaten aufbewahrt werden.

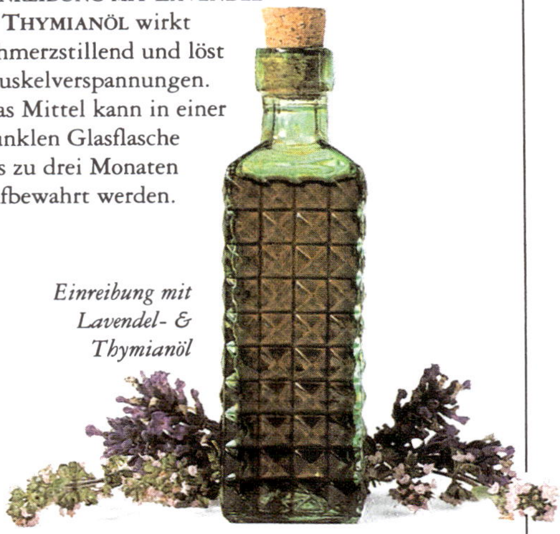

Einreibung mit Lavendel- & Thymianöl

Rheumatismus

Muskelrheumatismus (Myalgie) ist in der zweiten Lebenshälfte weit verbreitet. Hierbei sind das Bindegewebe und die Sehnen an Arm- oder Beinmuskeln entzündet. Wärmende Einreibungen können den Schmerz lindern, bei hartnäckigen Beschwerden können innerlich angewendete Mittel helfen.

— Tee aus Fieberklee & Mädesüss —

Fieberklee wächst wild in feuchtem Gelände. Auch Mädesüß wächst gern in Gräben. Beide Kräuter wirken entzündungshemmend und verdauungsfördernd. Sie tragen zur Ausscheidung von Giftstoffen bei, die sich bei Muskel- und Gelenkproblemen im Körper sammeln. Süßholzsaftextrakt soll den bitteren Geschmack des Mittels überdecken.

~ Zutaten ~

15 g getrocknete Fieberkleeblätter (*Menyanthes trifoliata*)
10 g getrocknetes Mädesüß (*Filipendula ulmaria*)
5 g getrocknete Schafgarbe (*Achillea millefolium*)
500 ml Wasser
5 ml Süßholzsaftextrakt (*Glycyrrhiza glabra*)

~ Zubereitung des Tees ~

[1] Getrocknete Kräuter in einer Kanne mischen, mit 500 ml frisch abgekochtem Wasser übergießen. Zehn Minuten ziehen lassen, abseihen.

[2] Süßholzwurzelextrakt in den abgeseihten Teeaufguß mischen, gut umrühren. Tee in einem zugedeckten Krug an einem kühlen Ort aufbewahren.

Dosierung: *Trinken Sie dreimal täglich eine Tasse angewärmten Tee.*

Ergänzende Behandlungen

- Reiben Sie die schmerzenden Stellen mehrmals täglich mit einer Mischung aus je 10 Tropfen Lavendel-, Majoran-, Thymian- und Wacholderöl in 20 ml Süßmandelöl ein.
- Machen Sie sich einen warmen Umschlag: Mischen Sie dazu 10 ml Arnikatinktur und je 20 ml Tinktur von Gemeinem Schneeball und Angelikawurzel mit 150 ml heißem Wasser (Herstellung der Tinkturen siehe S. 68). Tuch in die Lösung tauchen, und auf die schmerzende Stelle auflegen. Mischung für einen frischen Umschlag aufwärmen.

Warnhinweis: *Arnika nicht auf offenen Wunden verwenden.*

Krämpfe

Muskelkrämpfe stehen oft in Zusammenhang mit schwachem Kreislauf und Krampfadern, aber auch Streß, Mattigkeit und Mineralstoffmangel. Auch in der Schwangerschaft treten sie häufig auf. Unvermittelt einsetzende Krämpfe bei heißem Wetter können auf Salzmangel hinweisen.

- Einreibung mit Schneeball & Lavendel -

Die Kombination aus Gemeinem Schneeball und Lavendel ergibt ein entspannendes Mittel, das sich für alle Arten von Muskelkrämpfen eignet.

~ Zutaten ~

25 ml Tinktur von Gemeinem Schneeball (*Viburnum opulus*)
2 ml Lavendelöl (*Lavandula angustifolia*)
2 ml Öl von Wildem Thymian (*Origanum vulgare*)
20 ml Süßmandelöl

~ Herstellung der Einreibung ~

Herstellung der Tinktur siehe S. 68. Zutaten in einer sterilisierten, dunklen 50 ml-Glasflasche mischen und kräftig schütteln.

Anwendung: *Eine kleine Menge der Mischung auftragen und kraftvoll einmassieren. Behandlung nach Bedarf wiederholen.*

Tennisellenbogen

Tennisellenbogen ist eine Sehnenentzündung an der Außenseite des Ellenbogengelenks.

— Einreibung mit Schafgarbe —

Schafgarbe und Johanniskraut wirken entzündungshemmend und sollen Muskelverspannungen abbauen.

~ Zutaten ~

2,5 ml Schafgarbenöl (*Achillea millefolium*)
2,5 ml Lavendelöl (*Lavandula angustifolia*)
20 ml Johanniskrautöl (*Hypericum perforatum*)

~ Herstellung der Einreibung ~

Herstellung des Öls siehe S. 73. Öle in einer sterilisierten, dunklen 25 ml-Glasflasche mischen und kräftig schütteln.

Anwendung: *Ein wenig Ölmischung auf die Finger geben und in den schmerzenden Ellenbogen oder die steife Schulter einmassieren. Drei- bis viermal pro Tag behandeln.*

Gicht

Gicht entsteht durch die Ansammlung von Harnsäurekristallen im Gewebe, wodurch die Gelenke schmerzhaft anschwellen. Üppiges Essen und Alkohol verschlimmern das Problem und sind daher zu meiden. Es kann auch helfen, Kaffee und Zigaretten aufzugeben.

– Tee aus Selleriesamen & Heidekraut –

Zur Gichtbehandlung gehören harntreibende Mittel, die die Ausscheidung der überschüssigen Harnsäure aus dem Organismus fördern. Selleriesamen, Heidekrautblüten und Schafgarbe sind harntreibende Mittel.

~ Zutaten ~

50 g getrocknete Selleriesamen (*Apium graveolens*)
15 g getr. Heidekrautblüten (*Calluna vulgaris*)
15 g getrocknete Schafgarbe (*Achillea millefolium*)
250 ml Wasser

~ Zubereitung des Tees ~

1. Kräuter mischen.
2. Zwei Teelöffel in eine Kanne füllen, mit frisch abgekochtem Wasser aufgießen, 10 Minuten ziehen lassen, abseihen.

Dosierung: *Trinken Sie die Hälfte des Tees, solange er noch warm ist, und wärmen Sie sich die zweite Hälfte später auf. Tee jeden Tag frisch zubereiten.*

Ergänzende Behandlungen

- Ein Breiumschlag mit zerdrückten Kohlblättern, vorsichtig auf die betroffenen Stellen aufgelegt, kann Hilfe bringen. Herstellung des Breiumschlags siehe S. 71.
- Essen Sie reichlich Spargel – er wirkt deutlich harntreibend.
- Teufelskralle kann Gelenkentzündungen lindern. Nehmen Sie drei- bis viermal täglich 2 x 200 mg Kapseln.

Osteoarthritis

Arthritis läßt die Gelenke schmerzhaft anschwellen. Die Ursache dafür kann allgemeine Abnutzung sein, von der meist nur ein oder zwei Gelenke betroffen sind (Osteoarthritis), oder die Entzündung betrifft viele Gelenke (rheumatoide Arthritis). Letztere erfordert komplexe professionelle Behandlung, doch Osteoarthritis kann auf Hausmittel ansprechen.

—— Mischung mit Johanniskraut ——

Die angegebene Tinkturenmischung trägt zur Selbstreinigung des Organismus bei, fördert Kreislauf und Verdauung und wirkt entzündungshemmend.

~ Zutaten ~

20 ml Johanniskrauttinktur (*Hypericum perforatum*)
20 ml Selleriesamentinktur (*Apium graveolens*)
15 ml Fieberkleetinktur (*Menyanthes trifoliata*)
15 ml Angelikatinktur (*Angelica archangelica*)
15 ml Tinktur von Krausem Ampfer (*Rumex crispus*)
10 ml *Gui Zhi*-Tinktur (Zimtzweige – *Cinnamomum cassia*)
5 ml Süßholzwurzeltinktur (*Glycyrrhiza glabra*)

~ Zubereitung der Mischung ~

Herstellung der Tinkturen siehe S. 68. Tinkturen in einer Glasflasche mischen und kräftig schütteln.

Dosierung: *Dreimal täglich 5 ml in etwas warmem Wasser nehmen.*

Ergänzende Behandlungen

- Trinken Sie dreimal täglich einen Tee aus gleichen Teilen Wasserdost und Schafgarbe (siehe S. 64); die Kombination wirkt schweißtreibend und unterstützt den Abbau von Giftstoffen im Körper.
- Reiben Sie die betroffenen Partien mit einer Mischung aus 5 ml Rosmarinöl und 5 ml Wacholderöl auf 50 ml Beinwellöl (Herstellung siehe S. 72) ein.

Rezeptfrei erhältliche Mittel Muskeln, Knochen und Gelenke

- Von den fertigen Einreibungen für Muskel-, Knochen und Gelenkschmerzen sind Mischungen zu empfehlen Birke, Teebaum, Kampfer, Eukalyptus, Wacholder, Lavendel, Pfefferminze, Kiefer, Rosmarin, Thymian und Gaultherie.
- Teufelskralle ist ein entzündungshemmendes Mittel. Wenden Sie es sechs Wochen hindurch an (Anweisungen auf der Packung befolgen), bevor Sie die Behandlung abbrechen.
- Halten Sie sich an Mischungen mit Angelika, Wanzenkraut, Fieberklee, Klette, Selleriesamen, Guajakharz, Mädesüß, Kermesbeere, Brennessel, Silberweide, Schafgarbe und Krausem Ampfer. Alle diese Kräuter wirken reinigend, entzündungslindernd und leicht verdauungsfördernd.

Gesundheitsprobleme von Männern

DIE TRADITIONELLE CHINESISCHE Medizin sieht eine enge Verbindung zwischen der sexuellen Energie des Mannes und den Nieren – daher werden Mittel, die die Nierenfunktion fördern, oft als Sexualtonikum gegeben. Zu den häufigsten Männerleiden gehören Prostataprobleme. Kräuter können eine langfristige medikamentöse Behandlung ergänzen.

Prostataleiden

Die Prostata (Vorsteherdrüse) befindet sich unter der Harnblase. Sie kann infiziert und entzündet sein (Prostatitis); bei älteren Männern ist sie meist vergrößert, was das Wasserlassen erschwert.

Mischung aus Sabal & Sibirischem Ginseng

Sabal (Sägepalme) wird seit jeher als sexuell anregendes Mittel eingesetzt. Die moderne Medizin nutzt Sabal, um Prostataprobleme zu behandeln. Die angegebene Mischung kann bei Entzündungen oder Vergrößerung verwendet werden.

~ ZUTATEN ~

40 ml Sabaltinktur (*Serenoa repens*)
35 ml Tinktur von Sibirischem Ginseng (*Eleutherococcus senticosus*)
25 ml Echinaceatinktur (*Echinacea angustifolia*)

~ ZUBEREITUNG DER MISCHUNG ~

Herstellung der Tinkturen siehe S. 68. Tinkturen in einer sterilisierten, dunklen 100 ml-Glasflasche mischen und kräftig schütteln.

DOSIERUNG: *Nehmen Sie dreimal täglich 5 ml Mischung in einem halben Glas Wasser. Dosis bei akuter Prostatitis auf 10 ml steigern.*

WARNHINWEISE

- *Prostataleiden können auch auf einen Krebs hinweisen. Darum sollte immer eine medizinische Untersuchung durchgeführt werden.*

Ergänzende Behandlungen

- Trinken Sie bei Prostatavergrößerung einen harntreibenden Tee (siehe S. 64) aus je 10 g getrockneter Weißer Taubnessel, Maisgriffel und Glaskraut.
- Nehmen Sie täglich 500 mg Nachtkerzenöl.

Harnröhrenentzündung

Eine Entzündung der Harnröhre (Urethritis) äußert sich in Ausfluß und Schmerzen beim Wasserlassen. Medizinische Hilfe ist notwendig. Harnröhrenentzündungen können mit sexuell übertragbaren Krankheiten in Zusammenhang stehen, die spezieller Behandlung bedürfen. Das hier angegebene Mittel und Selbsthilfemaßnahmen können die Symptome lindern.

Tee aus Bukkoblättern & Gemeiner Quecke

Bukkoblätter wirken harntreibend und keimtötend und regen die Nierenfunktion an, während der Wurzelstock der Gemeinen Quecke lindernde und heilende Schleimstoffe liefert.

~ ZUTATEN ~

50 g getrocknete Bukkoblätter (*Barosma betulina*)
30 g getrocknete Queckenwurzel (*Agropyron repens*)
20 g getrocknete Maisgriffel (*Zea mays*)
Wasser

~ ZUBEREITUNG DES TEES ~

1. Kräuter mischen.
2. Zwei Teelöffel in eine Tasse füllen, mit einer Tasse frisch abgekochtem Wasser übergießen, zehn Minuten ziehen lassen, abseihen.

DOSIERUNG: *Im akuten Stadium bis zu sechsmal täglich eine Tasse trinken.*

Ergänzende Behandlungen

- Reichlich trinken. In jedes Glas Wasser eine Messerspitze Natriumbikarbonat, um den Urin zu alkalisieren.
- Nehmen Sie dreimal täglich 2 x 200 mg Echinacea-Kapseln.

Unfruchtbarkeit

Unfruchtbarkeit bei Männern hängt häufig mit einer niedrigen Spermienzahl im Ejakulat zusammen. Nahrungsmittel aus biologischem Anbau, Verzicht auf Alkohol, Koffein und Zigaretten, sowie lockere Kleidung sind empfehlenswert.

Wein mit He Shou Wu & Zimt

In China wird die „Wollblume" He Shou Wu seit Generationen als Fruchtbarkeitsmittel verwendet. Es heißt, daß die weisen Taoisten mit Hilfe dieses Mittels, das traditionell zur Steigerung der Spermienzahl eingesetzt wird, Jahrhunderte alt wurden.

~ Zutaten ~

250 g getr. *He Shou Wu* (*Polygonum multiflorum*)
150 g getr. Zimtrinde (*Cinnamomum zeylanicum*)
100 getr. Süßholzwurzel (*Glycyrrhiza glabra*)
1 bis 2 l Rotwein

~ Zubereitung des Weins ~

1. Alle Kräuterzutaten in ein Essigfäßchen geben.
2. Mit Rotwein übergießen, bis das Gefäß voll ist und die Kräuter gänzlich bedeckt sind.
3. Mischung 10 bis 14 Tage stehenlassen.

Dosierung: *Täglich ein Likörglas der Mischung nehmen; Rotwein nachgießen, so daß die Kräuter immer bedeckt bleiben.*

Anmerkung: *Die Mischung hält sich mehrere Monate, wenn sie immer gut mit Wein bedeckt ist. Wenn die Kräuter schimmeln, muß die ganze Mischung weggegossen werden.*

Ergänzende Behandlungen

- Nehmen Sie täglich zwei bis drei Knoblauchperlen und 500 mg Ginsengkapseln.
- Nehmen Sie ausreichend Vitamin B und E zu sich, und essen Sie regelmäßig Kürbiskerne.
- Wenn Streß eine Rolle spielt, können Tees aus Helmkraut, Eisenkraut, Lindenblüten oder Kamille helfen.

Impotenz

Streß, Erschöpfung und übermäßiger Alkoholgenuß können zu sexuellen Problemen, reduzierter Libido und Schwierigkeiten beim Geschlechtsverkehr beitragen. In der chinesischen Medizin werden Kräuter wie *Wu Wei Zi* (Schisandra-Beeren) als Aphrodisiakum verwendet, in der ajurvedischen Medizin *Ashwagandha* (Withaniawurzel) – beides Zutaten, die sich in fertigen Mitteln finden.

Tee mit Damiana & Zimt

Damiana wurde in Südamerika traditionell als Aphrodisiakum eingesetzt. In China gelten Schisandra-Beeren seit Jahrhunderten als sexuell anregendes Mittel für Männer und Frauen.

~ Zutaten ~

10 g getr. Zimtrinde (*Cinnamomum zeylanicum*)
10 g *Wu Wei Zi* (getrocknete Schisandra-Beeren – *Schisandra chinensis*)
15 g getrocknete Damianablätter (*Turnera diffusa*)
500 ml Wasser

~ Zubereitung des Tees ~

1. Zimt, *Wu Wei Zi* und Wasser 15 Minuten lang zu einem Absud einkochen.
2. Damianablätter in eine Kanne füllen, und mit dem kochenden Absud übergießen.
3. Zehn Minuten ziehen lassen, abseihen, und in einem zugedeckten Krug an einem kühlen Ort aufbewahren.

Dosierung: *Dreimal täglich vor den Mahlzeiten eine Teetasse voll trinken.*

Ergänzende Behandlung

- Versuchen Sie eine Körpermassage mit ätherischen Ölen vor dem Verkehr – Jasmin, Ylang-Ylang, Rosenöl, Patschouli und Sandelholzöl wirken als Aphrodisiaka. Verwenden Sie 5 Tropfen eines dieser Öle auf 5 ml Süßmandelöl.

Rezeptfrei erhältliche Mittel Gesundheitsprobleme von Männern

- Potenzfördernde Kräutermittel sind *Bu Gu Zhi* (Drüsenklee-Beeren), Damiana, *Dang Gui* (chinesische Angelika), Ginseng, *He Shou Wu* und Sabal.
- Kräuter, die harntreibend sind oder antiseptisch wirken, gibt es in Teebeuteln. Zu empfehlen sind Mischungen mit Bärentraube, Bukko, Selleriesamen, Klebkraut, Maisgriffel, Gemeiner Quecke, Löwenzahn und Schafgarbe. Harntreibende Mittel mit Wacholder sollten nicht über längere Zeit angewendet werden, da er die Nieren reizen kann.

GESUNDHEITS-PROBLEME VON FRAUEN

ALTE KRÄUTERBÜCHER SIND voll von Mitteln für gynäkologische Probleme. Die westliche Medizin macht hormonelle Störungen für viele dieser Probleme verantwortlich, während man in China annimmt, daß Energiedefizite von Organen, die mit den weiblichen Geschlechtsorganen in Zusammenhang stehen, behoben werden müssen; daher werden Menstruationsprobleme mit leberstärkenden Mitteln behandelt, Wechselbeschwerden mit Nierenmitteln.

Starke Monatsblutungen

Die Gründe für heftige Blutungen müssen ärztlich abgeklärt werden, um Ursachen wie Myome oder Endometriose auszuschließen. Starke Blutungen führen oft zu Anämie – essen Sie daher viel eisenreiche Nahrung.

TEE MIT FRAUENMANTEL & HIRTENTÄSCHELKRAUT

Frauenmantel wirkt deutlich adstringierend und hilft, menstruelle Unregelmäßigkeiten ins Gleichgewicht zu bringen. Hirtentäschelkraut dämpft allzu heftige Blutungen.

~ ZUTATEN ~

20 g getr. Frauenmantel (*Alchemilla vulgaris*)
10 g getr. Hirtentäschelkraut (*Capsella bursa-pastoris*)
10 g getr. Himbeerblätter (*Rubus idaeus*)
5 g getr. Ringelblumenblüten (*Calendula officinalis*)
5 g getr. Beifußblätter (*Artemisia vulgaris*)
500 ml Wasser

~ ZUBEREITUNG DES TEES ~

1 Kräuter mischen. Eine Hälfte für den nächsten Tag aufheben, die andere in eine Kanne geben.

2 Mit dem frisch abgekochten Wasser aufgießen.

3 Zehn Minuten ziehen lassen und abseihen. Tee zugedeckt an einem kühlen Ort aufbewahren.

DOSIERUNG: *Der Tee kann vorbeugend einige Monate hindurch dreimal täglich getrunken werden.*

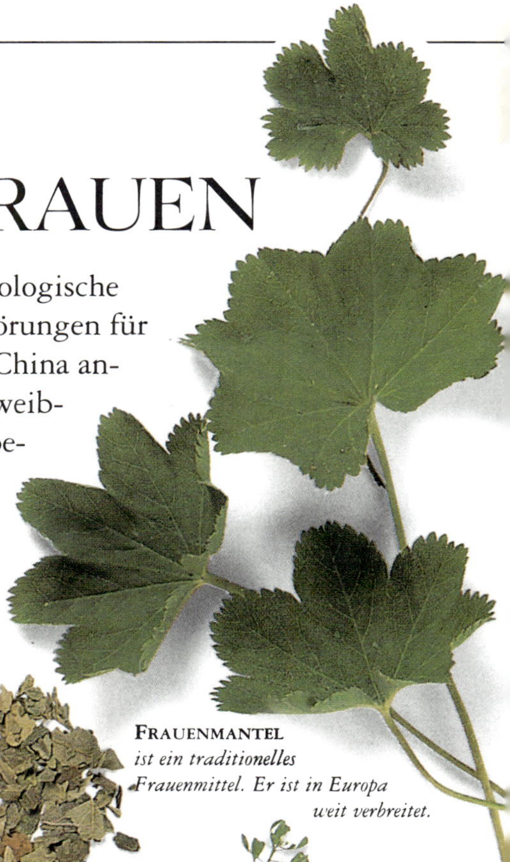

FRAUENMANTEL *ist ein traditionelles Frauenmittel. Er ist in Europa weit verbreitet.*

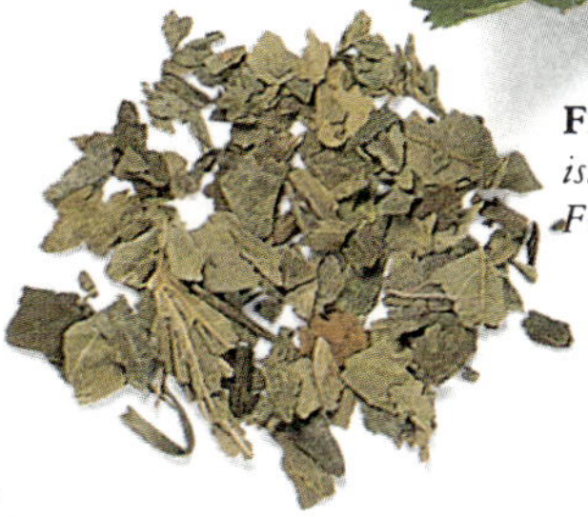

Frauenmantel – getrocknete oberirdische Teile

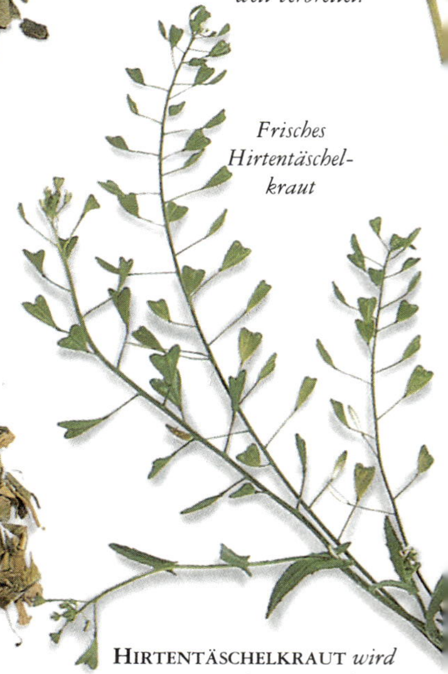

Frisches Hirtentäschelkraut

HIRTENTÄSCHELKRAUT *wird wegen seiner adstringierenden Eigenschaften geschätzt.*

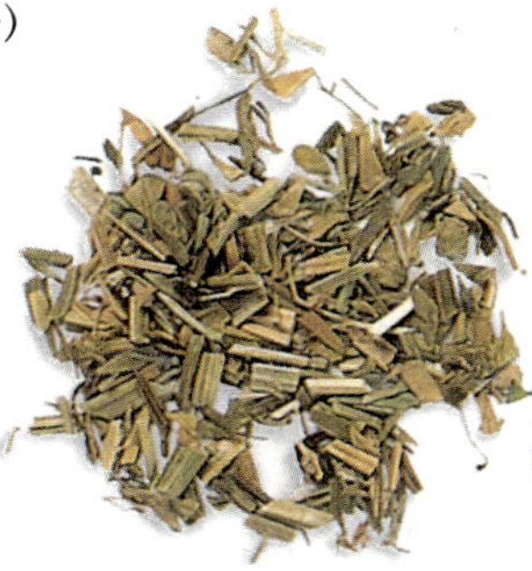

Hirtentäschelkraut – getrocknete oberirdische Teile

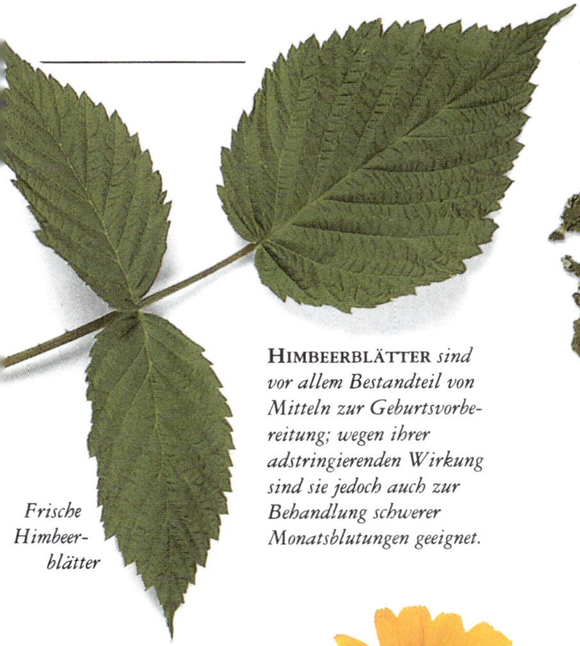

Frische Himbeerblätter

Himbeerblätter *sind vor allem Bestandteil von Mitteln zur Geburtsvorbereitung; wegen ihrer adstringierenden Wirkung sind sie jedoch auch zur Behandlung schwerer Monatsblutungen geeignet.*

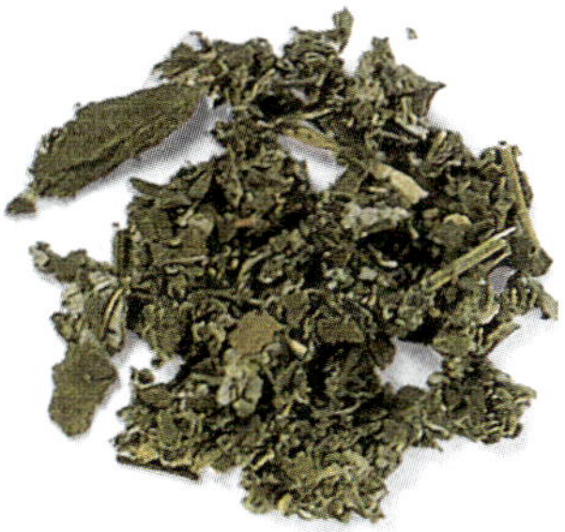

Getrocknete Himbeerblätter

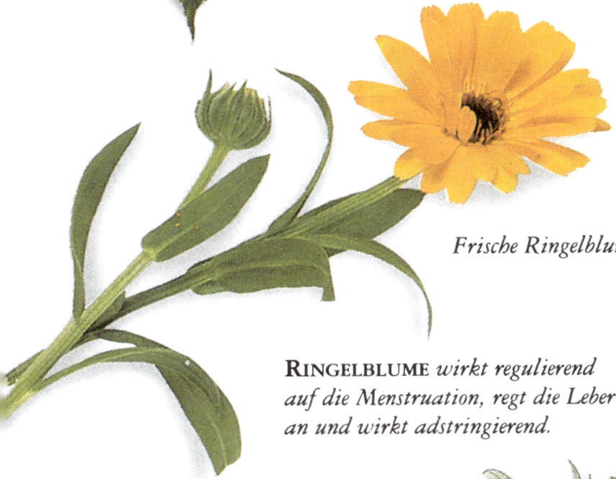

Frische Ringelblume

Ringelblume *wirkt regulierend auf die Menstruation, regt die Leber an und wirkt adstringierend.*

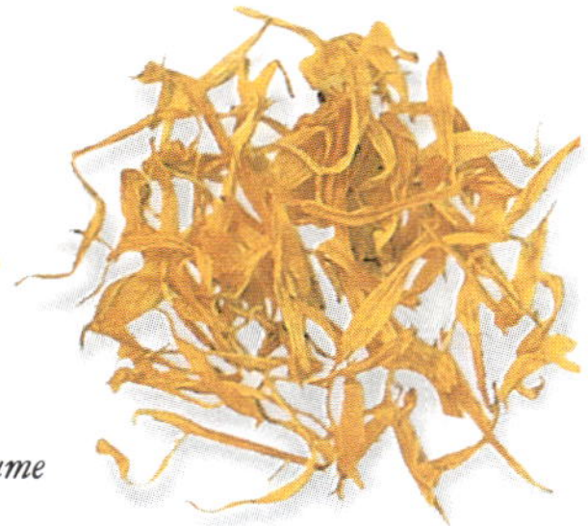

Getrocknete Blütenblätter der Ringelblume

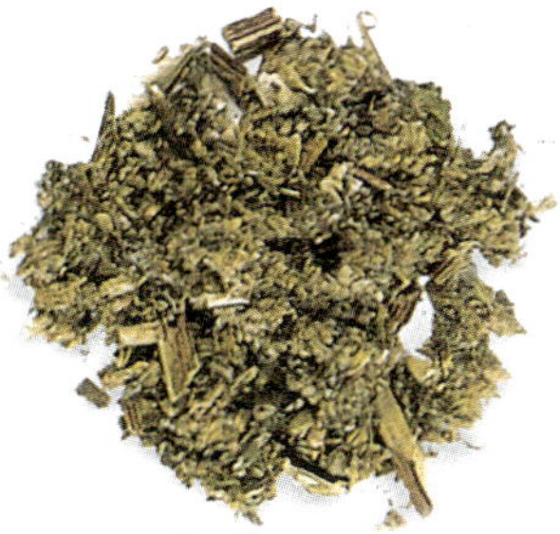

Getrocknete Beifußblätter

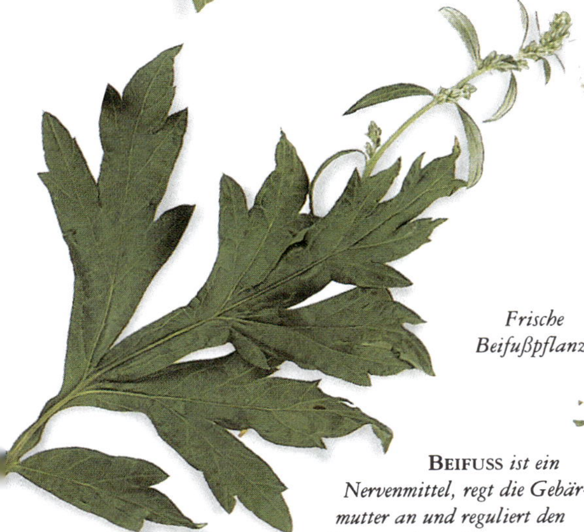

Frische Beifußpflanze

Beifuss *ist ein Nervenmittel, regt die Gebärmutter an und reguliert den Menstruationszyklus.*

Ergänzende Behandlungen

- Bei regelmäßig auftretenden starken Blutungen können Keuschlammfrüchte helfen. Nehmen Sie vor dem Frühstück 2 bis 3 x 200 mg Kapseln.
- Essen Sie eisenreiche Nahrungsmittel, wie Aprikosen, Leber und Brunnenkresse, viel Vitamin C-haltiges, und trinken Sie in Maßen Rotwein.
- Trinken Sie Tee, der zu gleichen Teilen aus Weißer Taubnessel und Brennessel bereitet ist (Zubereitung siehe S. 64). Weiße Taubnesseln reduzieren die Blutung, und Nesseln sind reich an Mineralstoffen und Vitaminen.
- Statt des Tees aus Frauenmantel und Hirtentäschelkraut können Sie die Kräuter auch als Tinktur einnehmen: dreimal täglich 5 ml.

Tee mit Frauenmantel & Hirtentäschelkraut ist ein mildes Kräutermittel für starke Monatsblutungen, die ohne eindeutigen Grund immer wieder auftreten. Der Tee trägt zur Normalisierung des Zyklus bei und reguliert die Blutung.

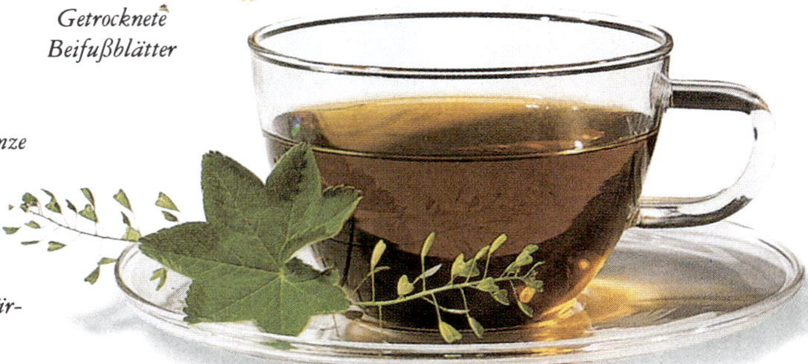

Tee mit Frauenmantel & Hirtentäschelkraut

Prämenstruelles Syndrom

In der westlichen Medizin wird das prämenstruelle Syndrom (PMS) meist als Folge einer Störung des Hormonhaushaltes aufgefaßt, während in der östlichen Betrachtungsweise Mangel oder Ungleichgewicht der Energien im Mittelpunkt stehen. Die typischen Symptome sind emotionale Störungen, Reizbarkeit, Druckempfindlichkeit der Brust, Gier nach bestimmten Speisen und Verdauungsstörungen.

Absud mit Dang Gui

Die meisten verwendeten Kräuter wirken auf die Leber, die nach Anschauung der chinesischen Medizin mit den weiblichen Geschlechtsorganen in Zusammenhang steht.

~ Zutaten ~

20 g *Dang Gui* (*Angelica sinensis*)
20 g *Bai Shao* (*Paeonia lactiflora*)
5 g *Chen Pi* (*Citrus reticulata*)
5 g getrocknete Süßholzwurzel (*Glycyrrhiza glabra*)
2 g frische Ingwerwurzel (*Zingiber officinalis*)
10 g getrocknetes Eisenkraut (*Verbena officinalis*)
2 g getrocknete Pfefferminze (*Mentha piperata*)
1 Liter Wasser

~ Zubereitung des Absuds ~

1 *Dang Gui, Bai Shao, Chen Pi,* Süßholz- und Ingwerwurzel mit dem Wasser 15 bis 20 Minuten auf kleinem Feuer köcheln lassen.

2 Eisenkraut und Pfefferminze mit dem kochenden Absud übergießen, zehn Minuten ziehen lassen, abseihen und an kühlem Ort aufbewahren.

Dosierung: *Der Tee kann vorbeugend mehrere Monate hindurch genommen werden. Trinken Sie bis zu fünfmal pro Tag eine Tasse davon.*

Ergänzende Behandlungen

- Nehmen Sie jeden Morgen auf nüchternen Magen 10 bis 20 Tropfen Tinktur aus Keuschlammfrüchten.
- Nehmen Sie täglich 1 g Nachtkerzen- oder Boretschöl.

Schmerzhafte Periode

Hierunter versteht man Krämpfe beim Einsetzen der Menstruation, massive, anhaltende Schmerzen vor dem Beginn der Blutungen oder krampfartige Beschwerden während der Periode. Vielfach helfen zügige Bewegung oder eine Wärmflasche. Ausreichend Entspannung, ein gesundes Sexualleben und der Verzicht auf anregende Substanzen wie Koffein können ebenfalls helfen.

Tinktur mit Schneeball

Der Amerikanische Schneeball entspannt und wirkt besonders auf die Gebärmutter. Die Pflanze wird in diesem Rezept mit nervenstärkendem Johanniskraut und krampflösender Küchenschelle kombiniert.

~ Zutaten ~

15 ml Tinktur vom Amerikanischen Schneeball (*Viburnum prunifolium*)
2,5 ml Johanniskrauttinktur (*Hypericum perforatum*)
2,5 ml Küchenschellentinktur (*Pulsatilla vulgaris*)

~ Zubereitung der Tinktur ~

Herstellung der Tinkturen siehe S. 68.

Dosierung: *Nehmen Sie die gesamte Menge in einem Glas warmem Wasser, sobald die Krämpfe einsetzen. Anwendung nach Bedarf bis zu dreimal täglich wiederholen.*

Ergänzende Behandlungen

- Trinken Sie zur Entspannung einen Tee, der zu gleichen Teilen aus getrocknetem Johanniskraut, Himbeerblättern und Helmkraut zubereitet ist.
- Verdünnen Sie je 10 Tropfen Zypressen-, Majoran- und Rosmarinöl mit 20 ml Süßmandelöl, und massieren Sie damit sanft den Bauchbereich.

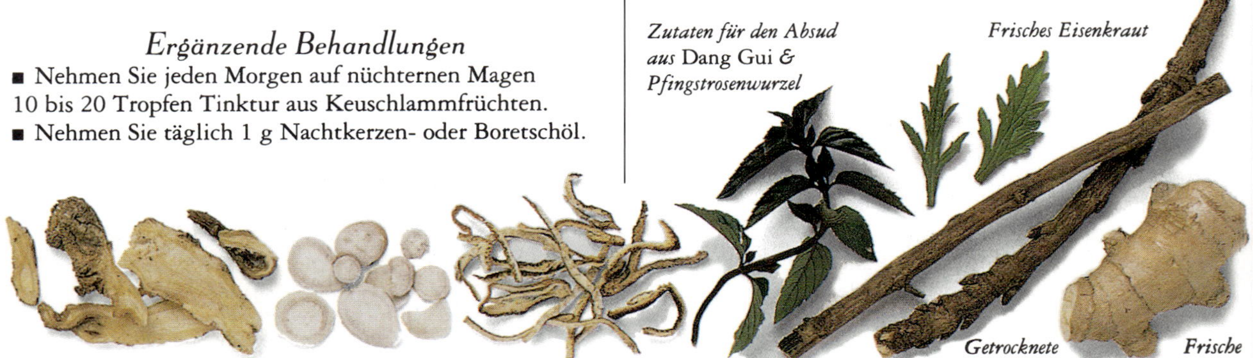

Zutaten für den Absud aus Dang Gui *&* *Pfingstrosenwurzel*

Frisches Eisenkraut

Dang Gui — Bai Shao — Chen Pi — *Frische Pfefferminze* — *Getrocknete Süßholzwurzel* — *Frische Ingwerwurzel*

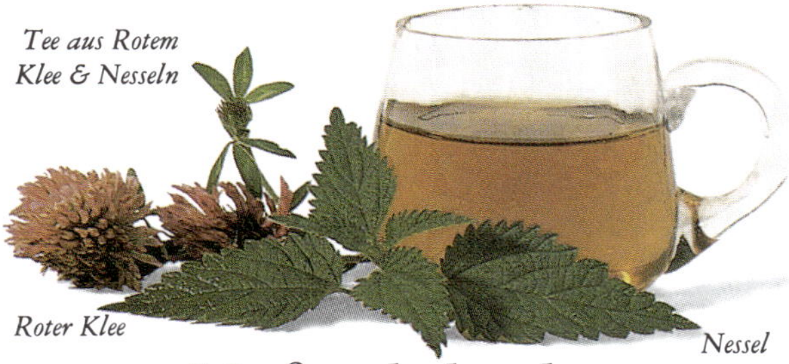

Unfruchtbarkeit

Das Bemühen, ein Kind zu bekommen, wird für manche Paare zur dauernden Sorge. Kräuter können den allgemeinen Gesundheitszustand verbessern und die Empfängnisbereitschaft heben. Die Kräuterbehandlung sollte jedoch nur als unterstützende Maßnahme betrachtet werden.

Tee mit Rotem Klee & Nesseln

Roter Klee ist ein reinigendes Mittel, das angeblich auch östrogenartige Verbindungen enthält, während Nesseln Nährstoffe für den ganzen Organismus enthalten. Pfefferminze wirkt sexuell stimulierend, und Ringelblume kräftigt die Geschlechtsorgane.

~ Zutaten ~

45 g getrocknete Rote Kleeblüten (*Trifolium pratense*)
25 g getrocknete Brennesseln (*Urtica dioica*)
10 g getrocknete Pfefferminze (*Mentha piperata*)
20 g getr. Ringelblumenblüten (*Calendula officinalis*)
Wasser

~ Zubereitung des Tees ~

1 Kräuter mischen.

2 Zwei Teelöffel der Mischung in eine Tasse füllen, mit einer Tasse frisch abgekochtem Wasser aufgießen, zehn Minuten ziehen lassen, abseihen.

Dosierung: *Zwei- bis dreimal täglich eine Tasse trinken.*

Ergänzende Behandlungen

- Nehmen Sie täglich fünf Tropfen Tinktur von Falschem Einkorn in etwas warmem Wasser.
- Wählen Sie Fertigpräparate auf der Basis von *Dang Gui*, das anregend auf die Geschlechtsorgane wirkt.
- Chronische Infektionen, wie Soor oder Blasenentzündungen, können die Fruchtbarkeit beeinträchtigen. Nehmen Sie die empfohlenen Mittel (siehe S. 124 und 127) sowie dreimal täglich eine Kapsel mit 200 mg Echinacea.

Wechseljahre

Mit steigendem Alter nimmt bei jeder Frau die Hormonproduktion ab, bis die monatliche Periode ausbleibt. In der Zeit des Wechsels können Frauen unter Beschwerden leiden, die dem prämenstruellen Syndrom ähneln. Zu den Symptomen gehören Hitzewallungen, Nachtschweiß, Herzjagen, Trockenheit der Scheide und emotionale Schwankungen.

Mischung mit He Shou Wu

Die traditionelle chinesische Medizin stellt Wechselbeschwerden in einen Zusammenhang mit schwindender Energie der Nieren und verschreibt daher Mittel wie He Shou Wu, *die die Nierenfunktion stärken. Eisenkraut wirkt ebenfalls anregend auf die Nieren, während Salbei und Wilde Yamswurzel die typischen Symptome der Wechseljahre beeinflussen.*

~ Zutaten ~

30 ml *He Shou Wu*-Tinktur (*Polygonum multiflorum*)
20 ml Eisenkrauttinktur (*Verbena officinalis*)
20 ml Salbeitinktur (*Salvia officinalis*)
15 ml Tinktur aus Wilder Yamswurzel (*Dioscorea villosa*)
10 ml Lavendeltinktur (*Lavandula angustifolia*)
5 ml Süßholzwurzeltinktur (*Glycyrrhiza glabra*)

~ Zubereitung der Mischung ~

Herstellung der Tinkturen siehe S. 68. Tinkturen in einer sterilisierten, dunklen 100 ml-Glasflasche mischen und aufbewahren.

Dosierung: *Nehmen Sie dreimal täglich 5 ml in einem Glas warmem Wasser.*

Ergänzende Behandlungen

- Trinken Sie bei Herzjagen dreimal täglich eine Tasse voll Tee aus je 10 g getrocknetem Herzgespann, Weißdornspitzen und Beifuß auf 500 ml frisch abgekochtes Wasser (Zubereitung des Tees siehe S. 64).
- Bei Trockenheit der Scheide können Sie Vitamin E-Öl direkt auf die Scheide auftragen.
- Trinken Sie bei Hitzewallungen und Nachtschweiß dreimal täglich eine Tasse Tee, zubereitet aus je 15 g Salbei und Beifuß auf 500 ml frisch abgekochtem Wasser (Zubereitung des Tees siehe S. 64). Sie können statt dessen auch zwei- bis dreimal täglich eine Kapsel mit 200 mg Kanadischer Gelbwurz nehmen (Herstellung der Kapseln siehe S. 70).

Libidoverlust

Durch Erschöpfung, Streß und übermäßigen Genuß von anregenden Substanzen wie Koffein kann die sexuelle Energie abnehmen. Auch der Menstruationszyklus spielt eine Rolle: Oft steigt die Libido in der Mitte des Zyklus, nimmt danach ab und steigt knapp vor der Monatsblutung wieder an. Anregende und kräftigende Kräutermittel können dem Libidoverlust entgegenwirken.

- Tee mit Himbeerblättern & Rosmarin -

Abgesehen von den Kräutern, die als Aphrodisiaka bekannt sind, können auch nährende, anregende Kräuter die allgemeine sexuelle Energie heben. Nesseln sind reich an Vitaminen und Mineralstoffen, Rosmarin wirkt anregend, und Himbeerblätter fördern die Entspannung der Geschlechtsorgane.

~ Zutaten ~

40 g getr. Himbeerblätter (*Rubus idaeus*)
20 g getr. Brennesseln (*Urtica dioica*)
15 g getr. Rosmarin (*Rosmarinus officinalis*)
15 getr. Keuschlammfrüchte (*Vitex agnus-castus*)
10 g getr. Pfefferminze (*Mentha piperata*)
Wasser

~ Zubereitung des Tees ~

1. Kräuter mischen.

2. Zwei Teelöffel mit einer Tasse abgekochtem Wasser aufgießen, zehn Minuten ziehen lassen, abseihen.

Dosierung: *Zwei- bis dreimal täglich eine Tasse voll trinken.*

Ergänzende Behandlungen

- Keuschlammfrüchte können die Hormonproduktion der Frau fördern. Nehmen Sie zusätzlich zum Tee 10 bis 20 Tropfen der Tinktur (Herstellung siehe S. 68) in etwas warmem Wasser vor dem Frühstück.
- Verwenden Sie vor dem Verkehr ätherische Öle – versuchen Sie es mit 5 bis 10 Tropfen Sandelholz-, Rosen-, Ylang-Ylang- oder Neroliöl auf 10 ml Süßmandelöl.
- Trinken Sie täglich ein Likörglas voll Kräuterwein mit *Wu Wei Zei* (Schisandrabeeren). Herstellung siehe S. 69.
- Ein Tee aus gleichen Teilen folgender Kräuter entspannt: Helmkraut, Eisenkraut und Heil-Ziest.
- Anregende Kräuter können die Lebenskraft stärken. Nehmen Sie täglich 5 bis 10 Tropfen Ingwer- oder Zimttinktur in warmem Wasser.

Scheideninfektionen

Das Scheidensekret mit seinen nützlichen Bakterien wehrt Infektionen ab, doch verschiedene Faktoren, darunter die Einnahme der Pille, Streß, allgemeine Infektionen, Behandlungen mit Antibiotika oder Nahrungsmittelunverträglichkeit können die Eigenschaften des Sekrets so verändern, daß Scheideninfektionen möglich werden. Eines der häufigsten Probleme ist Soor, eine Pilzinfektion, deren Hauptsymptome in weißlichem Ausfluß und Jucken bestehen.

Scheidenzäpfchen mit Ringelblumen- & Teebaumöl

Ringelblume wirkt pilztötend, und die Wirkstoffe des Teebaums gehören zu den antiseptischen Substanzen.

~ Zutaten ~

20 g Kakaobutter
10 Tropfen Ringelblumenöl (*Calendula officinalis*)
10 Tropfen Teebaumöl (*Melaleuca alternifolia*)
5 Tropfen Thymianöl (*Thymus vulgaris*)

~ Herstellung der Zäpfchen ~

1. Kakaobutter im Wasserbad schmelzen.

2. Formen aus Küchenfolie oder eine Zäpfchenform mit Gleitmittel ausgießen (siehe S. 70).

3. Kakaobutter vom Feuer nehmen, ätherische Öle hinzufügen, kräftig durchrühren, Mischung in die Formen gießen und beiseitestellen. Nach etwa vier Stunden, wenn die Masse wieder fest ist, Scheidenzäpfchen aus den Formen nehmen.

Anwendung: *Abends ein Zäpfchen in die Scheide einführen; Behandlung am Morgen wiederholen, solange die Infektion anhält.*

Rezeptfrei erhältliche Mittel
Gesundheitsprobleme von Frauen

- Bei Menstruationsbeschwerden können Kräutermittel mit *Bai Shao* oder *Dang Gui* Linderung bringen.
- Nachtkerzenöl oder andere Öle, die reich an essentiellen Fettsäuren sind (z. B. Boretsch, Schwarze Johannisbeere), können bei Menstruationsbeschwerden helfen.
- Bei Wechselbeschwerden können Mittel mit Löwenblatt, *Dang Gui*, Falscher Einkornwurzel, Gelbwurz, *He Shou Wu*, *Ne Zhen Zi* oder Salbei nützlich sein.
- Tabletten mit Keuschlammfrucht sind für viele Beschwerden empfehlenswert.

SCHWANGERSCHAFT & GEBURT

FRAUEN VERWENDEN SEIT Generationen Kräutermittel, um Probleme im Verlauf von Schwangerschaft und Geburt zu lindern. Dennoch sollten sie wohlüberlegt eingesetzt werden (siehe auch allgemeiner Warnhinweis auf S. 126). Verschiedene Kräutermittel sind für Schwangere besonders geeignet. Dazu gehören amerikanischer Ginseng als energieförderndes Tonikum, Butternuß gegen Verstopfung und Nesseltee bei Blutarmut (siehe S. 104 u. 109).

Morgendliche Übelkeit

Übelkeit und Erbrechen können ab der dritten oder vierten Schwangerschaftswoche auftreten und bis zu drei Monaten bestehenbleiben. Bei schwerem Erbrechen sollte eine Arzt konsultiert werden.

Einfache Tinkturen

Einige Tropfen Tinktur auf die Zunge zu träufeln, ist bei Übelkeit oft die beste Form, Kräutermittel einzunehmen.

~ Tinkturen ~

10 ml Ingwertinktur (*Zingiber officinalis*)
10 ml Kamillentinktur (*Matricaria recutita*)
10 ml *Chen Pi*-Tinktur (*Citrus reticulata*)
10 ml Tinktur aus Schwarzem Andorn (*Ballota nigra*)
10 ml Pfefferminztinktur (*Mentha piperata*)
10 ml Melissentinktur (*Melissa officinalis*)

~ Einnahme der Tinkturen ~

Herstellung der Tinkturen siehe S. 68. Jede Tinktur einzeln in einer sterilisierten, dunklen 10 ml-Tropfflasche aus Glas aufbewahren.

DOSIERUNG: *Träufeln Sie beim ersten Anzeichen von Übelkeit 2 bis 3 Tropfen der gewählten Tinktur auf die Zunge. Finden Sie heraus, welche Tinktur für Sie geeignet ist.*

Ergänzende Behandlungen

- Morgendliche Übelkeit kann auf Verdauungsprobleme zurückgehen. Nehmen Sie täglich 1 bis 2 x 200 mg Kapseln mit Nordamerikanischer Ulme.
- Trinken Sie in kleinen Schlucken entspannenden Kräutertee (Zubereitung siehe S. 64) aus 35 g Melisse, 15 g Helmkraut, 10 g Lavendel und 10 g Pfefferminze.
- Ingwer ist ein Mittel gegen morgendliche Übelkeit.

Flüssigkeitsstau (Ödeme)

Geschwollene Knöchel und Hände oder ein aufgedunsenes Gesicht sind typische Schwangerschaftsprobleme. Durch Veränderungen im Eiweißhaushalt können sich im Körper der Frau bis zu fünf oder sechs Liter Wasser ansammeln. In leichten Fällen hilft es, sich auszuruhen, die Salzzufuhr zu beschränken und harntreibende Tees zu trinken.

— Tee aus Maisgriffel & Löwenzahn —

Dieses simple harntreibende Kräutermittel kann zum Abbau von gestauter Flüssigkeit beitragen. Löwenzahn ist reich an Kalium, während Maisgriffel den Harntrakt beruhigt.

~ Zutaten ~

50 g getr. Löwenzahnblätter (*Taraxacum officinale*)
30 g getr. Maisgriffel (*Zea mays*)
20 g Gemeine Queckenwurzel (*Agropyron repens*)
Wasser

~ Zubereitung des Tees ~

1. Kräuter mischen.
2. Zwei Teelöffel der Mischung in eine Tasse füllen, mit einer Tasse frisch abgekochtem Wasser aufgießen, zehn Minuten ziehen lassen, abseihen.

DOSIERUNG: *Trinken Sie zwei- bis dreimal täglich eine Tasse, solange die Symptome anhalten.*

Warnhinweis

- *Eiweiß im Harn kann auf einen beginnenden Schwangerschaftshochdruck hinweisen – weitere Symptome sind Kopfschmerzen und erhöhter Blutdruck. Medizinische Betreuung ist dringend erforderlich.*

Geburtsvorbereitung

Seit Jahrhunderten bereiten sich Frauen mit Kräutermitteln auf eine möglichst leichte Entbindung vor, lindern Wehenschmerzen und fördern schließlich die Austreibung der Plazenta. Beginnen Sie mit der Vorbereitung ungefähr sechs Wochen vor dem errechneten Geburtstermin, indem Sie täglich eine Tasse Himbeerblättertee trinken (Zubereitung siehe S. 64). Sobald die Wehen einsetzen, ist Tee aus Heil-Ziest und Rosenblüten zu empfehlen.

— Tee mit Heil-Ziest & Rosenblüten —

~ Zutaten ~

50 g getrockneter Heil-Ziest (*Stachys betonica*)
20 g getrocknete Rosenblütenblätter (*Rosa gallica* oder *R. centifolia*)
20 g getrocknete Himbeerblätter (*Rubus idaeus*)
10 g Zimtrinde (*Cinnamomum zeylanicum*)
500 ml Wasser

~ Zubereitung des Tees ~

[1] Kräuter mischen.

[2] Ein Drittel der Mischung in eine Kanne geben, mit dem frisch abgekochten Wasser übergießen, zehn Minuten ziehen lassen, abseihen.

Dosierung: *Trinken Sie während der Wehen einen Becher voll in kleinen Schlucken. Anwendung nach Bedarf wiederholen.*

Anmerkung: *Für das letzte Stadium der Wehen die Mischung mit 10 g getrockneten Basilikumblättern ergänzen, wie vorher aufgießen und ziehen lassen.*

Ergänzende Behandlungen

- Massieren Sie den Bauchbereich ab dem Einsetzen der Wehen regelmäßig mit einer Mischung von je 10 Tropfen Nelken- und Salbeiöl sowie 3 Tropfen Rosenöl auf 10 ml Süßmandelöl.
- Machen Sie quer über den Schamhaaren einen heißen Umschlag mit Ringelblumentee und 2 bis 3 Tropfen Salbeiöl. Umschlag erneuern, sobald er auskühlt.
- Nehmen Sie nach der Geburt zwei bis vier Stunden lang in Abständen von 15 bis 20 Minuten homöopathische *Arnica* D6 Tabletten, um die Erholung zu fördern.

Andere Beschwerden in der Schwangerschaft

Siehe auch Anämie, S. 109; Rückenschmerzen, S. 114; Verstopfung, S. 104; Krämpfe, S. 116; Blasenentzündung, S. 127; Hämorrhoiden, S. 106; Bluthochdruck, S. 108; Verdauungsprobleme und Sodbrennen, S. 107; Schlafstörungen, S. 113; Krampfadern, S. 109.

Stillprobleme

Muttermilch ist für ein Neugeborenes die beste Ernährung; doch vielen Frauen fällt es schwer, beim Stillen einen entspannten Rhythmus zu finden.

1. Milchproduktion anregen

Kräuter können die Milchproduktion fördern; noch wichtiger ist es jedoch, das Kind oft anzulegen. Bereiten Sie eine Mischung aus 20 g Fenchelsamen, 30 g Geißraute, 30 g Eisenkraut, 20 g Nesseln und einem Teelöffel gemahlenem Zimt, die Sie in einem Gefäß aus Glas oder Keramik aufbewahren. Trinken Sie viermal täglich eine Tasse Tee dieser Mischung (Zubereitung siehe S. 64). Zusätzlich empfiehlt es sich, vor dem Frühstück 5 Tropfen Tinktur aus Keuschlammfrüchten in warmem Wasser einzunehmen. Meiden Sie stark gewürzte Speisen, da der Geschmack auf die Milch durchschlagen kann.

2. Wunde Brustwarzen

Rissige und wunde Brustwarzen können Sie mit etwas Ringelblumencreme bestreichen oder mit einer Mischung aus flüssigem Honig und Süßmandelöl.

3. Milchstau & Brustentzündung

Eine Entzündung der Milchgänge ist äußerst schmerzhaft (Mastitis). Ein einfaches, aber wirksames Mittel gegen Milchstau und Brustentzündung ist, ein gründlich gewaschenes und weichgeklopftes Kohlblatt in den BH einzulegen.

Allgemeine Warnhinweise für Schwangere

- *Während der Schwangerschaft sollten Sie keine alkoholhaltigen Tinkturen oder Kräuterweine trinken.*
- *Auch viele Kräuter sind in der Schwangerschaft zu meiden – lassen Sie sich im Zweifelsfall professionell beraten. Meiden Sie in den ersten drei Schwangerschaftsmonaten alle Medikamente, und vermeiden Sie während der Schwangerschaft folgende Kräuter ganz: Lebensbaum, Berberitze, Basilikum, Wanzenkraut, Löwenblatt, Kamillenöl,* Dang Gui, *Mutterkraut, Kanadische Gelbwurz, Schöllkraut, Wacholder, Frauenmantel, Mistel, Herzgespann, Beifuß, Myrrhe, Poleikraut, Kermesbeere, Gartenraute, Hirtentäschel, Eberraute, Rainfarn und Wermut. Folgende Kräuter sollten während der Schwangerschaft nicht in therapeutischen Dosen genommen werden: Angelika, Bitterorange, Cayennepfeffer, Selleriesamen, Zimt, Schlüsselblume, Holunderrinde, Fenchel, Bockshornklee, Ginseng, Lavendel, Majoran, Muskat, Petersilie, Rhabarberwurzel, Senna, Salbei, Tee, Thymian, Eisenkraut, Wilde Yamswurzel, Heil-Ziest und Schafgarbe.*

Probleme des Harntrakts

Wiederkehrende Probleme des Harntrakts können Energiemangel oder Immunschwäche anzeigen. In der chinesischen Medizin hängt der Energiezustand der Nieren mit Fortpflanzung und Schaffenskraft zusammen und leidet leicht unter den Belastungen von Schwangerschaft und Geburt oder unter Überarbeitung. Einige Kräuter entfalten eine antiseptische Wirkung im Harntrakt und helfen, Infektionen auszuheilen, andere wärmen und heben die Energiereserven, was die Selbstheilung des Organismus unterstützt.

Blasenentzündung

Frauen sind häufig von Blasenentzündung betroffen. Zu den Symptomen zählen häufiger Harndrang, ein Brennen beim Wasserlassen und leichte Schmerzen im Schambereich. Das Problem kann immer wieder auftreten, ausgelöst von Bakterien, die aus dem Darm oder beim Geschlechtsverkehr ihren Weg in die Harnröhre finden.

Mischung mit Eibisch

Eibisch ist reich an Schleimstoffen, die beruhigend auf entzündete Schleimhäute wirken, während Schafgarbe adstringierend und heilend wirkt.

~ Zutaten ~

30 ml Eibischtinktur (*Althaea officinalis*)
30 ml Bärentraubentinktur (*Arctostaphylos uva-ursi*)
20 ml Maisgriffeltinktur (*Zea mays*)
10 ml Queckentinktur (*Agropyron repens*)
10 ml Schafgarbentinktur (*Achillea millefolium*)

~ Zubereitung der Mischung ~

Herstellung der Tinkturen siehe S. 68.

Dosierung: *Geben Sie 5 ml der Mischung in ein Wasserglas, und gießen Sie ein halbes Glas kochendes Wasser darüber. Lassen Sie die Mischung auskühlen, und trinken Sie sie in kleinen Schlucken. Behandlung viermal pro Tag wiederholen.*

Warnhinweis

- *Professionelle Hilfe ist erforderlich, wenn die Symptome nicht binnen einiger Tage nachlassen oder etwas auf eine Beteiligung der Nieren hinweist (Fieber, Schmerzen im Lendenbereich).*

Ergänzende Behandlung

■ Nehmen Sie den auf S. 118 für Harnröhrenentzündung empfohlenen Tee.

Warnhinweis bei Nierenproblemen

- *Nierenentzündungen müssen ärztlich behandelt werden. Medizinische Hilfe ist erforderlich, wenn eine Infektion der Blase oder des Harntrakts mit Schmerzen in der Lendengegend oder Fieber einhergeht. Bei Nierensteinen ist ebenfalls professionelle medizinische Hilfe notwendig.*

Harnsteine

Harnsteine bilden sich aus Ablagerungen von Harnsäure- oder Kalziumsalzen, die in hoch konzentriertem Harn kristallisieren und sich im Harntrakt ansammeln. Der Harn erscheint meist trüb, und das Wasserlassen kann schmerzhaft sein.

Tee mit Glaskraut

Glaskraut und Purpurroter Wasserhanf tragen wirksam zum Zerfallen und Abgehen von Harnsteinen bei.

~ Zutaten ~

15 g getrockneter Purpurroter Wasserhanf (*Eupatorium purpureum*)
10 g getrocknete Eibischwurzel (*Althaea officinalis*)
750 ml Wasser
10 g getrocknetes Glaskraut (*Parietaria diffusa*)
10 g Selleriesamen (*Apium graveolens*)
5 g getrocknete Maisgriffel (*Zea mays*)

~ Zubereitung des Tees ~

1. Purpurroter Wasserhanf und Eibischwurzel mit dem Wasser aufsetzen, und 15 bis 20 Minuten auf kleiner Flamme köcheln, bis ein Absud entsteht.

2. Die anderen Kräuter in eine Kanne geben, mit dem kochenden Absud übergießen. Zehn Minuten ziehen lassen, in einen Krug abseihen, zudecken, und an kühlem Ort aufbewahren.

Dosierung: *Trinken Sie viermal täglich einen großen Becher voll.*

PROBLEME VON KINDERN

VIELE KINDERKRANKHEITEN SIND leicht und vergehen von selbst wieder, auch wenn die Symptome – plötzliche Fieberschübe, sehr hohes Fieber – dramatisch wirken. Oft reicht die Behandlung zu Hause, es sollte jedoch unbedingt medizinische Hilfe in Anspruch genommen werden, wenn akute Symptome auftreten oder sich die Situation rasch verschlimmert.

WARNHINWEIS

Manche Kräutermittel schmecken bitter und können mit Fruchtsaft oder Honig gesüßt werden. Geben Sie Kindern unter einem Jahr nur Honig, der pasteurisiert ist oder fünf Minuten abgekocht wurde.

DOSIERUNG FÜR BABYS UND KINDER

Die im folgenden Abschnitt angegebenen Dosierungen sind für Babys und Kinder geeignet. Vergessen Sie nicht, die Dosis zu reduzieren, wenn Sie Kindern andere Mittel geben. Nehmen Sie für Kinder unter zwei Jahren ein Fünftel der Dosis für Erwachsene; für ältere Kinder können Sie die Menge langsam steigern – bis zu einem Viertel der Erwachsenendosis für Kinder mit drei oder vier Jahren (je nach Gewicht des Kindes), ein Drittel für Sechs- bis Siebenjährige, die Hälfte mit acht oder neun.

Babys: Schlafprobleme

Schlaflose Babys machen der ganzen Familie zu schaffen, wodurch sich das Problem verschärft. Achten Sie darauf, daß es im Kinderzimmer nicht zu warm ist, daß das Kind bequem liegt, sich sicher und geborgen fühlt, und keinen Hunger oder Durst hat.

KAMILLENBAD

Kamille besänftigt das Verdauungssystem und beruhigt.

~ ZUTATEN ~

2 Tropfen Kamillenöl (*Matricaria recutita*)
1 Tropfen Lavendelöl (*Lavandula angustifolia*)

~ ANWENDUNG DER MISCHUNG ~

Öle in das Badewasser träufeln und gut umrühren, bevor Sie das Baby baden.

Ergänzende Behandlungen

- Sanftes Massieren beruhigt das Baby. Verwenden Sie dazu einen Tropfen Kamillenöl auf 20 ml Süßmandelöl.
- Verzichten Sie auf Koffein, solange Sie stillen. Bekommt das Kind bereits Beikost, überprüfen Sie die Nahrung auf künstliche Farb- oder Zusatzstoffe, und achten Sie auf ausreichende Zufuhr von Vitaminen und Mineralstoffen.
- Geben Sie dem Baby abends 20 bis 25 ml Tee aus 10 g getrockneten Kräutern – Kamillenblüten, Katzenminze, Heil-Ziest oder Melisse – auf 500 ml Wasser (Zubereitung siehe S. 64).

Babys: Windelausschlag

Windelausschlag kann sehr schmerzhaft werden. Ursache ist eine Hefepilzinfektion. Es ist daher wichtig, die Ernährung des Kindes (oder der stillenden Mutter) zu überprüfen und Substanzen, die möglicherweise nicht gut vertragen werden, zu eliminieren.

BEINWELL- & TEEBAUMÖL

Beinwell beschleunigt das Zellwachstum und unterstützt die Heilung. Bei Windelausschlag empfiehlt es sich, schützende, wasserfeste Salben oder Öle zu verwenden, die die Haut schützen. Teebaumöl wird zur Infektionsbekämpfung beigegeben.

~ ZUTATEN ~

250 g getrocknete Beinwellblätter (*Symphytum officinale*)
500 ml Sonnenblumenöl
10 ml Teebaumöl (*Melaleuca alternifolia*)

~ HERSTELLUNG DES ÖLS ~

1. Mit Beinwell und Sonnenblumenöl auf heißem Wege ein Kräuteröl herstellen (siehe S. 72).

2. Teebaumöl hinzufügen, gut durchmischen, und in sterilisierten, dunklen Glasflaschen aufbewahren.

ANWENDUNG: *Achten Sie bei jedem Windelwechsel darauf, daß das Baby sauber und trocken wird. Verteilen Sie etwas Öl sanft auf die betroffene Hautpartie, und lassen Sie das Baby so lange wie möglich ohne Windel.*

Babys: Koliken

Kolikartige Schmerzen und Darmkrämpfe können oft durch hastige Nahrungsaufnahme oder Spannungen beim Füttern verursacht sein. Überprüfen Sie die Nahrung des Kindes (oder der stillenden Mutter) auf mögliche Störfaktoren, und achten Sie darauf, daß Mutter und Kind zu den Mahlzeiten entspannt und ruhig sind.

KATZENMINZTEE

Katzenminze ist mild und besänftigend – bei Kindern lindert es Darmkrämpfe und fördert den Schlaf.

~ ZUTATEN ~

10 g getrocknete Katzenminze (*Nepeta cataria*)
175 ml Wasser

~ ZUBEREITUNG DES TEES ~

Katzenminze in eine Kanne geben, mit frisch abgekochtem Wasser aufgießen, zehn Minuten ziehen lassen, abseihen. Restlichen Tee in einem zugedeckten Krug an kühlem Ort bis zu 48 Stunden aufbewahren.

DOSIERUNG: *Geben Sie dem Baby 25 bis 50 ml warmen Tee vor den Mahlzeiten.*

Ergänzende Behandlungen

- Wenn Sie beim Stillen angespannt sind, empfiehlt sich vor dem Stillen ein Tee aus Helmkraut, Eisenkraut, Heil-Ziest oder Kamille (Zubereitung siehe S. 64).
- Lindern Sie die kolikartigen Schmerzen des Babys mit einem Bauchumschlag, den Sie in einem Aufguß von 15 g Kamillenblüten auf 500 ml Wasser getränkt haben.

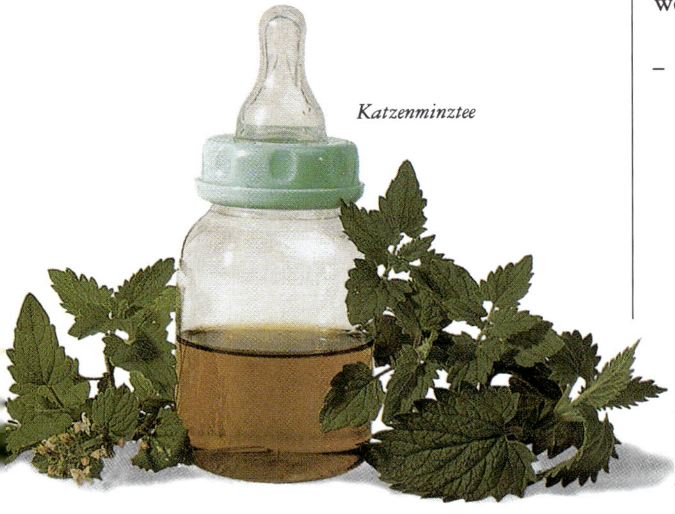

Katzenminztee

Babys: Zahnen

Vielen Kindern verursacht das Zahnen Schmerzen.

- KIEFEREINREIBUNG MIT KAMILLE & SALBEI -

Kamillenöl besänftigt und beruhigt, während die adstringierende und antiseptische Wirkung von Salbeiöl die Schmerzen im Kiefern lindert.

~ ZUTATEN ~

4 Tropfen Kamillenöl (*Matricaria recutita*)
2 Tropfen Salbeiöl (*Salvia officinalis*)
2 Tropfen Rosmarinöl (*Rosmarinus officinalis*)
20 ml Sonnenblumen- oder Süßmandelöl

~ ZUBEREITUNG DER EINREIBUNG ~

Öle in eine Glasflasche gießen und kräftig schütteln.

ANWENDUNG: *Träufeln Sie eine kleine Menge der Ölmischung auf Ihren Finger, und reiben Sie damit sanft die Kiefer des Babys. Behandlung drei- bis viermal täglich wiederholen.*

Ergänzende Behandlung

- Geben Sie dem Kind vor den Mahlzeiten 25 bis 50 ml schwachen Tee mit beruhigenden Kräutern, wie Linden- oder Kamillenblüten (10 g getrocknete Kräuter auf 500 ml Wasser, Zubereitung siehe S. 64).

Babys: Milchschorf

Unter Milchschorf versteht man eine schuppende Hautentzündung, mit der bei manchen Kleinkindern eine Neurodermitis beginnt. Milchschorf ist weder gefährlich noch ansteckend.

– STIEFMÜTTERCHEN- & RINGELBLUMENÖL –

Stiefmütterchen wirkt besänftigend und entzündungshemmend. Ringelblume wirkt pilztötend und adstringierend und fördert die Heilung.

~ ZUTATEN ~

100 g Ringelblumenblüten (*Calendula officinalis*)
150 g Stiefmütterchen (*Viola tricolor*)
750 ml Sonnenblumenöl

~ ZUBEREITUNG DES ÖLS ~

Stellen Sie ein Kräuteröl her (siehe S. 73).

ANWENDUNG: *Tragen Sie mehrmals täglich eine kleine Menge Öl auf den betroffenen Bereich auf. Massieren Sie das Öl sehr sanft ein.*

Kinder: Hyperaktivität

Hyperaktive Kinder sind schlaflos und konzentrationsschwach, weinen leicht und verhalten sich häufig aggressiv. Oft liegen Nahrungsmittelunverträglichkeit oder emotionale Probleme vor. Die Ernährung sollte sie ausreichend mit Vitaminen des B-Komplexes, Zink und Eisen versorgen. Künstliche Farbstoffe, Konservierungsmittel und andere Zusätze sind zu meiden, mit Zucker, Schokolade, Milch und Koffein sollten Sie sparsam sein.

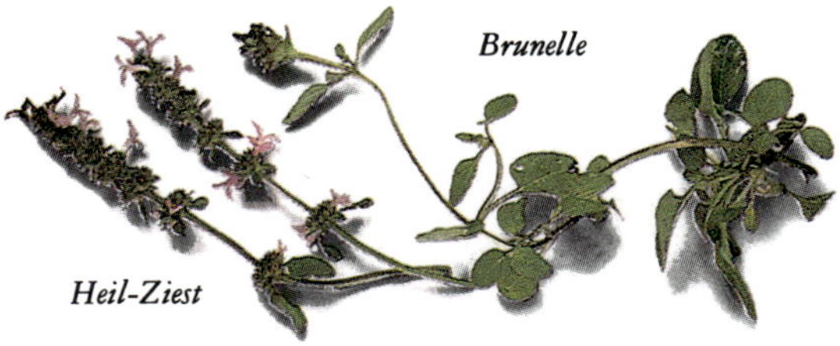

Tee mit Brunelle & Heil-Ziest

Die Brunelle ist ein weit verbreitetes Gartenunkraut, das für Verletzungen verwendet wird. Heil-Ziest wirkt beruhigend.

~ Zutaten ~

10 g getr. Brunellenspitzen (*Prunella vulgaris*)
5 g getrockneter Heil-Ziest (*Stachys betonica*)
5 g getrockneter Boretsch (*Borago officinalis*)
500 ml Wasser
2 bis 3 Tropfen Süßholzwurzelextrakt oder Pfefferminzemulsion pro Dosis

~ Zubereitung des Tees ~

Getrocknete Kräuter in eine Kanne geben, mit frisch abgekochtem Wasser übergießen, zehn Minuten ziehen lassen und abseihen. Tee zugedeckt kühl aufbewahren.

Dosierung: *Geben Sie drei- bis sechsjährigen Kindern dreimal täglich 100 bis 150 ml. Zur Geschmacksverbesserung Lakritzextrakt oder Pfefferminzemulsion zugeben.*

Ergänzende Behandlungen

- Nachtkerzenöl kann helfen – geben Sie dem Kind 250 bis 500 mg pro Tag. Auch Zinkpräparate sind manchmal nützlich – geben Sie dem Kind täglich 10 bis 20 mg.
- Falls Umweltverschmutzung eine Rolle spielt, können Sie mit Tangpräparaten die Ausscheidung von Schwermetallen aus dem Körper fördern. Die empfohlene Dosis sind 10 bis 20 mg pro Tag.

Kinder: Bettnässen

Bettnässen kann seine Ursache in Infektionen des Harntrakts, anatomischen Besonderheiten oder emotionalen Störungen haben. Lassen Sie sich ärztlich beraten, um die Ursache zu finden.

Tee aus Maisgriffel & Johanniskraut

Maisgriffel wirkt heilsam auf den Harntrakt, Johanniskraut hilft bei Ängsten und nervöser Anspannung.

~ Zutaten ~

5 g getrocknete Maisgriffel (*Zea mays*)
10 g getr. Johanniskraut (*Hypericum perforatum*)
500 ml Wasser

~ Zubereitung des Tees ~

Getrocknete Kräuter mit abgekochtem Wasser übergießen, zehn Minuten ziehen lassen, abseihen. Tee zugedeckt kühl aufbewahren.

Dosierung: *Geben Sie Kindern von vier Jahren dreimal täglich 100 ml. Für Achtjährige erhöht sich die Dosis auf 150 ml.*

Ergänzende Behandlung

- Gewürzsumachtinktur ist ein traditionelles Mittel gegen Bettnässen. Geben Sie Kindern dreimal täglich 5 bis 10 Tropfen in etwas warmem Wasser (Tinktur siehe S. 68).

Kinder: Nissen

Nissen sind die Eier von Kopfläusen. Läuse treten in Kinderbetreuungseinrichtungen häufig auf. Ein Befall mit Läusen wird meist durch starken Juckreiz offenbar.

Teebaumspülung

Teebaumöl wirkt antibakteriell und antiseptisch. Im Gegensatz zu anderen Ölen reizt es nicht die Haut.

~ Zutaten ~

5 ml Teebaumöl (*Melaleuca alternifolia*)
1 ml Zitronenöl (*Citrus limon*)
500 ml warmes Wasser

~ Zubereitung der Spülung ~

Öle mischen, Wasser hinzufügen, schütteln.

Anwendung:
Als letzte Spülung nach der Haarwäsche; Anwendung täglich wiederholen, bis die Nissen verschwunden sind.

Kinder: Madenwürmer

Viele Kinder haben einmal Madenwürmer. Die Würmer legen nachts Eier am Anus; ihre Aktivitäten verursachen Juckreiz. Die Würmer haben einen Lebenszyklus von zwei Wochen. Darum sollte die Behandlung im Abstand von zwei Wochen wiederholt werden.

— Karotten-Wermut-Mischung —

Karotten sind Gift für Madenwürmer. Dementsprechend gilt als Hausmittel, das Kind zwei Tage lang ausschließlich mit rohen, geschabten Karotten zu füttern. Auch Wermut vertreibt Madenwürmer. Sein sehr bitterer Geschmack soll durch Fenchel überdeckt werden.

~ Zutaten ~

60 ml Karottensaft
10 Tropfen Wermuttinktur (*Artemisia absinthium*)
20 Tropfen Fencheltinktur (*Foeniculum vulgare*)

~ Zubereitung der Mischung ~

Karottensaft kann fertig gekauft oder im Entsafter hergestellt werden. Herstellung der Tinkturen siehe S. 68. Tinkturen in den Saft einrühren. Die angegebene Menge reicht für eine Dosis.

Dosierung: *Vier Tage lang eine Dosis morgens vor dem Frühstück. Behandlung zwei Wochen später wiederholen.*

Ergänzende Behandlungen

- Geben Sie dem Kind jeden Morgen 2 x 200 mg Knoblauchkapseln, oder mischen Sie eine feingehackte Knoblauchzehe mit etwas Honig, und rühren Sie die Mischung in eine Tasse warme Milch.
- Ein weiteres nützliches Mittel ist Kohl. Entsaften Sie frische Kohlblätter, und verwenden Sie 60 ml in der obigen Mischung an Stelle des Karottensaftes.

Kinder: Krupp

An Krupp erkranken im allgemeinen Kinder zwischen sechs Monaten und zwei Jahren. Die Ursache ist eine Entzündung des Kehlkopfs. Dafür ist eine Virusinfektionen der Atemwege verantwortlich. Der typische bellende Husten kann erschreckend klingen.

— Dampfbehandlung & Einreibung —

Die Symptome bessern sich oft in feuchter Umgebung. Lavendel- und Eukalyptusöl wirken antiseptisch.

~ Zutaten ~

20 Tropfen Lavendelöl (*Lavandula angustifolia*)
10 Tropfen Eukalyptusöl (*Eucalyptus globulus*)
10 Tropfen Kiefernöl (*Pinus silvestris*)
25 ml Süßmandel- oder Weizenkeimöl

~ Anwendung ~

1. 10 Tr. Lavendelöl, 5 Tr. Eukalyptusöl und 5 Tr. Kiefernöl in eine Wanne mit dampfend heißem Wasser geben. Das Kind wird neben die Wanne (nicht in das Bad!) gesetzt, bis die Beschwerden nachlassen.

2. Dieselbe Kombination mit dem Süßmandel- oder Weizenkeimöl mischen; nach der Dampfbehandlung die Brust des Kindes damit einreiben.

Warnhinweis

- *Wenn die Symptome länger als zwei bis drei Tage anhalten oder sich verschlimmern, ist ärztliche Hilfe erforderlich.*

Ergänzende Behandlungen

- Geben Sie dreimal täglich Tinkturen aus Wildkirsche und Weißem Andorn (bis zu 5 Tropfen pro Tinktur) in etwas warmem Wasser.
- Verwenden Sie im Kinderzimmer nachts einen Luftbefeuchter.

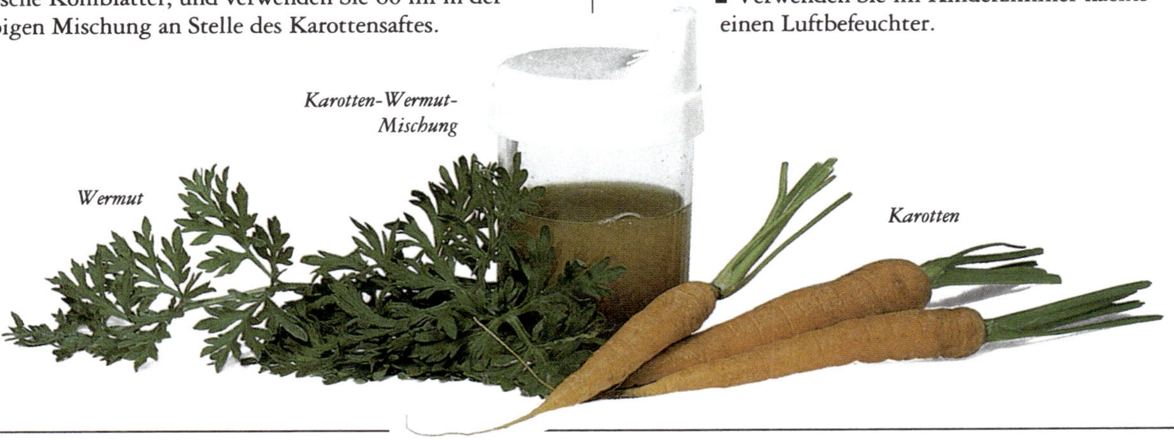

Karotten-Wermut-Mischung

Wermut

Karotten

Kinder: Mumps

Mumps ist eine Virusinfektion, die die Ohrspeicheldrüse betrifft. Bei Kindern verläuft die Erkrankung in der Regel leicht und kann zu Hause behandelt werden. Bei Jugendlichen und Erwachsenen können sich zusätzlich die Keimdrüsen entzünden. Hier ist ärztliche Hilfe erforderlich.

— Mundwasser aus Thymian & Salbei —

Gurgeln mit antiseptischem Mundwasser kann die Mumpsbeschwerden erleichtern. Als Kräuter sind Thymian und Salbei geeignet, einzeln oder kombiniert.

~ Zutaten ~

15 g getrockneter Thymian (*Thymus vulgaris*)
15 g getrockneter Salbei (*Salvia officinalis*)
500 ml Wasser

~ Herstellung des Mundwassers ~

[1] Getrocknete Kräuter in eine Kanne geben, mit frisch abgekochtem Wasser aufgießen.

[2] 15 Minuten ziehen lassen und abseihen. Das Mundwasser zugedeckt an einem kühlen Ort bis zu 48 Stunden aufbewahren.

Dosierung: *Mit einer Mischung aus 50 ml Aufguß und 50 ml heißem Wasser gurgeln. Behandlung alle ein bis zwei Stunden wiederholen, solange die Symptome ausgeprägt sind.*

Ergänzende Behandlungen

- Folgen Sie den Empfehlungen für Fieber auf S. 87.
- Bereiten Sie eine Mischung aus 50 ml Tinktur von Klebkraut und je 25 ml Echinacea- und Ringelblumentinktur. Geben Sie davon dreimal täglich eine Dosis von 5 ml in warmem Wasser.

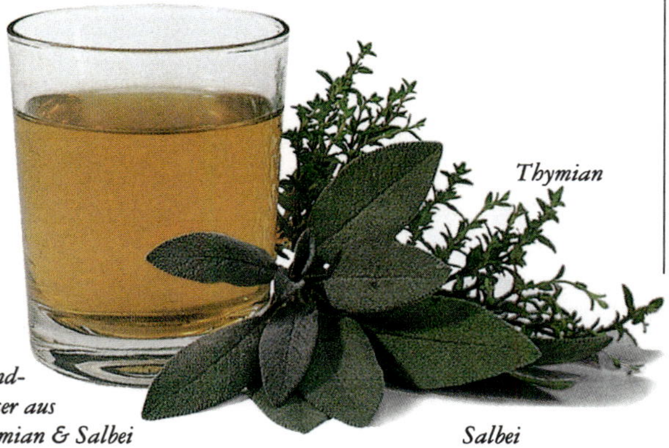

Mundwasser aus Thymian & Salbei

Kinder: Windpocken

Windpocken sind eine Viruskrankheit mit leichtem Fieber, die bei Kindern meist leicht verläuft, aber höchst ansteckend ist. Bei Windpocken entstehen stark juckende Pusteln, die später verschorfen. Der Ausschlag betrifft vor allem Kopfhaut, Gesicht und Rumpf. Aufgekratzte Pusteln heilen unter Narbenbildung.

– Lotion aus Boretsch & Vogelmiere –

Vogelmiere kann bei juckenden Hauterkrankungen eingesetzt werden. Oft wird sie in Form von Cremes verwendet. Im folgenden Rezept ergibt die Mischung mit Boretschsaft, der ebenfalls die Haut besänftigt, eine kühlende Lotion.

~ Zutaten ~

10 g frische oder 30 g getrocknete Vogelmiere (*Stellaria media*)
100 ml Wasser
30 ml Boretschsaft (*Borago officinalis*)
25 ml Hamamelis-Destillat (*Hamamelis virginiana*)

~ Herstellung der Lotion ~

[1] Vogelmiere in eine Kanne geben, mit dem frisch abgekochten Wasser übergießen, 15 Minuten ziehen lassen, abseihen.

[2] 45 ml vom Vogelmieren-Aufguß mit dem Boretschsaft und dem Hamamelis-Destillat in einer dunklen 100 ml-Glasflasche mischen, kräftig schütteln.

Anwendung: *Einen Wattebausch mit der Mischung befeuchten, und sanft auf den Ausschlag auftragen. Behandlung wiederholen, so oft es erforderlich ist.*

Ergänzende Behandlungen

- Geben Sie dem Kind zur allgemeinen Beruhigung zwei- bis dreimal täglich einen Tee aus Helmkraut, Heil-Ziest oder Kamille (Herstellung des Tees siehe S. 64).
- Folgen Sie bei Fieber den Empfehlungen auf S. 87.
- Geben Sie dem Kind dreimal täglich vor den Mahlzeiten 3 x 200 mg Echinacea-Kapseln oder 5 ml Echinaceatinktur in etwas warmem Wasser. Herstellung von Kapseln und Tinktur siehe S. 70 und 68.

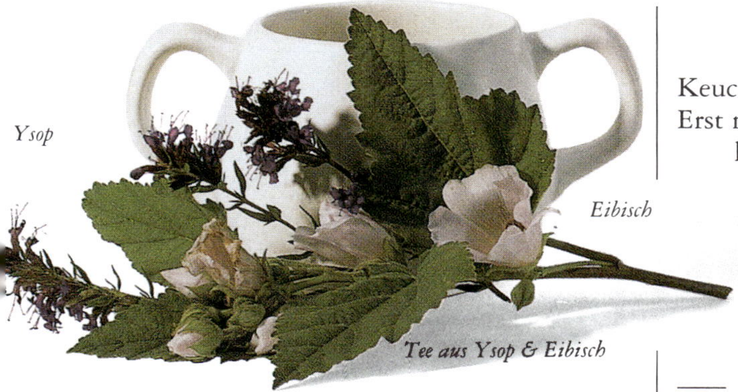

Tee aus Ysop & Eibisch

Kinder: Masern

Masern sind eine ansteckende Virusinfektion. Sie beginnt mit starken Erkältungssymptomen und lichtempfindlichen Augen; der fleckige Ausschlag erscheint zuerst hinter den Ohren. Mittelohrentzündung und Lungenentzündung können Komplikationen von Masern sein.

Tee aus Ysop & Eibisch

Schleimfördernde Mittel lindern den Husten, der mit Masern einhergeht. Ysop ist ein ideales Expektorans für Kinder, während Eibisch die Schleimhäute einhüllt.

~ Zutaten ~

30 g getrockneter Ysop (*Hyssopus officinalis*)
30 g getrocknete Eibischblätter (*Althaea officinalis*)
30 g Wegerich (*Plantago major*)
Wasser
2 ml Süßholzwurzelextrakt pro Dosis (*Glycyrrhiza glabra*)

~ Zubereitung des Tees ~

Kräuter mischen. Einen Teelöffel in eine Tasse füllen, mit frisch abgekochtem Wasser aufgießen, zehn Minuten ziehen lassen, abseihen.

Dosierung: *Geben Sie dem Kind viermal pro Tag eine Tasse zu trinken; Süßholtwurzelextrakt zur Geschmacksverbesserung hinzufügen.*

Ergänzende Behandlungen

- Folgen Sie den Empfehlungen für Fieber auf S. 87.
- Geben Sie dreimal täglich 3 x 200 mg Echinacea-Kapseln oder 5 ml Echinaceatinktur. Herstellung siehe S. 70 und 68.
- Um die Augenreizung zu bekämpfen, empfehlen sich Augenbäder mit Augentrost- oder Brunellentee.

Kinder: Keuchhusten

Keuchhusten beginnt wie eine übliche Erkältung. Erst nach einiger Zeit merkt man an den schweren, krampfartigen Hustenanfällen, die mit Brechreiz einhergehen, daß es sich um Keuchhusten handelt.

Warnhinweis

- *Für Kinder unter drei Jahren kann Keuchhusten gefährlich sein. Ärztliche Hilfe ist in jedem Fall erforderlich.*

Tee mit Giftlattich & Thymian

Hustenanfälle sind schmerzhaft und erschöpfend. Hier hilft Giftlattich, das Kind zu beruhigen; Thymian wirkt antiseptisch und hilft in Kombination mit anderen Mitteln, den Schleim auszuhusten.

~ Zutaten ~

5 g getrocknete Alantwurzel (*Inula helenium*)
5 g Süßholzwurzel (*Glycyrrhiza glabra*)
750 ml Wasser
10 g getrockneter Giftlattich (*Lactuca virosa*)
5 g getrockneter Thymian (*Thymus vulgaris*)
10 g getr. Königskerzenblüten (*Verbascum densiflorum*)

~ Zubereitung des Tees ~

1. Alant- und Süßholzwurzel mit dem Wasser zum Kochen bringen, 20 Minuten köcheln lassen.

2. Die restlichen Kräuter in einer Kanne mischen, und mit dem kochenden Absud übergießen. Zehn Minuten ziehen lassen, abseihen.

Dosierung: *Geben Sie dem Kind bis zu sechsmal täglich einen großen Becher voll zu trinken.*

Ergänzende Behandlungen

- Mischen Sie je 2 ml Ysop-, Zypressen- und Basilikumöl mit 50 ml Süßmandelöl. Reiben Sie dem Kind damit zwei- bis dreimal täglich die Brust ein. Sie können statt dessen auch die unverdünnten ätherischen Öle nachts im Kinderzimmer verdampfen lassen.
- Geben Sie dem Kind zweimal täglich 3 x 200 mg Echinacea-Kapseln oder zweimal täglich 5 ml Echinaceatinktur in warmem Wasser.

Andere Beschwerden von Kindern

Siehe auch Verstopfung, S. 104; Durchfall, S. 105; Ohrenschmerzen, S. 91; Gastritis, S. 106; Übelkeit und Erbrechen, S. 107.
Anmerkung: Reduktion der Erwachsenendosis für Kinder, siehe S. 128.

WILDWACHSENDE HEILKRÄUTER

„DIE GANZE NATUR ist wie eine einzige Apotheke, darüber nur das Himmelsdach ...", schrieb der Kräuterkundler Paracelsus im 16. Jahrhundert. Doch Paracelsus schrieb auch, daß „in allen Dingen ein Gift" sei: „Nichts ist frei von Gift, und die Dosis macht's, ob ein Ding ein Gift ist oder nicht ..." Manche heilkräftigen Pflanzen sind mit Vorsicht zu behandeln – das gilt besonders für Kinder.

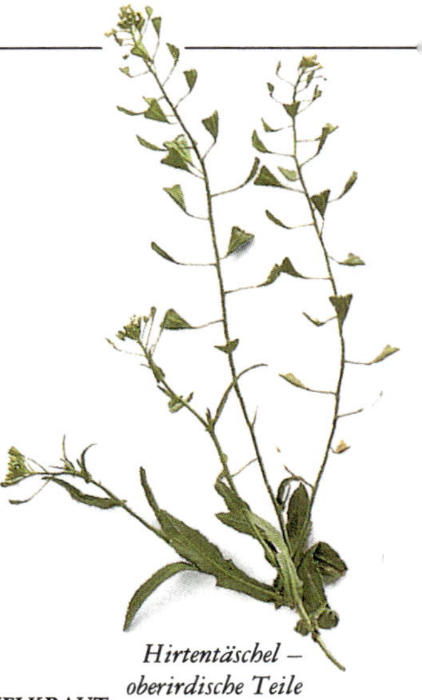

Hirtentäschel – oberirdische Teile

Wildwachsende Kräuter

Die folgenden Kräuter können Sie sammeln, um sie in Hausmitteln zu verwenden. Wenn bei einem kleinen Unfall unterwegs kein Erste-Hilfe-Kasten zur Hand ist, können sie zur Erstversorgung dienen.

WARNHINWEISE

- *Stellen Sie sicher, daß Sie die Pflanzen korrekt identifizieren können.*
- *Die hier angegebenen Mittel sind für kleinere überraschende Probleme gedacht. Bei größeren Schnittwunden, Verbrennungen und Verstauchungen ist so bald wie möglich medizinische Hilfe zu suchen.*

GEMEINE MALVE (*Malva silvestris*) Breiumschlag aus Blüten und Blättern für Verletzungen.
KORNBLUME (*Centaurea cyanus*) Gut abgeseihter Aufguß zum Baden von schmerzenden Augen.
PFENNIGKRAUT (*Lysimachia nummularia*) Breiumschlag aus frischen Blättern oder Umschlag aus stark aufgegossenem Tee für Verletzungen und schmerzende Stellen.
ECHTE NELKENWURZ (*Geum urbanum*) Wurzel kauen, um den Atem zu verbessern. Ein Absud kann bei Frösteln und Durchfall helfen.
KNOBLAUCHRAUKE (*Alliaria petiolata*) Zerquetschte, frische Blätter bei juckenden Insektenstichen.
MÄDESÜSS (*Filipendula ulmaria*) Als Teeaufguß bei Magenverstimmungen.
BLUTWEIDERICH (*Lythrum salicaria*) Als Tee getrunken bei Durchfall, als Umschlag bei Ausschlag.
BRENNESSEL (*Urtica dioica*) Umschläge mit Brennessel-Absud bei Ekzemen, als Gurgelmittel bei Halsschmerzen und Geschwüren in der Mundhöhle; bei Nasenbluten auf einen Wattebausch träufeln und damit das Nasenloch zustopfen.
GEMEINES LEINKRAUT (*Linaria vulgaris*) Breiumschlag aus den frischen Blättern bei Schnittwunden oder Hämorrhoiden. Gut abgeseihter Teeaufguß als Augenwasser bei schmerzenden Augen.
WEISSE TAUBNESSEL (*Lamium album*) Als Tee wirkt sie gegen Blasenentzündung, als Umschlag eignet sich die Weiße Taubnessel bei Hämorrhoiden.

HIRTENTÄSCHELKRAUT (*Capsella bursa-pastoris*) Stillt Blutungen. Frischer Breiumschlag bei Schnittwunden und Abschürfungen.

SUMPFZIEST (*Stachys palustris*) Gequetschte Blätter bei kleineren Schnittwunden. Der Pflanzensaft kann bei Durchfall innerlich angewendet werden.

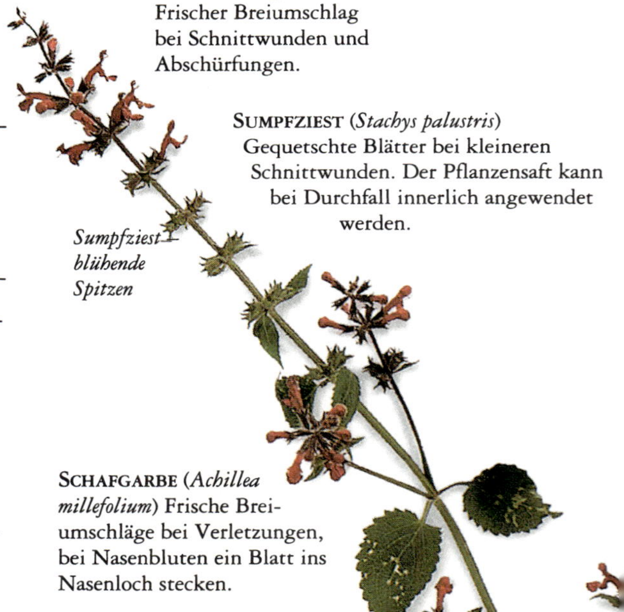

Sumpfziest – blühende Spitzen

SCHAFGARBE (*Achillea millefolium*) Frische Breiumschläge bei Verletzungen, bei Nasenbluten ein Blatt ins Nasenloch stecken.

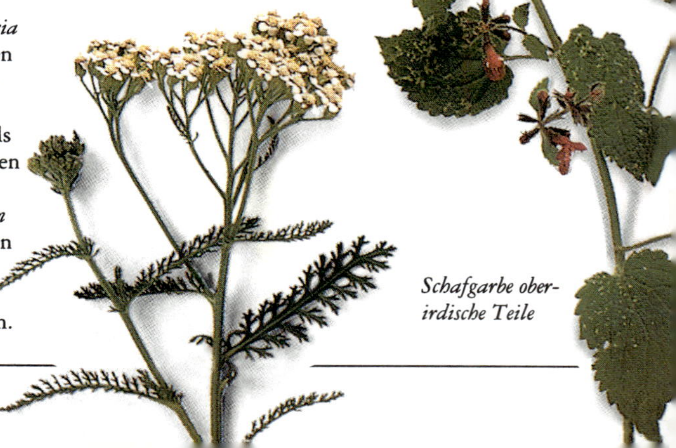

Schafgarbe oberirdische Teile

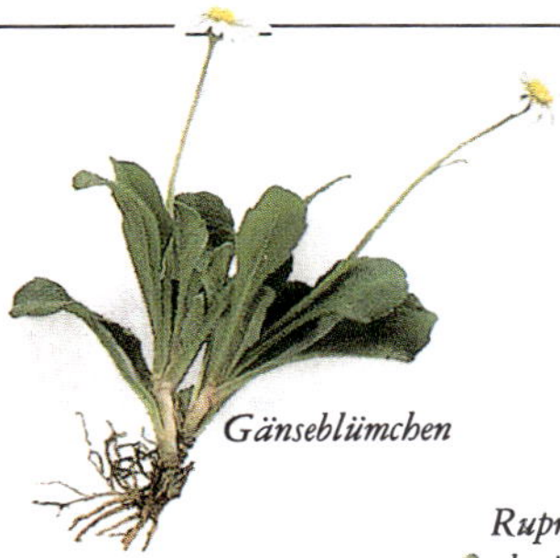

Gänseblümchen

GÄNSEBLÜMCHEN (*Bellis perennis*) Breiumschlag aus frischen Pflanzen oder ein Umschlag mit Teeaufguß bei Prellungen und Verstauchungen.

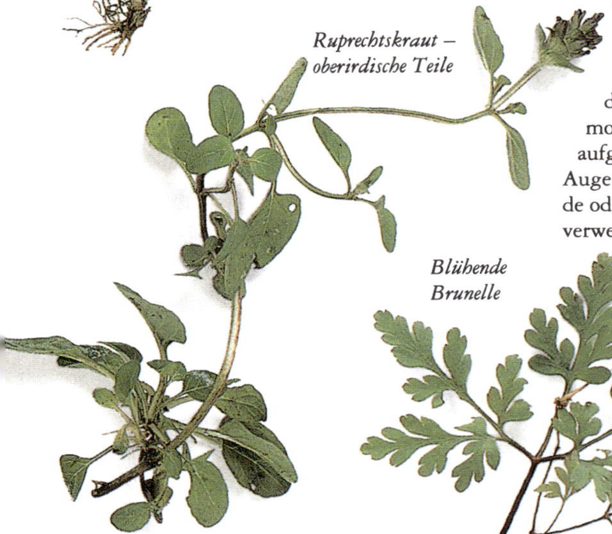

Ruprechtskraut – oberirdische Teile

BRUNELLE (*Prunella vulgaris*) Bei Geschwüren in der Mundhöhle, wunden Stellen und Hämorrhoiden; Brunellenaufguß kann auch als Augenbad für schmerzende oder gereizte Augen verwendet werden.

Blühende Brunelle

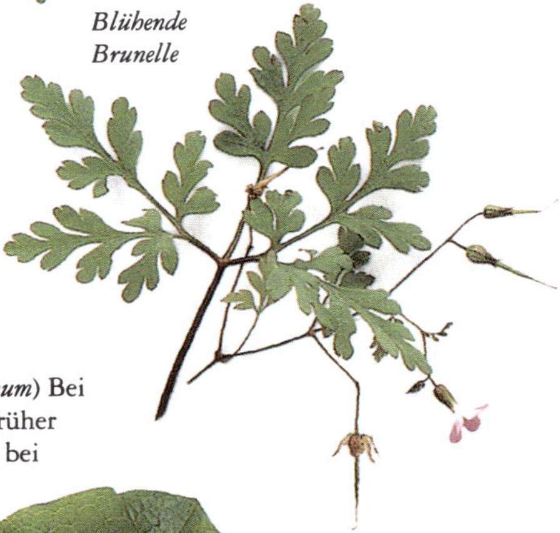

RUPRECHTSKRAUT (*Geranium robertianum*) Bei Schnittwunden und Abschürfungen, früher auch bei Knochenbrüchen. Teeaufguß bei Halsschmerzen, Geschwüren im Mund und Augenentzündungen. Zerquetschte Blätter sollen Stechmücken fernhalten.

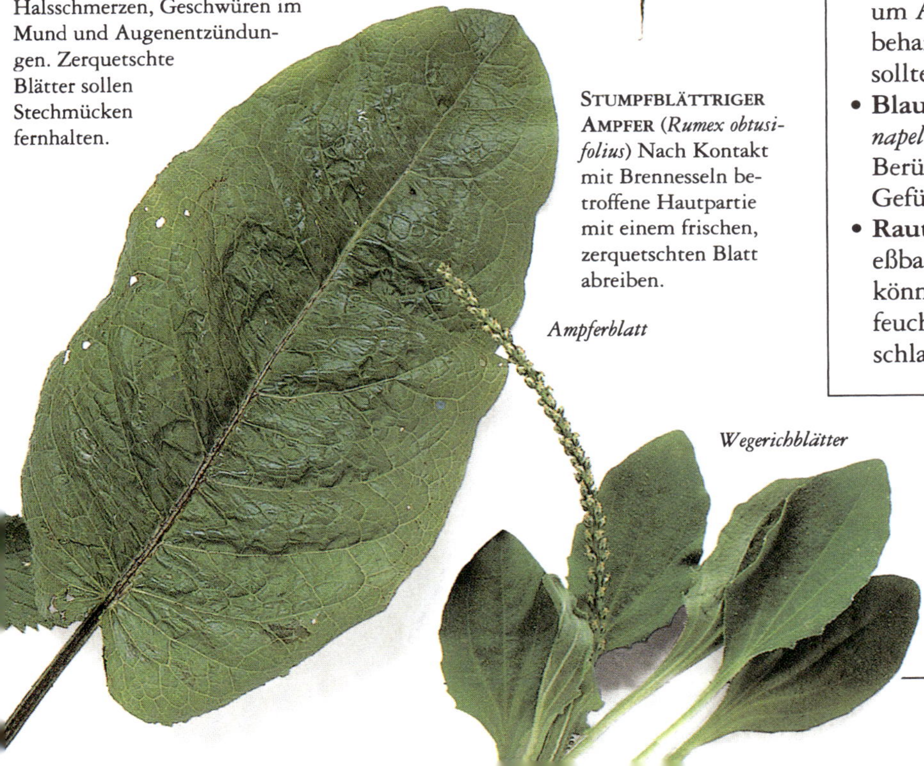

STUMPFBLÄTTRIGER AMPFER (*Rumex obtusifolius*) Nach Kontakt mit Brennesseln betroffene Hautpartie mit einem frischen, zerquetschten Blatt abreiben.

Ampferblatt

Wegerichblätter

WEGERICH (*Plantago major*) Insektenbisse und -stiche mit frischen Blättern abreiben.

Giftige Pflanzen

Bei Stechpalme, Goldregen, Mistel, Liguster, Pfaffenhütchen, Gartenwicke und Weißer Zaunrübe sind nur die Früchte giftig. Boretsch, Kamille, Hopfen, Primeln und Schafgarbe, können Hautauschläge verursachen.

- **Tollkirsche** (*Atropa belladonna*) ist ein krampflösendes Mittel, doch die schwarzen Beeren können tödlich sein.
- **Schöllkraut** (*Chelidonium majus*) hat gelben Milchsaft, der Warzen vertreibt, die gesunde Haut jedoch irritieren kann.
- **Gefleckter Schierling** (*Conium maculatum*) wird leicht mit verschiedenen wildwachsenden Kerbelarten verwechselt. Pflanze nicht schlucken (kann tödlich sein), und mit Vorsicht behandeln.
- **Bilsenkraut** (*Hyoscyamus niger*) wird in der Medizin verwendet, um Asthma und Koliken zu behandeln. Die frische Pflanze sollte nicht geschluckt werden.
- **Blauer Eisenhut** (*Aconitum napellus*) ist giftig, schon die Berührung kann ein taubes Gefühl verursachen.
- **Raute** (*Ruta graveolens*) ist eßbar, doch an sonnigen Tagen können Pflanzensaft und feuchte Blätter einen Hautausschlag hervorrufen.

ERSTE-HILFE-KASTEN MIT KRÄUTERMITTELN

AUCH AUS KRÄUTERMITTELN läßt sich eine Art Erste-Hilfe-Kasten zusammenstellen. Sogar Küchenvorräte können dabei nützlich sein: Knoblauch, Ingwer, Tee, Honig. Als Ergänzung empfehlen sich rezeptfrei erhältliche Kräutermittel.

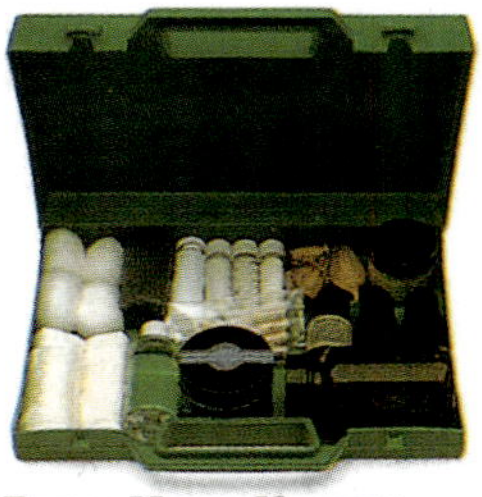

ERSTE-HILFE-KASTEN
Der Erste-Hilfe-Kasten sollte griffbereit, aber für Kinder unerreichbar sein.

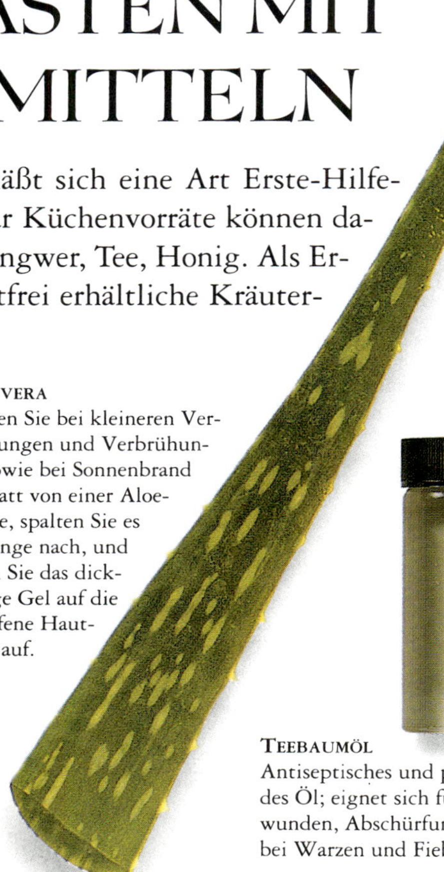

ALOE VERA
Brechen Sie bei kleineren Verbrennungen und Verbrühungen sowie bei Sonnenbrand ein Blatt von einer Aloepflanze, spalten Sie es der Länge nach, und tragen Sie das dickflüssige Gel auf die betroffene Hautpartie auf.

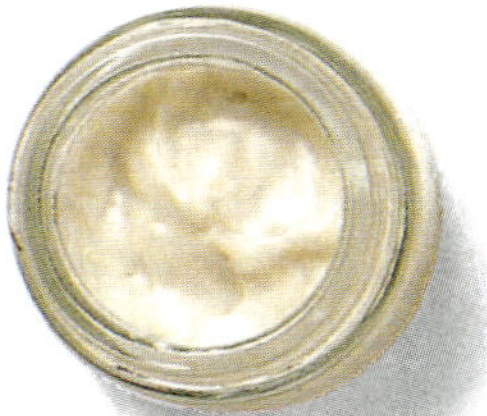

ARNIKACREME
Bei Prellungen und Verstauchungen. Nicht auf offene Wunden.

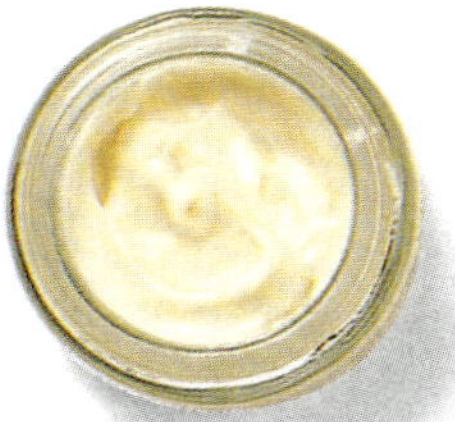

VOGELMIERENCREME
Zum Herausziehen von Splittern, für Furunkel und Insektenstiche, sowie zur Linderung bei Verbrühungen und Ekzemen.

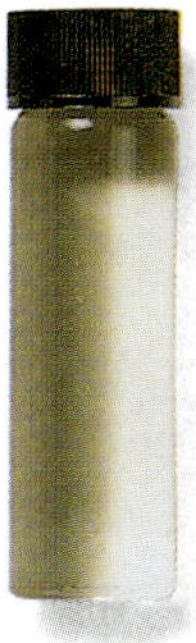

TEEBAUMÖL
Antiseptisches und pilztötendes Öl; eignet sich für Schnittwunden, Abschürfungen, sowie bei Warzen und Fieberblasen.

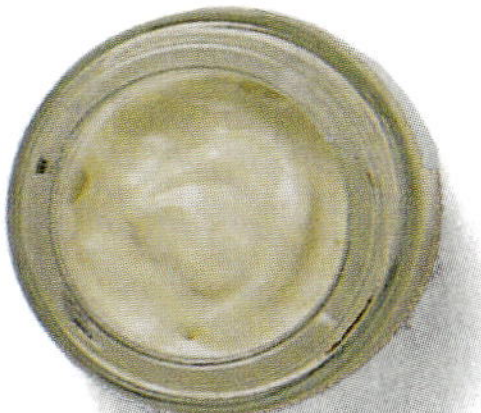

RINGELBLUMENCREME
Keim- und pilztötend; auch für Schnittwunden, Abschürfungen und bei trockener Haut geeignet.

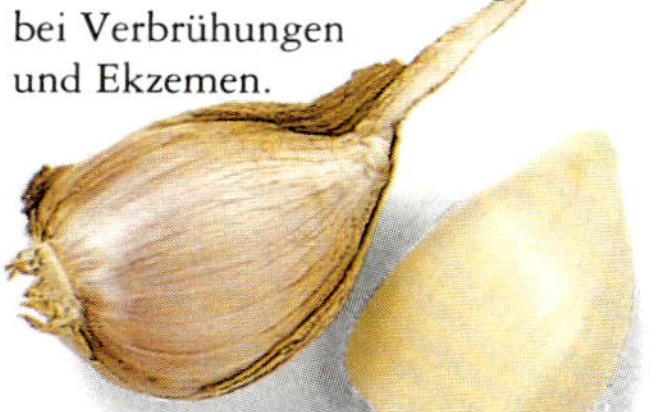

KNOBLAUCH
Zerquetschter Knoblauch kann als ziehendes Mittel bei Hühneraugen verwendet werden. Bei Atemweginfektionen und Soor innerlich anwenden.

HOMÖOPATHISCHES MITTEL: ARNICA D6
Unverzichtbares Mittel für häusliche Unfälle oder Schocks: Der Patient sollte jede halbe Stunde eine Tablette nehmen, bis er sich wieder ruhiger und gefaßter fühlt.

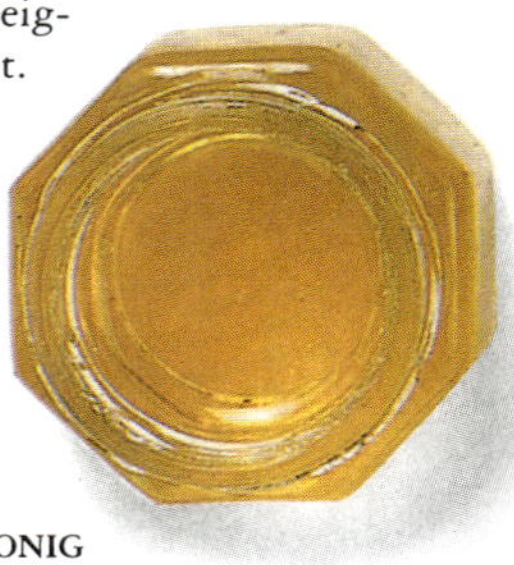

HONIG
Zieht Eiter aus Wunden, ergibt bei Erkältungen mit heißem Zitronensaft und Wasser ein angenehmes Getränk.

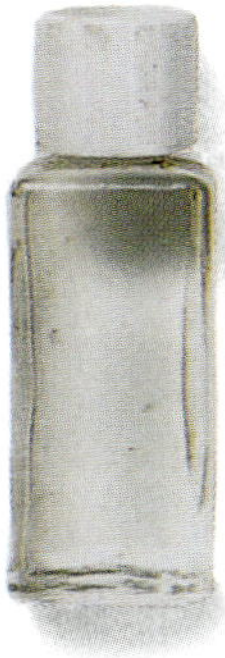

HAMAMELIS-DESTILLAT
Geeignet für kleinere Verbrennungen und Sonnenbrand. Mit einem in Hamamelis getauchten Tupfer lassen sich Blutungen stillen. Das gefrorene Destillat lindert bei Insektenbissen, Krampfadern und Prellungen.

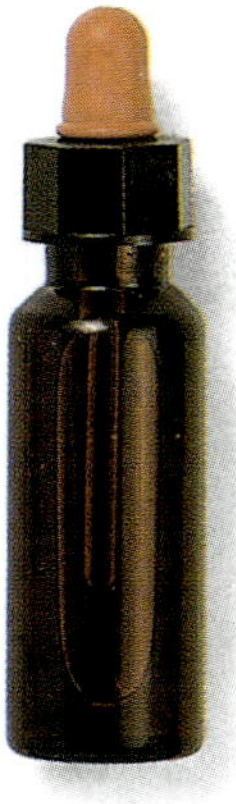

NOTFALLTROPFEN
Bachblütenmittel sollen die Gefühlsebene beeinflussen. Notfalltropfen werden als Erste Hilfe bei Schocks und nervösen Zuständen empfohlen. Träufeln Sie 2 bis 3 Tropfen pur auf die Zunge.

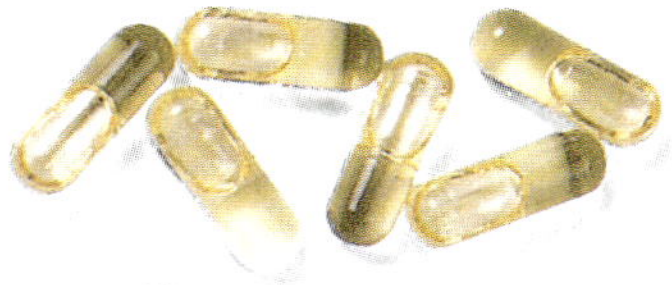

Nachtkerzenöl
Ein gutes Mittel gegen Kater, das die Leberfunktion anregt. Nehmen Sie für rasche Hilfe am „Morgen danach" 2 bis 3 g.

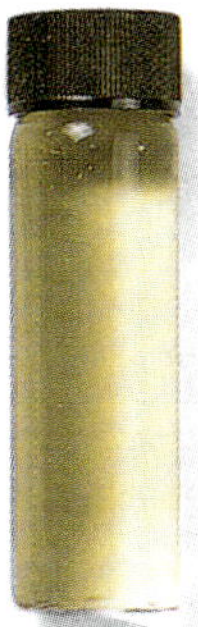

Lavendelöl
Massieren Sie bei Kopfschmerzen Schläfen und Hals mit 2 bis 3 Tropfen Lavendelöl auf einem Teelöffel Süßmandelöl. Ebenso bei Verbrennungen und Verbrühungen.

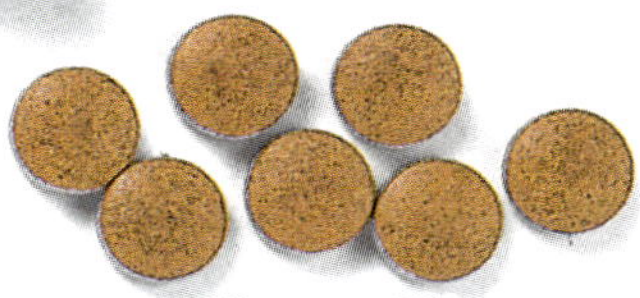

Tabletten mit Nordam. Ulme
Nehmen Sie bei Verdauungsstörungen, Gastritis und Magenbeschwerden 1 bis 2 x 200 g Kapseln.

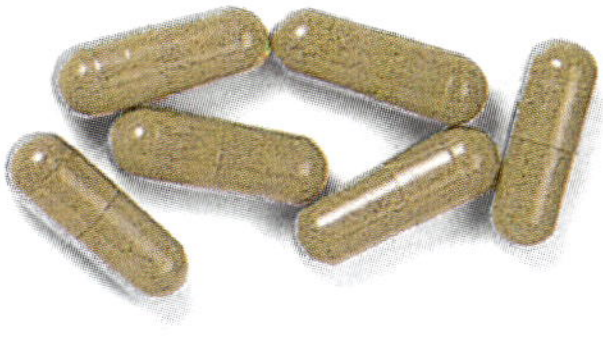

Echinacea-Kapseln
Nehmen Sie bei den ersten Anzeichen von Erkältung oder Grippe dreimal täglich 2 x 200 g Kapseln.

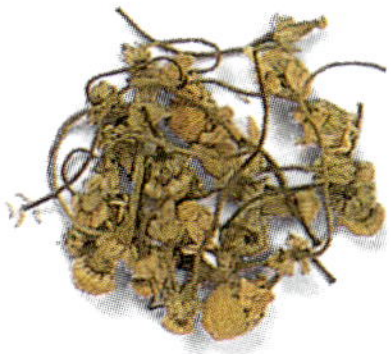

Kamille

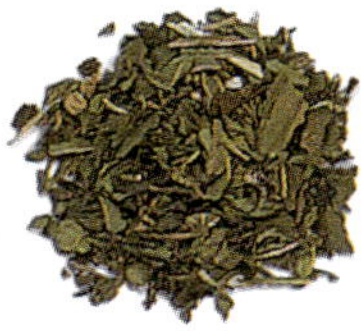

Pfefferminze

Getrocknete Kräuter
Mit einem Vorrat an getrockneten Kräutern sind Sie für vieles gerüstet. Kamillenblüten eignen sich bei Schlafstörungen und Verdauungsproblemen; Fenchel oder Pfefferminze bei Verdauungsbeschwerden; Lavendel bei Kopfschmerzen und Migräne; Eisenkraut bei Streß und Verdauungsbeschwerden; Holunderblüten bei Katarrh.

Kräuter für den Urlaub

Kleine Beschwerden können das Urlaubsvergnügen nachhaltig trüben. In exotischen Ländern müssen grundlegende Hygieneregeln befolgt werden: Obst schälen, rohe Speisen und Eiswürfel meiden, kein Leitungswasser trinken. Bei Magenverstimmung und Durchfall können Sie Papayafrüchte essen oder starken schwarzen Tee ohne Milch oder Zucker trinken.

Reiseapotheke für die Erstversorgung

- Schnittwunden und Abschürfungen: Teebaumöl oder Ringelblumencreme.
- Durchfall: Tinkturen von Wiesenknöterich, Japanischem Geißblatt und Eibisch zu gleichen Teilen mischen; alle zwei bis drei Stunden 5 ml mit warmem Wasser nehmen.
- Insektenbisse, Schnittwunden und Abschürfungen: Tragen Sie auf die betroffene Stelle 2 bis 3 Tropfen Melissenöl auf einen Teelöffel Süßmandelöl auf oder Johanniskraut- und Ringelblumentinktur.
- Jet lag: Sibirischer Ginseng oder Kamillentee.
- Schock: Nehmen Sie in Abständen von einer Stunde je eine homöopathische Tablette Arnica D6.
- Prellungen und Verstauchungen: Arnika- oder Beinwellcreme.
- Magenschmerzen: Mädesüßtinktur; nehmen Sie drei- bis viermal täglich 5 ml in warmem Wasser. Auch Kamillen- oder Pfefferminztee ist nützlich.
- Sonnenbrand: 5 ml Lavendelöl auf 20 ml Johanniskrautöl. Sanft auf die Haut auftragen.
- Reisekrankheit und Erbrechen: Kandierter Ingwer oder Ingwerkapseln.

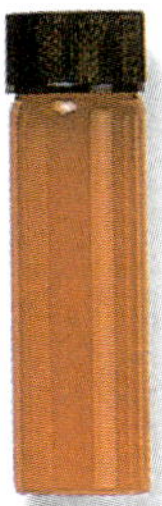

Johanniskraut- & Lavendelöl

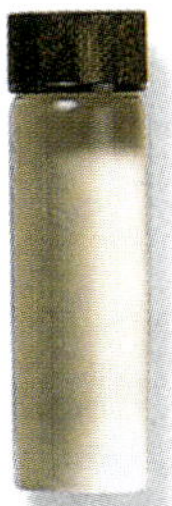

Teebaumöl

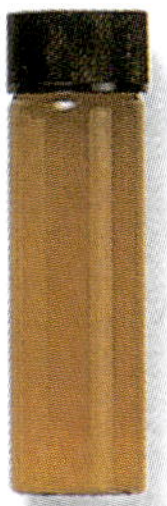

Johanniskraut- & Ringelblumentinktur

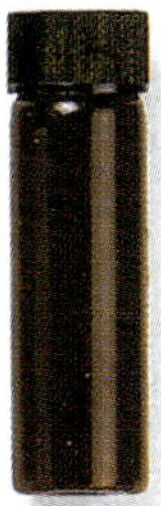

Mädesüßtinktur

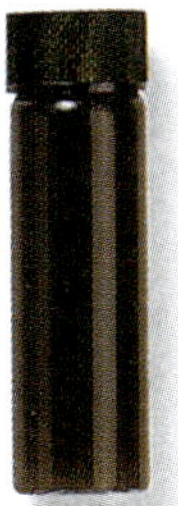

Tinkturmischung

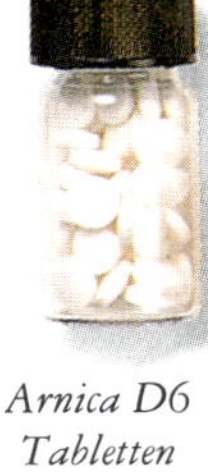

Arnica D6 Tabletten

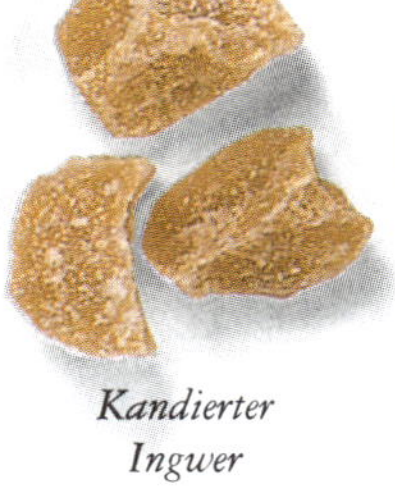

Kandierter Ingwer

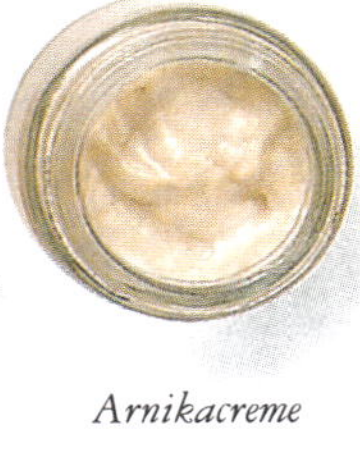

Arnikacreme

Kräuterteebeutel

WEITERE HEILKRÄUTER

Jede Eintragung gibt den deutschen Namen, die wissenschaftliche Bezeichnung, die verwendeten Teile und deren Wirkung an. **Warnhinweis:** Ätherische Öle nicht eigenmächtig innerlich anwenden.

ALANT: *Inula helenium*
Wurzel, Blüten: stärkend, anregend, schleimlösend, schweißtreibend, wirksam gegen Bakterien, Pilze und Parasiten, verdauungsanregend.

ANDORN, SCHWARZER: *Ballota nigra*
Oberirdische Teile: anregend und kräftigend, verhütet Erbrechen.

ANDORN, WEIẞER: *Marrubium vulgare*
Oberirdische Teile: krampflösend, bitter, anregendes Expektorans, besänftigend, kräftigend.

ANGELIKA: *Angelica archangelica*
Blätter: windtreibend, krampflösend, schweißtreibend, schleimlösend, harntreibend, verdauungsfördernd, antirheumatisch, stimulierende Wirkung auf die Gebärmutter. **Warnung:** In hoher Dosierung während der Schwangerschaft und bei Diabetes meiden.

ANIS: *Pimpinella anisum*
Ätherisches Öl, Samen: schleimlösend, windtreibend, keimtötend, krampflösend.

ASHWAGANDHA: *Withania somnifera*
Wurzel: stärkend, beruhigend, adstringierend, Aphrodisiakum und Nervenmittel.

BAI SHAO, WEISSE PFINGSTROSE: *Paeonia lactiflora*
Wurzel: antibakteriell, blutdrucksenkend, krampflösend, entzündungshemmend, schmerzstillend, beruhigend.

BAI ZHI: *Atractylodes macrocephala*
Wurzelstock: energiesteigernd, wind- und harntreibend.

BALDRIAN: *Valeriana officinalis*
Wurzel: beruhigend, krampflösend, schleimlösend, harntreibend, blutdrucksenkend, windtreibend, leicht schmerzstillend. **Warnung:** Nicht länger als zwei bis drei Wochen hintereinander nehmen, bei Behandlung mit Schlafmitteln meiden.

BÄRENTRAUBE: *Arctostaphylos uva-ursi*
Blätter: adstringierend, antiseptische Wirkung im Harntrakt. **Warnung:** Kann in hoher Dosierung Übelkeit verursachen.

BÄRLAUCH: *Allium ursinum*
Oberirdische Teile, Zwiebeln: blutzucker- und cholesterinsenkend, wirksam gegen Mikroben.

BASILIKUM: *Ocimum basilicum*
Blätter, ätherisches Öl: Antidepressivum und Fiebermittel, keimtötend, anregend, besänftigend, verhütet Erbrechen, windtreibend, stärkend. **Warnung:** Ätherisches Öl während der Schwangerschaft meiden.

BEIFUSS: *Artemisia vulgaris*
Oberirdische Teile: bitter, verdauungs- und nervenanregend, wirkt regulierend auf die Menses, antirheumatisch. **Warnung:** Während Schwangerschaft und Stillperiode meiden.

BEINWELL: *Symphytum officinale*
Oberirdische Teile, Wurzel: fördert Zellwachstum und Wundheilung, adstringierend, schützt die Schleimhäute und wirkt schleimlösend. **Warnung:** Nicht innerlich anwenden; äußerliche Anwendung nur für kurze Zeit.

BENZOE: *Styrax tonkinense*
Ätherisches Öl, Gummiharz: schleimlösend, adstringierend, krampflösend.

BLASENTANG: *Fucus vesiculosus*
Thalli: wirken anregend auf Stoffwechsel und Schilddrüse, nährend, antirheumatisch und entzündungshemmend.

BOCKSHORNKLEE: *Trigonella foenum-graecum*
Samen: verdauungsfördernd, entzündungshemmend, fördern den Milchfluß, lokal schleimhautschützend, regen die Gebärmutter an, wirken blutzuckersenkend und als Aphrodisiakum. **Oberirdische Teile:** krampflösend. **Warnung:** Während der Schwangerschaft nicht verwenden. Oberirdische Teile können während der Wehen eingesetzt werden. Insulinpflichtige Diabetiker sollten das Mittel meiden bzw. nur unter ärztlicher Aufsicht verwenden.

BOLDOSTRAUCH, CHILENISCHER: *Peumus boldus*
Blätter: fördern die Leberfunktion, harntreibend.

BORETSCH: *Borago officinalis*
Blätter, Blüten: harntreibend, fiebersenkend, antirheumatisch, schweißtreibend, schleimlösend, regen die Niebennieren an, fördern die Milchbildung. **Öl aus Samen:** liefert Gamma-Linolensäure.

BRAUNWURZ: *Scrophularia nodosa*
Oberirdische Teile: harntreibend, abführend, entzündungshemmend, wirkt anregend auf Herz und Kreislauf. **Warnung:** Darf bei beschleunigtem Herzschlag nicht verwendet werden.

BRUNELLE: *Prunella vulgaris*
Oberirdische Teile: antibakteriell, blutdrucksenkend, harntreibend, adstringierend, fördern die Wundheilung. **Blütenspitzen:** wirken anregend auf die Leber, sind blutdrucksenkend und antibakteriell.

BU GU ZHI: *Psoralea corylifolia*
Frucht: harntreibend, adstringierend, antibakteriell, nierenanregend. **Warnung:** Kann Lichtempfindlichkeit der Haut verursachen.

BUCHWEIZEN: *Fagopyrum esculentum*
Blätter: senken den Blutdruck und fördern die Gesundung der Blutgefäße.

CASCARARINDE: *Rhamnus purshianus*
Rinde: verdauungsfördernd, abführend. **Warnung:** Nicht während der Schwangerschaft verwenden.

DAMIANA: *Turnera diffusa*
Oberirdische Teile: wirken abführend, harntreibend und antiseptisch im Harntrakt, Nervenmittel und Aphrodisiakum.

DANG SHEN: *Codonopsis pilosula*
Wurzel: schützt die Schleimhäute, wirkt schleimlösend und kräftigend.

DILL: *Anethum graveolens*
Samen: windtreibend.

EINKORN, FALSCHES: *Chamaelirium luteum*
Wurzelstock: harntreibend, Brechmittel, stimuliert die Gebärmutter.

ENZIAN: *Gentiana lutea*
Wurzel: verdauungsfördernd, beruhigend, entzündungshemmend, fiebersenkend.

EPHEDRA *siehe Ma Huang*

ERDRAUCH: *Fumaria officinalis*
Oberirdische Teile: krampflösend, regen Leber- und Gallenfunktion an.

FIEBERKLEE: *Menyanthes trifoliata*
Blätter: antirheumatisch, bitter, kräftigend.

FORSYTHIE *siehe Lian Qiao*

FRAUENMANTEL: *Alchemilla vulgaris*
Oberirdische Teile: adstringierend, verdauungsfördernd, entzündungshemmend, wirken regulierend auf die Menses. **Warnung:** Nicht während der Schwangerschaft verwenden.

Gan Cao: *Glycyrrhiza uralensis*
Wurzel: schweißtreibend, antirheumatisch, schmerzstillend, krampflösend.

Geissraute: *Galega officinalis*
Oberirdische Teile: krampflösend, anregend. **Warnung:** Von Diabetikern nur unter ärztlicher Anleitung zu verwenden.

Gelbholzbaum, amer. Zahnwehbaum:
Zanthoxylum americanum
Rinde: windtreibend, kreislaufanregend, schweißtreibend, stärkend.

Gewürzsumach: *Rhus aromatica*
Wurzel, Rinde: adstringierend, harntreibend, wirkt gegen Diabetes.

Ginkgo: *Ginkgo biloba*
Blätter: wirken entspannend auf die Blutgefäße und regen die Durchblutung an.

Glaskraut: *Parietaria diffusa*
Oberirdische Teile: schützend für die Schleimhäute, harntreibend.

Goldrute: *Solidago virgaurea*
Oberirdische Teile: wirksam gegen Katarrh, schweißtreibend, entzündungshemmend, keimtötendes Mittel für den Harntrakt, beruhigend, blutdrucksenkend.

Gotu Kola: *Centella asiatica*
Oberirdische Teile: harntreibend, beruhigendes Nervenmittel, kühlend und kräftigend. **Warnung:** Kann in hoher Dosierung Kopfschmerzen verursachen und Juckreiz verstärken.

Gou Qi Zi: *Lycium chinense*
Beeren: energiesteigernd, blutdruck- und cholesterinsenkend.

Guarana: *Paullinia cupana*
Samen: anregend, koffeinhaltig.

Gundermannkraut:
Glechoma hederacea
Blätter: adstringierend, wirksam gegen Katarrh.

Hafer: *Avena sativa*
Korn: nahrhaft, wirkt belebend und kräftigend auf die Nerven, Antidepressivum. **Kleie:** senkt den Blutcholesterinspiegel und wirkt Thrombosen entgegen. **Warnung:** Bei Empfindlichkeit gegen Gluten Absud oder Tinktur setzen lassen und nur die klare Flüssigkeit verwenden.

Hamamelis: *Hamamelis virginiana*
Rinde, Blätter: adstringierend, blutstillend. **Warnung:** Nur zur äußerlichen Anwendung.

Herzgespann: *Leonurus cardiaca*
Oberirdische Teile: wirken anregend auf die Gebärmutter, herzkräftigend, windtreibend und entspannend. **Warnung:** Ist in der Schwangerschaft zu meiden; kann während der Wehen angewendet werden.

Himbeere: *Rubus idaeus*
Blätter: adstringierend, anregend, verdauungsfördernd, können zur Geburtsvorbereitung verwendet werden. **Beeren:** harntreibend, abführend, schweißtreibend, reinigend. **Warnung:** Im Frühstadium der Schwangerschaft Blätter in hoher Dosierung meiden.

Hopfen: *Humulus lupulus*
Früchte: bitteres verdauungsanregendes Mittel, beruhigend, nervenstärkend, harntreibend, senkt bei Männern die sexuelle Energie. **Warnung:** Angegebene Dosis nicht überschreiten, bei Depressionen meiden. Die Pflanze kann in der Wachstumsphase Hautausschläge verursachen.

Ju Hua, chinesische Chrysantheme: *Chrysanthemum morifolium*
Blüten: entzündungshemmend, blutdrucksenkend, wirksam gegen Mikroben.

Kajeputbaum:
Melaleuca leucadendra
Ätherisches Öl: schweißtreibend, schleimlösend, aromatisch.

Kampfer: *Cinnamomum camphora*
Öl: windtreibend, schmerzstillend, keimtötend, beruhigend und anregend. **Warnung:** Nieht innerlich anwenden.

Katzenminze: *Nepeta cataria*
Oberirdische Teile: krampflösend, windtreibend, verdauungsfördernd, schweißtreibend.

Keuschlammstrauch:
Vitex agnus-castus
Beeren: stimulieren die Hormonproduktion. **Warnung:** Kann in hoher Dosierung Hautkribbeln hervorrufen.

Kiefer: *Pinus silvestris*
Ätherisches Öl: schleimlösend, keimtötend, hautrötend.

Klee, Roter:
Trifolium pratense
Blüten: reinigend, krampflösend, harntreibend, entzündungshemmend, möglicherweise östrogenartige Wirkung.

Kohl: *Brassica oleracea*
Blätter: entzündungshemmend, antibakteriell, wirken auf die Leber.

Königskerze:
Verbascum densiflorum
Blüten, Blätter: schleimlösend, beruhigend, leicht harntreibend, schützen die Schleimhäute, fördern die Wundheilung, wirken adstringierend und entzündungshemmend.

Kümmel: *Carum carvi*
Samen: verdauungsfördernd, antiseptisch.

Leinsamen:
Linum usitatissimum
Samen: besänftigend, hustenlindernd, keimtötend, entzündungshemmend, abführend, schützend für die Schleimhäute. **Warnung:** Angegebene Dosierung nicht überschreiten.

Lian Qiao, Forsythie:
Forsythia suspensa
Frucht: antibakteriell, entzündungshemmend, antirheumatisch, kreislaufanregend. **Warnung:** Bei Durchfall nicht verwenden.

Ling Zhi: *Ganoderma lucidem*
Fruchtbildender Teil: regt das Immunsystem an, kräftigt, ist nervenstärkend und wirkt gegen Husten, Allergien und Bakterien.

Lungenkraut:
Pulmonaria officinalis
Blühende Pflanze: besänftigend und schleimlösend, adstringierend, blutstillend.

Ma Huang, Ephedra:
Ephedra sinica
Zweige: fiebersenkend, krampflösend, schweiß- und harntreibend, antibakteriell. **Warnung:** Darf nicht während einer Behandlung mit Antidepressiva aus der Gruppe der MAO-Inhibitoren verwendet werden. Bei Grünem Star, Bluthochdruck und Koronarthrombose ebenfalls zu meiden.

Magnolie *siehe Xin Yin Hua*

Majoran, Wilder:
Origanum vulgare
Blätter, ätherisches Öl: anregend, schweißtreibend, krampflösend, fördert die Menstruation.

Mariendistel: *Carduus marianus*
Samen: wirken kräftigend und anregend auf die Leber, fördern den Milchfluß, wirken antidepressiv und schützen die Schleimhäute.

Muskat: *Myristica fragrans*
Nußkern, ätherisches Öl: windtreibend, verdauungsfördernd, krampflösend, entzündungshemmend, appetitanregend, verhütet Erbrechen. **Warnung:** Ist in Dosen ab 7,5 g gefährlich, führt zu Herzjagen und Krämpfen. Während der Schwangerschaft meiden.

Muskatellersalbei:
Salvia sclarea
Ätherisches Öl: windtreibend, nervenstärkend, wirkt anregend auf die Gebärmutter. **Warnung:** Kann in hoher Dosierung Kopfschmerzen verursachen. Während der Schwangerschaft meiden.

Myrrhe: *Commiphora molmol*
Harz, ätherisches Öl: pilz- und keimtötend, adstringierend, bitter, schleimlösend, kreislaufanregend, wirksam gegen Katarrh. **Warnung:** Nicht während der Schwangerschaft verwenden.

Nelken: *Syzygium aromaticum*
Ätherisches Öl, Blütenknospen: windtreibend, krampflösend, verhüten Erbrechen. **Warnung:** Angegebene Dosis nicht überschreiten.

Nu Zhen Zi: *Ligustrum lucidum*
Beeren: kräftigend, harntreibend, regen das Immunsystem an.

PAPAYA: *Carica papaya*
Frucht: vitaminreich, verdauungsreguliernd, wirkt gegen Allergene und fördert die Wundheilung.

PASSIONSBLUME: *Passiflora incarnata*
Blätter: beruhigend, schmerzstillend, schlaffördernd, krampflösend. **Warnung:** in hoher Dosierung während der Schwangerschaft meiden.

PATSCHOULI: *Pogostemon cablin*
Ätherisches Öl: Antidepressivum, Aphrodisiakum, beruhigend, kräftigend, keimtötend.

PSYLLIUMSAMEN: *Plantago ovata*
Samen: abführend, schützend für die Schleimhäute.

PURPURDOST: *Eupatorium purpureum*
Wurzel: harntreibend, antirheumatisch, fördert die Menstruation.

QUECKE, GEMEINE: *Agropyron repens*
Wurzelstock: reinigend und harntreibend, schützt die Schleimhäute.

RHABARBER: *Rheum palmatum*
Wurzel: abführend, verdauungsfördernd, adstringierend, antibakteriell. **Warnung:** Während der Schwangerschaft, bei Gicht und arthritischen Beschwerden meiden. Rhabarberblätter sind giftig.

ROSE: *Gattg. Rosa*
Ätherisches Öl: antidepressiv, krampflösend, beruhigend, reinigend, schleimlösend, entzündungshemmend, keimtötend, wirksam gegen Bakterien und Viren, kräftigt Nieren und Blut, reguliert die Menstruation, wirkt als Aphrodisiakum. **Warnung:** Zu Heilzwecken nur Öl allerbester Qualität verwenden.

SÄGEPALME, SABAL: *Serenoa repens*
Beeren: harntreibend, beruhigend, Aphrodisiakum.

SANDELBAUM: *Santalum album*
Ätherisches Öl: antidepressiv, keimtötend, krampflösend, windtreibend, schleimlösend.

SCHACHTELHALM: *Equisetum arvense*
Oberirdische Teile: adstringierend, blutstillend, harntreibend, entzündungshemmend, fördert die Gewebeheilung.

SCHARBOCKSKRAUT: *Ranunculus ficaria*
Wurzel, Blätter: adstringierend.

SCHLÜSSELBLUME: *Primula veris*
Blüten: nervenberuhigend, besänftigend, adstringierend, schweißfördernd. **Wurzel:** anregend, schleimlösend, adstringierend, schweißfördernd. **Warnung:** Bei Aspirinunverträglichkeit oder Behandlung mit blutverdünnenden Medikamenten nicht verwenden. Während der Schwangerschaft nicht in hoher Dosierung verwenden.

SCHNEEBALL, AMERIKANISCHER: *Viburnum prunifolium*
Wurzel, Rinde: krampflösend, beruhigend, adstringierend, entspannend, kräftigend, entzündungshemmend, wirkt entspannend auf die Gebärmutter.

SCHNEEBALL, GEMEINER: *Viburnum opulus*
Rinde: krampflösend, beruhigend, adstringierend, herzkräftigend, entzündungshemmend, wirkt entspannend auf Muskulatur und Gebärmutter.

SCHWALBENWURZ, KNOLLIGE: *Asclepias tuberosa*
Wurzel: schleimlösend, windtreibend, abführend, fördert die Entspannung der peripheren Blutgefäße.

SCHWERTLILIE, BLAUE: *Iris versicolor*
Wurzelstock: entzündungshemmend, anregend, harntreibend.

SEIFENRINDENBAUM: *Quillaja saponaria*
Innere Rinde: reinigend, schleimlösend, entzündungshemmend. **Warnung:** Nicht innerlich anwenden.

SENNA: *Cassia senna*
Blätter, Früchte: anregend, abführend. **Warnung:** Während der Schwangerschaft nicht verwenden.

SHU DI HUANG: *Rehmannia glutinosa*
Präpararierte Wurzel: abführend, blutstillend und -kräftigend, wirkt schützend auf die Schleimhäute.

SONNENTAU: *Drosera rotundifolia*
Blühende Pflanze: entspannend und schleimlösend, krampflösend, schützt die Schleimhäute.

STORCHENSCHNABEL: *Geranium maculatum*
Blätter, Wurzel: adstringierend.

TAUBNESSEL, WEISSE: *Lamium album*
Blühende Spitzen: adstringierend, krampflösend, wirken anregend auf die Geschlechtsorgane.

TEE: *Camellia sinensis*
Blätter: anregend, adstringierend, antibakteriell, harntreibend.

TEUFELSKRALLE: *Harpagophytum procumbens*
Knolle: harntreibend, entzündungshemmend, antirheumatisch, schmerzstillend, beruhigend, wirkt anregend auf die Leber.

THUJA: *Thuja occidentalis*
Blattspitzen: adstringierend, wirksam gegen Mikroben, entzündungshemmend, regen die Muskulatur an.

TORMENTILL (BLUTWURZ): *Potentilla erecta*
Wurzel: adstringierend.

ULME, NORDAMERIKANISCHE: *Ulmus fulva*
Rinde: nahrhaft, adstringierend, schützt die Schleimhäute.

VOGELMIERE: *Stellaria media*
Oberirdische Teile: adstringierend, antirheumatisch, schützen die Schleimhäute und fördern die Wundheilung.

WACHSMYRTE: *Myrica cerifera*
Rinde: anregend, adstringierend, schweißtreibend.

WASSERDOST: *Eupatorium perfoliatum*
Oberirdische Teile: schweißtreibend, abführend, krampflösend, schleimlösend. **Warnung:** Kann in hoher Dosierung zu Erbrechen führen.

WEIDE: *Salix alba*
Rinde, Blätter: antirheumatisch, antiseptisch, entzündungshemmend, schmerzstillend, adstringierend, bitteres Mittel zur Förderung der Verdauung.

WEIHRAUCH: *Boswellia thurifera*
Harz: keimtötend, stärkend, adstringierend, windtreibend.

WEISSDORN: *Crataegus oxyacantha*
Blühende Spitzen, Beeren: herzkräftigend, entspannend für die Blutgefäße, adstringierend.

WERMUT: *Artemisia absinthium*
Oberirdische Teile: bitteres verdauungsförderndes Mittel, wirkt stimulierend auf Gebärmutter und Gallenproduktion, windtreibend, antiseptisch, antibiotisch. **Warnung:** Nicht während der Schwangerschaft und Stillperiode verwenden.

WIESENKNÖTERICH: *Polygonum bistorta*
Wurzel: adstringierend, blutstillend, wirkt gegen Katarrh.

WILDKIRSCHE: *Prunus serotina*
Rinde: hustenlindernd, verdauungsfördernd, beruhigend. **Warnung:** Nicht bei akuten Infektionen verwenden. Kann Schläfrigkeit verursachen.

XIN YIN HUA, MAGNOLIE: *Magnolia liliflora*
Blüten, Blütenknospen: pilztötend, wirksam gegen Katarrh, schmerzstillend, entzündungshemmend.

YLANG-YLANG: *Cananga odorata*
Ätherisches Öl: antidepressiv, antiseptisch, beruhigend, Aphrodisiakum. **Warnung:** Sparsam verwenden, kann in zu hoher Dosierung Kopfschmerzen und Übelkeit auslösen.

ZYPRESSE: *Cupressus sempervirens*
Ätherisches Öl: antiseptisch, beruhigend.

INDEX

Anmerkung: **Fett** gedruckte Zahlen verweisen auf die Beschreibung im *„A–Z der Heilkräuter“* und *„weitere Heilkräuter“*.

A

B

C

D

E

F

Danksagung der Autorin:

Kräuterkundler sind – wie begeisterte Köche – ohne Unterlaß damit beschäftigt, im Kreise von Freunden und Kollegen Ideen zur Anwendung von Kräutern und „Rezepte“ für Cremes, Sirups oder Lotionen zu sammeln und zu adaptieren. Mein Dank gilt daher vielen Fachkollegen und -kolleginnen, die mich viele Jahre lang großzügig an ihrem Wissen teilhaben ließen. Es wäre unmöglich, sie alle einzeln zu nennen – die Aufzählung würde aussehen wie die Mitgliederliste der NIMH –, doch mit besonderer Verbundenheit und Dankbarkeit seien an dieser Stelle Andrew Chevallier, Stephen und Carol Church, Carole Guyett, Christopher Hedley, Rowan Stainton, Dragana Carter und Anne Warren-Davis erwähnt.

Danksagung des Verlags:

Dorling Kindersley dankt folgenden Personen für ihren Beitrag zu diesem Buch: Peter Allen (Modellagentur Ugly), den Photomodellen Jane, Stephen, Charlotte und William Bull, Thomas Greene, Mary Ody, Hossein Razazan, Nicki Sarluis, Kate Scott, Susan Swaris und Tina Vaughan; Ellen Cramer (Agentur Artistic Licence) für das Make-up; Stephen Bull für das Sammeln von Kräutern; Rosemary Titterington von Iden Croft Herbs und Chelsea Physic Garden; Helen Barnett, Antonia Cunningham, Charlotte Evans, Nell Graville, Valerie Horn, Colin Nicholls und Nick Turpin für redaktionelle Unterstützung; Sarah Ereira für die Erarbeitung des Registers.

Bildnachweise:

Abkürzungen:
o = oben; u = unten; r = rechts; l = links; M = Mitte

Alle Fotografien von Steve Gorton außer:
Peter Anderson: 40 or; 44 uM, ur.
Martin Cameron: 55; 56 (ol, or, ur); 57; 63 ul, ur; 68 (außer or); 70 o, l; 71 ol, or, ul, ur; 72 (außer or); 73 (außer ol); 75 ul; 76 ul, ur.
Andy Crawford: 53 u, r; 63 oM, or; 66–67; 68 or; 69 ur; 70 u; 71 uM; 72 or; 74; 75 (außer ul); 76 ol, oM, or; 77; 78–79.
Nigel Fletcher und Matthew Ward: 20 o.; 31 or; 33 ul; 34 M; 35 or; 36 uM; 39 ur; 46 ul; 95 ul.
Dave King: 2–3; 5 ol, ur; 8–9; 10 ul bis ur; 12 u (außer ur); 14 ul bis ur; 16 ul bis ur; 17; 18 u (außer links Öl); 20 u (außer ur); 22 u (außer ur); 24 ul bis ur; 26 ul bis ur; 28–29; 37 oM; 39 ol; 40 ur, uM; 41 ur; 42 M; 43 r; 48–49; 52 (außer Pflanzgabel); 56 ul; 58–59; 62; 64–65; 80–81; 82–83; 84–85; 102–103 oM; 145.
David Murray: 38 l.
National Trust Photographic Library/Mike Williams: 50.
Martin Norris: 136 ol, oM.
Tim Ridley: 12 ur; 18 uM (Öl); 20 ur, 22 ur.
Steve Shott: 11.
Clive Streeter: 31 ul; 33 ol; 43 ol; 60–61; 86; 88; 92–93; 103 (getrocknete Wiesenknöterichwurzel); 104–105; 106–107; 111; 134; 135 o, Mr, ur.
Matthew Ward: 115 lM.